甘肃省名老中医文库

唐士诚学术及临床经验集

TANG SHICHENG XUESHU JI LINCHUANG JINGYAN JI

U0298422

【李树君　张玉琴　黄治云　编著】

甘肃科学技术出版社

图书在版编目（CIP）数据

唐士诚学术及临床经验集 / 李树君,张玉琴,黄治云编著. -- 兰州：甘肃科学技术出版社，2012.1（2021.9重印）

（甘肃省名老中医文库）

ISBN 978-7-5424-1631-5

Ⅰ.①唐… Ⅱ.①李…②张…③黄… Ⅲ.①中医学：临床医学－经验－中国－现代 Ⅳ.①R249.7

中国版本图书馆CIP数据核字(2011)第271840号

唐士诚学术及临床经验集

李树君　张玉琴　黄治云　编著

责任编辑　陈学祥
封面设计　陈妮娜　黄　伟

出　版　甘肃科学技术出版社
社　址　兰州市读者大道568号　730030
网　址　www.gskejipress.com
电　话　0931-8125103(编辑部)　0931-8773237(发行部)
京东官方旗舰店　https://mall.jd.com/index-655807.html

发　行　甘肃科学技术出版社　　印　刷　三河市华东印刷有限公司
开　本　850毫米×1168毫米 1/32　印　张　9.625　插　页　1　字　数　241千
版　次　2012年6月第1版
印　次　2021年9月第2次印刷
印　数　3001~3750
书　号　ISBN 978-7-5424-1631-5　定　价　58.00元

唐士诚主任医师简介

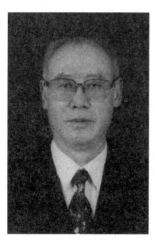

　　唐士诚，男，1936年6月出生于甘肃省东乡县唐汪镇三合乡照壁山村，1961年毕业于兰州医学院医疗系本科，毕业后即被分配到甘肃省中医院工作至2000年退休。1965年3月至1968年3月参加甘肃省第二届"离职学习中医班"3年毕业；1975年8月至1977年10月参加甘肃省首批援助非洲岛国马达加斯加医疗队2年余；1980年1月任甘肃省中医院内科副主任；1980年至退休连任医院的党委成员、业务副院长；1993年1月获得中西医结合主任医师任职资格。退休后创办"兰州济生中医药研究所"及"仕诚中西医结合诊所"。2003年获得"甘肃省首届十大公益之星"称号；2004年获"甘肃省名中医"称号；同年又获"全省科普工作者"称号；2005年10月获得中国科学技术协会颁发的"全国农村科普先进工作者"荣誉证书等。现任甘肃省老年科技协会副会长、甘肃省中老年保健协会副会长、《保健》杂志顾问。

　　唐士诚主任医师从医47年，潜心钻研西医及中医医理、医术，坚持走中西医结合道路，在内科病、呼吸病、男性病、泌尿系感染性疾病及各科疑难杂症的中西医结合治疗上积累了丰富的

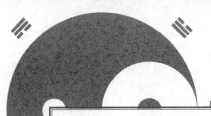

临床经验，培养树立了高尚的医疗职业道德。在国际、国内杂志、学术交流汇编中发表专业论文 20 余篇，在报刊上发表科普文章 30 余篇。1972 年至 1978 年间与王自立、梁玉珍同志共同协助完成已故甘肃省名中医《窦伯清医案》及《席梁丞临证治验录》的编辑与出版。1992 年参与审校编辑出版了《校医工作手册》。

唐士诚主任医师在医术上精益求精，并以唐代名医孙思邈《大医精诚》中"先发大慈恻隐之心，誓愿普救含灵之苦"之意对待每一位患者，他认为医生的道德修养至为重要，必须要有高尚的职业道德，才算得上是一名医生。对一位医生来说，医术可以在临床中循序渐进不断提高，并达精益求精；若没有良好的医德基础，再好的医术也不能得到正常发挥。因此，他在临证中常遵"大医治病必当安神定志，无欲无求，省病诊疾，至意深心，详查形候，纤豪勿失"。为患者服务用语礼貌准确，态度谦和，所至他处就诊的患者均能高兴而来，满意而归，他则自感宽慰，心底坦荡，精神倍爽。

唐士诚主任医师关爱家乡教育，热心公益事业。自 1993 年以来，他个人出资 2 万元，扶贫助教，救助、捐助失学、辍学儿童 40 余人，为家乡学校建立了小型的"希望书库"，订阅《少年文史报》，丰富了孩子们的业余生活；并在社会上帮、拉、寻、找资金 78 万余元，修建了 4 所"希望小学"。在 2008 年四川汶川地震灾后重建中，心系灾区，情牵灾民，捐款 2200 元，体现了一个老共产党员的高尚情怀。

唐士诚主任医师主要学术思想

唐士诚主任医师在临床上有着丰富的实践经验和独到的理论见解，尤其是在中西医结合治疗疾病方面具有很高的造诣，非常重视现代医学技术与祖国传统医学的有机结合，其精髓表现在以下几个方面：

一、宏观辨证与微观辨病相结合

唐士诚主任医师认为：疾病具有个体差异性，不同的病人，其病情及愈后各不相同，治疗必须在遵循普遍规律的基础上做到个体化，宏观辨证与微观辨病相结合，才能全面准确地把握病情，使之不出现偏差，提高疗效。医学发展到今天，人类创造了许多先进的检查仪器及治疗手段，能够微观地、甚至分子水平地深刻认识疾病的病理变化，了解疾病的本质。这些先进的仪器检查是医生感官认识的延伸，这些检查的结果可作为传统的宏观辨证的补充依据，这是前人因条件限制所无法做到的。这无疑比传统的以症状为主要依据的宏观辨证更深入了一步。所以从现代先进仪器中取得的新认识、新指标，应作为对传统辨证和用药的补充参考，甚至是不可缺少的宝贵资料。疾病具有共同的基本特征，它有相对固定的发生、发展和转归等病理演变过程。并有相同的微观病理变化和特异性理化指标，这是由疾病本身所决定的。病理变化过程一般地说在每个患者身上的表现是基本相似的，不同的只是持续时间和程度有所差异而已。而"证"则是病理演变过程中某一阶段病理变化与人体体质、饮食生活习惯、地理、环境、季节气候因素的综合表现，所以两者的结合才能体现

唐士诚主任医师主要学术思想

1

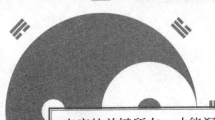

疾病的关键所在，才能深入全面地认识病情及发展趋势，不致被某些表面现象所迷惑。

二、整体辨证与局部辨证相结合

祖国医学认为人体是一个有机的整体，整体观念必须贯穿疾病发生发展及治疗的全过程，导师在中西医结合临床实践中不断总结经验，使我们对疾病的认识和治疗方面有了进一步提高。首先认清疾病的阴阳、表里、寒热、虚实，这是辨证的总纲，是整体辨证，是各科辨证的共同点。其次应注重局部辨证，对疾病发生的病位、病势、转归有一个准确地判断。

三、内治与外治相结合

唐士诚主任医师临证时非常注重内治与外治的有机结合，认为内治是治疗疾病的关键，而外治一般是辅助内治，促进提高疗效的有力手段，但在有些情况下对某些疾病的治疗又成为主要的治疗。内治与外治是相辅相成的治疗手段，有很多疾病通过外用的药物与方法，改善了局部的情况，减少了对机体的不良刺激，有助于内治药物更好、更有效、更快地发挥作用，使病情早日恢复。有些疾病，如皮肤病发生在浅表的局限性损害，往往采用外治法就可以治好，这种治法简易而有效。所以，内治与外治的有机结合，有利于我们提高临床疗效。

四、男性疾病辨证思路

唐士诚主任医师在男性疾病的诊疗中亦有很高的造诣，认为男性病的病机，无论阴阳寒热虚实，皆责之于肾。中医的肾，既主生殖功能，又主性功能。如《内经》所说的"肾藏精"，"肾为先天之本"，即指生殖功能；肾"司作强"，出"伎巧"，实指性功能和性行为在内。肾为精之关，主开阖，精关开阖失度，常造成同房不射精，或同房时早泄或遗精滑精。肾者，男科病病机之枢要也。或肾先病，旁及他脏他经；或他脏他经之病，累及于肾，故言男科病之病机，总不离乎肾也。导师认为"腺、性、精、育四大主症"为男科研究之纲，其下所属诸病（症）为目。男科四大主症既互相区别，又互相联系，其中腺是基础，性是外象，精是物质，育是结果。四者存之与共，缺一不可。导师强调，男科病的辨证以全身和局部相结合，诊断以宏观和微观相结合，治疗以辨证与辨病相结合。大凡病发于肝、膀胱、心者，以实证居多；病发于肾、脾、肺者，以虚证居多。故确立男科病的内治法则是：实则治肝、治膀胱、治心为主；虚则治肾、治脾、治肺为主。人身乃一小天地，男科病似局部病变，实与全身息息相关，所谓整体观念是也。男科病总的病理概念是阴阳失衡，宜审共阴虚阳虚、轻孰重而施治，切莫一律补肾壮阳，而犯虚虚实实之戒。

男科病的又一病理特点是正虚邪恋、虚实夹杂，故常用扶正祛邪、消补兼施法施治。较之单一扶正（补）或单一祛邪（消）有更多的优越性。消中有补，不会克代正气；补中有消，勿虑留滞邪气。

当今多郁症，心理障碍者司空见惯，故常有从肝论治者。导师在药物治疗的同时，注重心理疏导，并要求患者配偶合作，以收得益彰之效。导师崇尚全身治疗，有时辅以局部处理。善用汤剂治主症、主病，成药治兼症、兼病，取长补短，相辅相成。

唐古诚主任医师主要学术思想

前　言

　　本人 1999 年 4 月—2002 年 4 月师从唐士诚主任医师，学习中西医理论及临床疾病的诊疗方法，在跟随唐士诚主任医师系统学习其学术思想及临证治疗经验中，获益匪浅。

　　唐士诚老师治学严谨，对古代医家之所言，必知其出处，且验之于临床。唐士诚老师常常告诫我们，医家以济世活人立世，济世活人以立德为本，失去了德，人便失去了根本，济世活人首先要有深切地为大众解除痛苦的思想，这种思想应该贯穿人生的全过程，行医也始终以此为原则，在这种思想引导下，我们才能在工作中视患者如亲人，耐心细致，认真负责，才能一视同仁，才能使患者对我们有良好的信任感并配合我们的医疗工作。

　　明·龚廷贤《医家十要》所言："存人性，通儒道，精脉理，识病原，知气运，明经络，识药性，会炮制，莫嫉妒，勿重利。"首条明言存人性，存人性者即是爱人，医之为道，生死攸关，不能设想一个不爱人的人能够苏人之困，拯人之危？1300 多年前，孙思邈视人命如千金，撰著《备急千金药方》，首卷即以"大医精诚"教诫后学，要树立拯救人民苦难的志向，要具备博极医源、精益求精的精神，有病来医，无论其贵贱贫富，长幼妍蚩，要一律视为至亲，为病人应不避昼夜、寒暑、饥渴、疲劳，一心赴救……孙氏写得十分具体，为医者不可不三思其言。唐士诚老师每于诊脉之余，谆谆告诫我们要牢记《医家十要》，学习古医家良好的思想品德，树立全心全意为人民服务的思想，成为一名

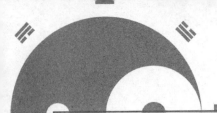

新时代合格的医生。他常用《医学心悟·自序》说尔"此道精微，不容浅尝者问津，学贵沉潜，不容浮躁者涉猎"。又据《医学补要·自序》所言："医贵乎精，学贵乎博，识贵乎卓，心贵乎虚，业贵乎专，言贵乎显，法贵乎活，方贵乎纯，治贵乎巧，效贵乎捷，"以这"十贵"作为我们医者行医之纲领，必须牢记。要学习他们挚爱专业，于医精益求精，于学广搜博采之治学精神。

唐士诚老师从医40余年，学贯中西，体恤病家。有"志从济世，不计报酬，贵贱贫富，唯一体视"的心怀，博采众家之所长，而精纯专一从事学术研究，为我们树立了榜样，唐士诚老师常说，在学术方面，一定要老老实实，不得有半点虚假，要有认真、科学、求实的态度对待临床工作中出现的种种问题，养成一种严谨的工作作风，这样，才能使自己的学业有所增长。

唐士诚老师熟读中医经典，对中医基础理论中阴阳、水火、气血等有自己独到的见解，这种见解是深入经藏，长期临证后的自然结果，非浅尝者所知。近几年来，在男性病的治疗及理论研究中，也有所突破，取得很好的临床疗效，在跟随老师临证过程中，所见诸证繁杂，不胜枚举，寓此浩瀚之验案中欲疏解其义，诚有所恐慌，挂一漏万，不能备全，以负教诲。今就以管窥之见，汇集整理唐士诚主任医师的一些学术思想和临床诊疗经验，探颐索隐，发表显彰，以期能够使读者有所启迪，是本书书写之初衷矣。

李树君

2011 年 10 月

目　　录

阴阳五行、气血与水火探讨 …………………………………（1）

浅析《古今名医方论》中补中益气汤的论 …………………（4）

中医综合论治胃脘痛 …………………………………………（8）

叶天士"遗精案"初探 ………………………………………（15）

阳痿治验 ………………………………………………………（18）

中医的气、血、津液及辨证 ………………………………（24）

何谓舌诊 ………………………………………………………（27）

孙思邈及其名著《备急千金要方》 ………………………（29）

中医四诊中的"切诊" ………………………………………（32）

痤疮与三焦关系探讨 ………………………………………（34）

白癜风的病机及治疗 ………………………………………（39）

慢性湿疹的中医治疗 ………………………………………（44）

斑秃的中医防治 ………………………………………………（46）

痤疮中医外治研究进展 ……………………………………（51）

对《傅青主女科》种子十法的探讨 ………………………（55）

关于手淫 ………………………………………………………（57）

浅谈生殖器疱疹病 …………………………………………（62）

小儿过敏性紫癜论治 ………………………………………（64）

中医外科临床验案痛风治验 ………………………………（71）

化斑汤临床应用探讨 ………………………………………（75）

皮炎汤治疗神经性皮炎 ……………………………………（79）

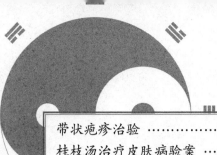

带状疱疹治验 …………………………………………… (81)

桂枝汤治疗皮肤病验案 …………………………………… (87)

"麻黄"在治疗中医外科疾病中的应用 ………………… (90)

结节性红斑论治 …………………………………………… (94)

"足癣一扫光"治疗手足癣 ……………………………… (96)

白疕的中医治疗 …………………………………………… (98)

清风凉血汤的临床应用 ………………………………… (105)

防己佩兰汤皮肤科临床应用 …………………………… (107)

清火汤治疗疔疮 ………………………………………… (111)

丹毒 ……………………………………………………… (113)

湿疹 ……………………………………………………… (118)

脂溢性皮炎 ……………………………………………… (130)

荨麻疹 …………………………………………………… (137)

药疹 ……………………………………………………… (150)

泛发性神经性皮炎 ……………………………………… (162)

皮肤瘙痒症 ……………………………………………… (168)

扁平苔藓 ………………………………………………… (175)

结节性痒疹 ……………………………………………… (179)

银屑病 …………………………………………………… (182)

玫瑰糠疹 ………………………………………………… (196)

多形性红斑 ……………………………………………… (199)

红斑狼疮 ………………………………………………… (201)

斑秃、全秃 ……………………………………………… (208)

过敏性紫癜 ……………………………………………… (212)

眼、口、生殖器综合征（白塞氏病） ………………… (217)

多形性日光疹 …………………………………………… (219)

剥脱性皮炎 ……………………………………………… (220)

皮肤病中西医比较 ……………………………………… (222)

杂病论治 ……………………………………………… (239)

五苓散加味治疗输尿管结石 1 例报告 ……………… (249)

眼科疑难病个案报道 ………………………………… (252)

中药治疗原因不明周期性发热 1 例 ………………… (256)

儿童间接感染尿道口尖锐湿疣 1 例报告 …………… (259)

良性发作性位置性眩晕合并冠心病、胆囊炎等 1 例报告 …… (262)

真人养脏(汤)散治验 ………………………………… (267)

重度上热下寒证治验 1 例 …………………………… (271)

系统性红斑狼疮治疗验案二 ………………………… (276)

男科临床验案 ………………………………………… (282)

阴阳五行、气血与水火探讨

中医理论从古到今，不断地完善与充实并发展，但究其基本理论而言，仍然遵循古代先贤提出的阴阳五行学说，以整体、客观、运动变化的思想为基础，对宇宙、自然、人生疾病运行解释，而其中最后皆归纳为阴阳二气。

唐老师认为，医者意也，而其纲领即是阴阳，从医者，应善观阴阳之变化，而执繁驭简，《内经》中曰："阴阳者，天地之道也，万物之纲纪，变化之父母，生杀之本始，神明之府也……治病必于本。"本者，本于阴阳。就阴阳而言，虽是纲领，却可散之于万物而为之所用。阴阳的作用，可概括为"阳道实，阴道虚"，即可以理解为阳施阴受。通俗地讲，阳是变化的主体，阴是变化的对象，阳者，进退出入有法，阴者，开合迎随有度。阴阳者，对待之体，本一用二，相合相分，相摩相推，以应四时之气，在阴阳二气相互作用和推动下，人身气血得以生长，脏腑身形得以变化。《内经》中曰："阳在外，阴之使也；阴在内，阳之守也"，表明：①阳主外而阴主内。②阴阳二气互为其根。③阴阳二气互为其作。在诊治疾病的过程中，应"察色按脉，先别阴阳"，阴阳法则作为辨证立法的总原则一定要知其重要性。阳主动，阴随之，阴阳变化有次第顺序，有偏阴偏阳的差别，阳在气运，阴在质成。万法不离阴阳，阴阳应象变化。对疾病而言，它的发生发展变化也有次第进退的变化。但就其本质而言，无非从阳则易治，从阴则难疗，从阳则从内到外，有深出浅；从阴则由表及里，有浅入深。是从属阳变与从属阴化，这种变化，是为医者必须掌握的原则。④对阴阳法则在具体疾病中的应用，应该

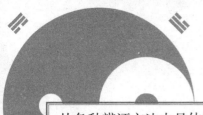

从各种辨证方法中具体对待应用，如八纲辨证、卫气营血辨证、脏腑辨证、三焦辨证等。总之，阴阳是中医辨证立法，从类分治的精髓，离开阴阳，就不能建立中医体系，为中医者要通晓阴阳大意，知其变化之理，从繁杂的征象中简约归纳为理性的阴阳属性。另外在临床治疗中，我们还要特别强调气血在人身生理、病理变化中的重要性，人身不离气血，气血流通，经脉调畅，脏腑得养，生机可立。气血是人体中最基本的两种物质，是人体生长、发育、壮大、存在的基础。

人体五脏六腑皆是气血生化、变化的结果。所以，调理气血在治疗疾病中有着非常重要的作用。气为血之帅，血为气之母，气行则血行，气滞则血瘀，气虚多生寒，血虚多生热，对于气虚怕冷之症，宜补气温阳，对于血虚发热之症，宜补血调血。气宜喧动，血宜平活，喧动则能生，平活则能长。因此，保证人体气血通畅，是预防疾病的发生以及辨证治病过程中不可缺少的重要环节。何为气？何为血？古人说"火在水中是谓血，火蒸水腾是谓气"，明言气血乃为水火所化，气乃火出于水中，血乃火藏于水中，是水火之作用而有气血之名。水火之作用表现在脏腑生理功能方面，最典型的是心肾相交，即水火既济。

关于心肾相交，水火既济的有关问题，唐士诚老师有独特的见解，他认为，就本性而言，心居上焦属火，肾居下焦属水，火性炎上，水性润下，上焦属火而炎上，下焦属水而润下，此中道理宜明辨之；心肺居上焦，一升一降文武之道，肺为金主降，心为火主升，心火上至于太阴肺金、火方能下降。脾胃居于中州，脾升胃降，旋转中焦之气机。肝肾同居下焦，一开一合，必赖肝气之升方能升矣。心火假肺金之降而下降于胃，肾水假肝木之升而升于脾，通过脾升胃降，心火降于肾，肾水既于心，以此水火得以既济，心肾得以相交，三焦各得其用。中医学是以整体论治为基础，体现天人合一的思想，各脏腑之间，有着必然的内在联系，这种联系的法则是以五行学说为基础。通过五行之间的相生、相克，使脏与脏、腑与腑、脏与腑之间有了一定规律的自然联系，这种关系表现为相互依赖、相互制约、相互生存、相互发展的一种动态平衡关系。就疾病而言，也是由于这种动态平衡关系被打破，引起脏腑、气血、阴阳偏胜偏衰所致。古人以太过、不及而确立治疗大法，不及者补之，有余者泻之。有从标从本而论治，急则治其标，缓则治其本，不急不缓标本兼治。

　　唐士诚老师根据《内经》中有"阴阳复有阴阳，五行复有五行"之理论，衍易出五脏分治、客主易气的治疗方法，所谓五脏分治、客主易气，就是本脏有本气病，有客气加临之病。本气病，就是本脏腑功能失调，即主气病。而客气加临之病，就是本脏之病，是由于其他脏腑病变所致。那么，对于本脏病，宜采取五脏分治的方法，既以治疗本脏病为主。而客气加临之病，是由于客气乘于主气之位，而使本气移位，故而宜采取移客气而复主气的治疗方法，这就是所谓的客主易气。如咳嗽，本是肺脏本病，以治疗本气为主，但是，也可由其他脏腑的病变所引起，如《素问·咳论》所说"五脏六腑皆令人咳，非独肺也"，这就要求我们一定要分清主次，整体论治。

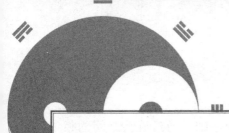

浅析《古今名医方论》中补中益气汤的论

　　《古今名医方论》(亦名《名医方论》)，清·罗美撰。本书选辑了常用重点方剂150余首，方论200则，其中有一方数论的、有一方一论的、有数方和论的。所选方论，多系历代名医所撰，各具特色。方论中对各方剂的定义、配伍、功用以及类似方异同的比较等，都有所阐发。在所选方剂中，以《伤寒论》方为主，方论又以柯韵伯议论尤多。这些方论，议论精详，应用中医理论结合中药特性对各个方剂的机理提出鲜明的观点，这些对于我们后学者理解、学习方剂将起到很好的帮助和提高作用。通过学习《古今名医方论》中的补中益气汤论，与大家交流一些心得体会。

　　李东垣是中国医学史上"金元四大家"之一，"内伤脾胃、百病由生"，是中医脾胃学说的创始人，他的学术理论强调脾胃在人身的重要作用，因为在五行当中，脾胃属于中央土，因此他的学说也被称作"补土派"。

　　李东垣在《脾胃论》中提出两个最主要的理论是：①火与元气不两立，一胜则一负；②阴火论。第一，火与元气中的火是什么，显然是指人体病理之火，那么，病理之火有虚有实，无论是虚火还是实火，均能使人体正常的生理之火发生改变，正常的生理之火不能发挥正常的作用，人体的五脏六腑的功能就会发生改变，就会出现诸多病证。第二，阴火是什么？与脾胃有关，因为脾为至阴，一旦损伤，诸病发生，至阴之地产生的病理之火，我们称谓"阴火"。这些李东垣在《脾胃论》中有详细的论述。

那么脾胃损伤，怎么就能产生阴火，唐士诚老师在这里认为，这里所谓的"阴火"应该是虚火，为什么？我们进行分析：①脾胃位居中州，是人体后天之本，气血生化之地；东垣认为如果脾胃之气无所伤，才能滋养元气，"阴火"无从而生。若人有所劳倦，形气衰少，谷气不盛，上焦不行，下脘不通，胃气热，热气熏胸中，故为内热，即也产生"阴火"。②脾胃借肝胆以行春夏之令，春气升则万化安，故《灵枢经》中复申其说。经云：水谷入口，其味有五，各注其海，津液各走其道。胃者，水谷之海，其输上在气街，下至三里。水谷之海有余，则腹满；水谷之海不足，则饥不受谷食。人之所受气者，谷也；谷之所注者，胃也。胃者，水谷气血之海也。海之所行云气者，天下也。胃之所出气血者，经隧也。经隧者，五脏六腑之大络也。又云：五谷入于胃也，其糟粕、津液、宗气，分为三隧。故宗气积于胸中，出于喉咙，以贯心肺，而行呼吸焉。荣气者，泌其津液，注之于脉，化而为血，以荣四末，内注五脏六腑，以应刻数焉。卫者，出其悍气之疾，而行于四末分肉、皮肤之间，而不休者也。又云：中焦之所出，亦并胃中，出上焦之后，此所受气者，泌糟粕，蒸津液，化为精微，上注于肺脉，乃化而为血，以奉生身，莫贵于此。此处说明脾胃之气以升为主，若谷气下流，收藏令行，故其人病。春气不升则下乘肝肾，相火移位，发为"阴火"，诸病症状，或人有所劳倦，形气衰少，谷气不盛，上焦不行，下脘不通，胃气热，热气熏胸中，故为内热；或脾胃一伤，五乱互作，其始病遍身壮热，头痛目眩，肢体沉重，四肢不收，怠惰嗜卧；或脾虚则肌肉消。

补中益气汤出自李东垣《脾胃论》，是临床大家最熟悉的一首补益中气的方剂。药物组成：黄芪、人参、白术、炙甘草、陈皮、当归、升麻、柴胡。补中益气汤，柯韵伯论之最详。《古今名医方论》中引用柯韵伯论曰："仲景有建中、理中二法。风木内干

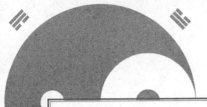

中气，用甘草、饴、枣培土以御风，姜、桂、芍药祛风而泻木，故名曰建中。寒水内凛于中气，用参、术、甘草补土以制水，佐干姜而生土以御寒，故名曰理中。唯东垣知其为劳倦伤脾，谷气不盛，阳气下陷阴中而发热，制补中益气之法。谓风寒外伤其形为有余，脾胃内伤其气为不足，遵《内经》劳者温之，损者益之义，大忌苦寒之药，选用甘温之品，升其阳以行春生之令。

凡脾胃一虚，肺气先绝，故用黄芪护皮毛而开腠理，不令自汗；元气不足，懒言，气喘，人参以补之；炙甘草之甘以泻心火而除烦，补脾胃而生气。此三味除烦热之圣药也。佐白术以健脾，当归以和血；气乱于胸，清浊相干，用陈皮以理之，且以散诸甘药之滞；胃中清气下沉，用升麻、柴胡气之清而味之薄者，引胃气以上腾，复其本位，便能升浮以行生长之令矣。补中之剂，得发表之品而中自安；益气之剂，赖清气之品而气益倍。此用药有相须之妙也。是方也用以补脾，使地道脾而上行；也可以补心肺，损其肺者益其气，损其心者调其营卫也；也可以补肝木，郁则达之也。唯不益于肾，阴虚于下者不宜升，阳虚于下者更不宜升也。凡东垣治脾胃方，俱是益气。其理可引经云：食入于胃，散精于肝，淫气于筋。食入于胃，浊气归心，淫精于脉，脉气流经，经气归于肺，肺朝百脉，输精于皮毛，毛脉合精，行气于腑。且饮食入胃，先行阳道，而阳气升浮也。浮者，阳气散满皮毛；升者，充塞头顶，则九窍通利也。夫饮食不节则胃病，胃病则气短精神少而生大热，有时而显火上行，独燎其面。

《黄帝针经》云：面热者，足阳明病。胃既病，则脾无所禀受，脾为死阴，不主时也，故亦从而病焉。形体劳役则脾病，脾病则怠惰嗜卧，四肢不收，大便泄泻；脾既病，则其胃不能独行津液，故亦从而病焉。大抵脾胃虚弱，阳气不能生长，是春夏之令不行，五脏之气不生。脾病则下流乘肾，土克水，则骨乏无力，是为骨蚀，令人骨髓空虚，足不能履地，是阴气重叠，此阴盛阳虚之证。

　　补中益气汤以辛甘之药滋胃，当升当浮，使生长之气旺，行肝之左道以补肺，使脾胃中气充盈而阴火消散；相火归位，五脏生生之气得以保全，中气下陷而产生的诸症如日出则云雾消散矣。而赵养葵曰："后天脾土，非得先天之气不行。此气因劳而下陷于肝肾，清气不升，浊气不降，故用升、柴以佐参、芪。是方所以补益后天中之先天也。凡脾胃喜甘而恶苦，喜补而恶攻，喜燥而恶湿。此方得之。"陆丽京曰："此为清阳下陷者言之，非为下虚而清阳不升者言之也。"周慎斋曰："下体萎弱，虚弱者不可用不中……凡内伤作泻，藏附子于白术中，令其守中以止泻也；表热，藏附子于黄芪中，欲其走表以助阳也。"

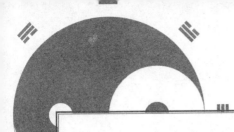

中医综合论治胃脘痛

  胃痛又称胃脘痛，是以胃脘近心窝处常发生疼痛为主的疾患。历代文献中所称的"心痛"、"心下痛"，多指胃痛而言。如《素问·六元正纪大论》说："民病胃脘当心而痛。"《医学正传》说："古方九种心痛……详其所由，皆在胃脘，而实不在于心。"至于心脏疾患所引起的心痛症，《内经》曾指出："真心痛，手足青至节，心痛甚，旦发夕死，夕发旦死。"在临床上与胃痛是有区别的。胃痛是临床上常见的一个症状，多见急慢性胃炎，胃、十二指肠溃疡病，胃神经官能症。也见于胃黏膜脱垂、胃下垂、胰腺炎、胆囊炎及胆石症等病。胃痛的人最好不要吃辛辣的或是冷的食物，尽量保持好的心态。

  胃痛发生的常见原因有寒邪客胃、饮食伤胃、肝气犯胃和脾胃虚弱等。胃主受纳腐熟水谷，若寒邪客于胃中，寒凝不散，阻滞气机，可致胃气不和而疼痛；或因饮食不节，饥饱无度，或过食肥甘，食滞不化，气机受阻，胃失和降引起胃痛；肝对脾胃有疏泄作用，如因恼怒抑郁，气郁伤肝，肝失条达，横逆犯胃，亦可发生胃痛；若劳倦内伤，久病脾胃虚弱，或禀赋不足，中阳亏虚，胃失温养，内寒滋生，中焦虚寒而痛；亦有气郁日久，瘀血内结，气滞血瘀，阻碍中焦气机，而致胃痛发作。总之，胃痛发生的病机分为虚实两端，实证为气机阻滞，不通则痛；虚证为胃腑失于温煦或濡养，失养则痛。

  胃痛发生的原因有两类：一是由于忧思恼怒，肝气失调，横逆犯胃所引起，故治法以疏肝、理气为主。一是由脾不健运，胃失和降而导致，宜用温通、补中等法，以恢复脾胃的功能。下面简单介绍一些唐老先生的中医综合治疗方法，供大家临床参考应用。

一、中医辨证

1.实证

上腹胃脘部暴痛，痛势较剧，痛处拒按，饥时痛减，纳后痛增。兼见胃痛暴作，脘腹得温痛减，遇寒则痛增，恶寒喜暖，口不渴，喜热饮，或伴恶寒，苔薄白，脉弦紧者，为寒邪犯胃；胃脘胀满疼痛，嗳腐吞酸，嘈杂不舒，呕吐或矢气后痛减，大便不爽，苔厚腻，脉滑者，为饮食停滞；胃脘胀满，脘痛连胁，嗳气频频，吞酸，大便不畅，每因情志因素而诱发，心烦易怒，喜太息，苔薄白，脉弦者，为肝气犯胃；胃痛拒按，痛有定处，食后痛甚，或有呕血便黑，舌质紫暗或有瘀斑，脉细涩者，为气滞血瘀。

2.虚证

上腹胃脘部疼痛隐隐，痛处喜按，空腹痛甚，纳后痛减。兼见泛吐清水，喜暖，大便溏薄，神疲乏力，或手足不温，舌淡苔薄，脉虚弱或迟缓，为脾胃虚寒；胃脘灼热隐痛，似饥而不欲食，咽干口燥，大便干结，舌红少津，脉弦细或细数，为胃阴不足。

二、病因病理

1.肝气犯胃

忧思恼怒，气郁伤肝，肝之疏泄失调，横逆犯胃，气机阻滞，胃失和降则胃脘头痛正如沈金鳌所说："胃病，邪干胃脘病也。惟肝气相乘为尤甚，以木性暴，且正克也。"若气郁化火，可致疼痛加重；火郁日久，致肝胃之阴亏耗，则病程每多缠绵；如久痛入络，络脉损伤，则见吐血、便血等症。

2.饮食不节

暴饮暴食或过食生冷肥甘之品，以致脾胃受伤，食滞中焦，

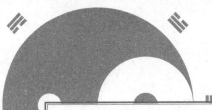

气机不利而产生胃脘疼痛。或因寒凉伤中，胃阳被遏，正邪交争，而胃痛乃作。

3.脾胃虚弱

病后脾胃受损或素体脾胃虚弱，中阳不振，寒从内生，以致脾不运化，胃失和降，而发生疼痛。胃阴素虚或病久阴伤，胃失濡养，胃气不和亦能发生疼痛。

上述病因，既可单独致病，又往往相互影响，而出现寒热互见、虚实错杂、阴阳并损之证候，临证时必须灵活掌握。

三、辨证论治

治疗胃痛，首应辨其疼痛的虚、实、寒、热性质及病在气在血，然后审证求因，给予恰当的治疗。大抵新病暴痛，痛势急迫而痛处拒按者多属实证；久病痛缓，病势绵绵而痛处喜按者，多属虚证；寒证疼痛，喜温熨热饮，遇寒则疼增；热证疼痛，喜凉熨冷饮，遇热则痛剧；以胀痛为主，或痛引胸胁，疼痛每因情志变化而增减，此多为气滞;痛处固定不移，多为刺痛者，常属久病血瘀;若烦热似饥，舌红无苔或少津者，多属胃阴不足之证。

胃痛的治法，古虽有"通则不痛"的原则，但决不限于"通"之一法，临证之时，应运用四诊八纲，详加审察，根据病者的不同情况，确立恰当的治疗方法。

1.肝气犯胃

本证按其不同情况，可分为气滞、火郁、血瘀三种类型。

（1）气滞

主症：胃脘胀满，痛引两胁，嗳气频繁，嗳气或矢气后疼痛稍减，舌苔薄白，脉沉弦。

分析：情志不畅，气郁不舒，肝气横逆犯胃，胃失和降而疼痛；气病多游走，胁为肝之分野，故痛引两胁；胃气上逆故嗳气频繁，嗳气矢气后，气逆暂缓，故疼痛亦稍减，苔白，脉沉弦为肝郁之象。

治则：疏肝理气，和胃止痛。

方选柴胡疏肝散柴加减治疗，组成：柴胡 10g，陈皮 10g，川芎 10g，香附 15g，枳壳 20g，芍药 10g，炙甘草 3g。配合穴位针灸治疗，肝俞、脾俞、胃俞、中脘、梁门、章门、手三里、足三里。按摩可重用按揉背腰镇痛法，晃拨俞穴行气法，捏拿背肌理气法与推揉腹部和中法。

（2）火郁

主症：痛甚而噫气呕恶者，如泛呕酸水，时时嘈杂；见口干而苦；苔黄脉弦数乃肝胃郁热所致。

治则：疏肝、泄热和胃。

方选龙胆泻肝汤加减,组成:龙胆草 10g,黄芩 9g,山栀子 9g,泽泻 12g,木通 9g,车前子 9g,当归 10g,生地黄 20g,柴胡 10g,生甘草 6g。选穴肝俞、胃俞、三焦俞、大肠俞、章门、手三里、足三里针灸治疗。按摩可重用按揉背腰镇痛法，提拿捏背助运法，按揉腹部消积法，揉压阳阴清热法，加用推揉胸胁疏肝法。痛甚者，可用拇、食指分别捏拿两侧血海、梁丘，如痛已缓和，肝脾未调，可用双手拇指对揉、对压两侧三焦俞，单拇指按揉中脘，以调理三焦。

（3）血瘀

主症：痛有定处而拒按，多为刺痛，食后更甚，或见吐血便黑，甚则舌紫，脉涩。

分析：久痛入络，络脉损伤，故吐血便黑；瘀血为有形之物，故痛有定处而拒按；食与瘀并，故食后痛剧；瘀血阻滞血行不畅故舌紫、脉涩。

治则：活血化瘀，通络止痛。

方选膈下逐瘀汤，组成：灵脂（炒）6g，当归 9g，川芎 6g，桃仁（研泥）9g，丹皮 6g，赤芍 6g，乌药 6g，玄胡索 10g，甘

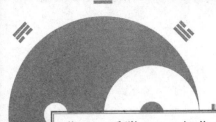

草 9g，香附 4.5g，红花 9g，枳壳 4.5g。用法：水煎服。病轻者少服，病重者多服，病去药止。《医林改错注释》：方中当归、川芎、赤芍养血活血，与逐瘀药同用，可使瘀血祛而不伤阴血；丹皮清热凉血，活血化瘀；桃仁、红花、灵脂破血逐瘀，以消积块；配香附、乌药、枳壳、元胡行气止痛；尤其川芎不仅养血活血，更能行血中之气，增强逐瘀之力；甘草调和诸药。全方以逐瘀活血和行气药物居多，使气帅血行，更好发挥其活血逐瘀，破症消结之力。选穴肝俞、脾俞、胃俞、章门、内关、劳宫、梁丘、内庭针刺治疗。按摩重用按揉背腰镇痛法，晃拨俞穴行气法，捏拿背肌理气法，擦摩上腹散寒法；配用揉压阳明清热法，加用远端诱导止痛法（双拇指同取两侧内关、劳宫、梁丘、内庭）。如呕血便血不止，以药物治疗为主，待病情稳定后，方可施术手法。

2.病邪阻滞

（1）饮食阻滞

主症：胃脘胀痛，嗳腐，厌食或呕吐，吐后痛减，舌苔厚腻，脉滑实。

分析：食停胃中，传化失常，故胃脘痛胀；饮食停滞，胃气不降而反上逆，故嗳腐或呕吐；吐后积滞去而痛减；食浊熏蒸故苔厚腻；胃气与宿食相搏，故脉滑实有力。

治则：消食导滞。

方选保和丸加减，组成：山楂(焦)15g,六神曲(炒)10g,半夏(制)10g,茯苓 10g,陈皮 10g,连翘 10g,莱菔子(炒)10g,麦芽(炒)10g。方中用山楂为主药，以消一切饮食积滞，尤其善消肉食油腻之积。神曲消食健脾，善化谷食陈腐之积；莱菔子消食下气，长于消面食痰浊之积；麦芽健脾开胃而消面乳之积，共为辅药。主辅协同，可消各种饮食积滞。半夏、陈皮行气化滞，和胃止呕；茯苓健脾利湿，和中止泻；食积易于化热，连翘清热而散结，为佐药。诸药合用，食积得化，胃气得和，共奏消食和胃之功。选穴脾俞、三焦俞、梁门、天枢、手三里、足三里针刺治疗。按摩还可重用提拿捏脊健运法，按揉腹部消积法，拿揉抖颤导滞法，配用按压背腰镇痛法与揉压阳明清热法。胀痛甚者，可双拇指同按双侧天枢，以行气导滞；食滞化热，可晃拨两侧大肠俞。

(2) 寒伤胃阳

主症:因受凉饮冷而胃痛暴作，痛势较剧，喜温熨热饮，泛吐清水，或有恶寒发热，苔白脉紧。

分析：突受寒邪，胃中阳气不得宣通，正邪交争，故胃痛暴作；恶寒发热，苔白为寒邪外袭所致；脉紧主寒主痛。

治则：温胃散寒止痛。

方选当归四逆汤加减治疗，组成：当归12g，桂枝9g，芍药9g，细辛3g，通草6g，大枣8枚，炙甘草6g。本方证由营血虚弱，寒凝经脉，胃中阳气不得宣通。本方以桂枝汤去生姜，倍大枣，加当归、通草、细辛组成。方中当归甘温，养血和血；桂枝辛温，温经散寒，温通血脉，为君药。细辛温经散寒，助桂枝温通血脉；白芍养血和营，助当归补益营血，共为臣药。通草通经脉，以畅血行；大枣、甘草，益气健脾养血，共为佐药。重用大枣，既合归、芍以补营血，又防桂枝、细辛燥烈太过，伤及阴血。甘草兼调药性而为使药。全方共奏温经散寒，养血通脉止痛之效。选穴胃俞、脾俞、中脘、梁丘、内庭针灸治疗。按摩可重用按揉背腰镇痛法，捏拿背肌利气法，搓擦胃俞温中法，推揉腹部和中法。配用提拿捏背健运法与擦摩上腹三寒法。

3.脾胃虚弱

主症：胃痛隐隐，泛吐清水，喜暖喜按，神疲乏力，四肢欠温，舌淡苔白，脉细缓无力。

分析：脾胃虚弱，寒气凝滞，故胃痛隐隐；中阳不运，水饮停聚，故痛不甚而呕吐清水，喜暖喜按；脾阳虚故四肢欠温，神疲乏

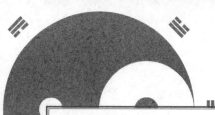

力,舌淡、脉细缓无力。

治则：温脾健胃。

方选理中丸加减治疗，组成：人参 15g，干姜 15g，白术 15g，甘草 15g（原方丸剂各用 90g）。加减法：①如果寒性甚者，加入熟附片 9g；②如果脾气虚者，重用人参，用量改为 20g，并加入黄芪 24g；③下痢甚者，可加入淮山 18g、扁豆 15g、煨诃子 9g；④呕吐甚者，加半夏 10g、丁香 3g；⑤有失血者，加阿胶 10g（烊化）、三七 9g、地榆炭 6g。选穴肝俞、脾俞、三焦俞、梁门、中脘、章门、手三里、足三里针灸治疗。按摩除拿揉抖颤导滞法和揉压阳明清热法不易使用，以上基本手法均可使用。痛发之时，可拿搓胃俞，双拇指同按梁门，以温中止痛，痛止后，可按基本手法施术。如脾胃虚寒，而肝有郁热，除胃痛外，尚见反酸呕吐，时觉饥嘈，食则不舒，四肢欠温，舌边红绛，苔白中黄，脉弦细者，可用双拇指同取双章门、立拳滚上腹部寒热并投，肝胃同治。

4.胃阴不足

主症：胃痛隐隐，心烦嘈杂，口干欲饮，大便干燥，苔少或剥脱，舌光红少津，脉细微数。

分析：胃阴不足，胃络失养故胃痛隐隐；阴虚生内热，故心烦嘈杂，口干欲饮，大便干燥；舌红少津，苔花剥，脉细微数皆为胃阴不足之征象。

治法：养阴益胃。

方选益胃汤加减治疗，组成：沙参 9g，麦冬 15g，冰糖 3g，细生地 15g，玉竹（炒香）4.5g。选穴肝俞、脾俞、胃俞、三焦俞、中脘针灸治疗。按摩可重用提拿捏脊健运法，推揉腹部和中法，捏脊法反复施术 10 次。

胃痛一证，除用按摩等法治疗外，注意饮食调节，心情舒畅，亦属必要。

叶天士"遗精案"初探

　　《临证指南医案》卷三"遗精案"收载医案 40 余则，辨证入微，论治精当，读之发人深思。现做如下初探，不当之处请同道批评指正。

一、叶氏"遗精案"概述

　　"遗精案"绝大多数都是叶氏一诊之记录，少数案例则有复诊、三诊甚至五诊者。"陈，厥后，吸短多遗。议摄下焦。"此案只有 11 个字，言简意赅。遗精案中最长的案例前后五诊，长达900 多字，记录翔实，平叙夹议，既重视主症主病的辨证论治，又重视兼症之调理。该案曰："神伤于上，精败于下，心肾不交，久伤精气不复，谓之损……然必纳谷资生，脾胃后天得振，始望精气生于谷食。"对病机、治疗言之极当，令人一目了然。"遗精案"制方法度严谨，处方用药极其精炼，药随证变，分量适中，中病即止。药物剂型或汤或散，或丸或膏，同时根据病情，以证投药，权变灵活，早晚服药各异。如黄案"真阴损伤，而五志中阳，上燔喉痛，下坠为遗。精髓日耗，骨痿无力，必延枯槁而后已，药饵何足久恃!早服补心丹，晚服桑螵蛸散"。又如陈案，早服补阴丸，晚服三才加炒黄柏、砂仁。

二、叶氏"遗精案"施治特点

　　叶氏"遗精案"辨证施治的特点是：重视固涩、调理脾胃、清心戒欲。

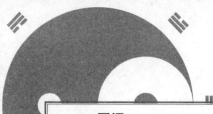

1.固涩

固以摄下，涩以治脱。医案中多处提到固涩之法。华案中谓："此宁神固精，收摄散亡，乃涩以治脱之法。"陈案谓："厥后，吸短多遗，议摄下焦。"在大剂固涩之剂中，有时亦加少许通滑药引导施治。华案五诊中谓："遗精固涩下焦乃通套治法，想精关已滑，涩剂不能取效，必用滑药引寻，同气相求，古法有诸。"吴案复诊中谓："阅病原是脏阴阴精之亏，致阳浮头痛，兼有遗精，月数发，下虚上实，纯以补涩，决不应病，因不耐丸剂，与通摄两用。"但对阴虚湿热的病人，则不主张用固涩的治则。如费案云："色苍脉数，烦心则遗，阳火下降，阴虚不摄，有湿热下注，此固涩无功。"

2.调理脾胃

叶氏在"遗精案"中，极重视对脾胃的调理，如毛案云："长夏暑湿热郁都令脾胃受伤，色黄神倦，气分自馁，因有遗泄一症，在盛年阴虚为多，及询纳食未为强旺，遗发必劳烦而来，脉象非数搏，议以养脾立法。"又如某案云："犹喜胃强纳谷，若能保养，可望渐愈。"由此可见，叶氏治遗精，不仅重视固摄涩滑，而且重视对脾胃的调理，因为脾胃为后天之本，遵循叶氏治疗遗精的原则，定能提高疗效。

3.清心戒欲

调摄精神，养精蓄锐，以图治愈，戈案谓："遗精数年，不但肾关不固，阳明脉络亦已空乏。欲得病愈，宜戒欲宁心一年，寒暑更迁，阴阳渐交……"又如杨棠云："心动神驰，神驰精散，草木性偏，焉得见长，务宜断欲百日。"此两案所说"宜戒欲宁心一年"、"务宜断欲百日"，皆是在治疗遗精过程中对患者房事的指导，遗精患者若能清心寡欲，调摄精神，再配合药物治疗，效果则更好。

三、叶氏"遗精案"中的处方及其制方

叶氏治疗遗精，抓住主症，进行辨证，其处方用药慎之又慎，选之又选，因为药物对证，药到病除，效果甚佳。40 则医案中，叶氏自拟处方 28 帖，使用的成方汤名有 12 个（六味地黄汤、猪苓汤、救逆汤、桑螵蛸散、归脾汤、生脉散、四君子汤、异功散、妙香散、补且丸、补心丹、三才封髓丹等），自拟的 28 帖处方制方基本上都是依"君二臣三佐五，制之中也"的原则组成的，处方组成药物最少的仅有 5 味药物，药物最多的处方也只有 15 味，而以 8 ~ 10 味药物组成的处方为多，可见叶氏制方非常严谨，辨证用药精炼慎重，针对主症用药，不过多的考虑兼症而乱加药物。28 帖处方中 25 帖无份量；仅有 3 帖有份量，且药物用量一般都偏小。如丁案：龟板 30g、桑螵蛸 9g、人参 3g、当归 3g、青花龙骨 9g、抱木茯神 9g。又如陈案：熟地 12g、桑螵蛸 6g、覆盆子 3g、五味子 3g、胡黄连 9g、芡实 6g、山药 6g。可见叶氏治疗遗精药物用量适中而偏小，意即中病即可。

唐士诚学术及临床经验集

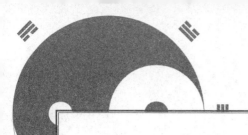

阳 痿 治 验

阳痿是男性性功能最常见的疾病之一，发病率约为 10%，常使患者及配偶极为痛苦，由此给婚姻和家庭带来不和，有的导致婚姻家庭的破裂，甚至造成悲剧发生。问题尽管如此严重，但由于社会历史的原因，主要是由于封建意识的束缚，世俗偏见的影响，患者难以启齿就医。即使勉强就医，在陈述病情时也十分含羞，吞吞吐吐，述说不全不清，不能全面讲清其痛苦，而医生也不好意思深追细问，致使诊断和治疗出现困难。

20 世纪 70 年代以来，性医学在中国有了长足的发展，阳痿患者的就诊率增加。但阳痿的定义并不十分明确，病因亦十分复杂，是值得性医学工作者探讨的课题。本文仅就阳痿的定义及其病因进行探讨，旨在提高对阳痿的诊治水平。错误之处，请予赐教斧正。

一、国内外性学专家对阳痿所下的定义

关于阳痿的定义，近读一些国内外知名性学专家的著作，多数学者的定义大同小异，个别学者的意见分歧较大。

吕德滨教授指出："关于阳痿一词的含义既往比较混乱。一种是狭义的含义，即指阴茎不能勃起进行性交或阴茎虽能勃起，但不能维持足够的硬度以完成性交。""还有一种广义的含义，指凡性欲低下，阴茎不能勃起，射精快等性功能障碍统称为阳痿。"吕氏还指出："在正常性刺激下，反复多次的出现性交失败，方能认为是病态，方能诊断为阳痿。"施成礼教授认为："阳痿是一种阴茎勃起功能障碍，一般是指在有性欲的状态下，

阴茎不能勃起，或勃起不坚，或不能保持足够时间的勃起，这些情况都妨碍性交或不能完成性交。"曾勇教授认为："阳痿是男性有性欲的状况下，阴茎不能勃起进行性交，或阴茎虽能勃起但不能维持足够的硬度以完成性交。"日本金子述："性欲、勃起、性交、射精、性欲高潮缺一项以上或不充分者，即为阳痿。"欧美的Maters和Johnson所述：性交时阴茎勃起不达75％以上，致不能插入阴道者，称为阳痿；国际阳痿学会的定义是：性交时阴茎不能有效地勃起而致性交不满足。我国吴阶平教授称："阳痿是勃起障碍的代名词，指阴茎不能进入阴道进行性交；能够进入阴道进行性交的即不为阳痿。"黄平治教授等认为："阳痿是指阴茎勃起功能障碍，通常指在有性刺激和性欲情况下阴茎不能勃起或勃起不坚、勃起时间短促很快软缩，以至不能进行或完成性交。"

综观以上国内外教授专家，关于阳痿的定义，笔者认为吕德滨、史成礼、吴阶平、黄平治、曾勇等教授，国际阳痿学会及欧美的Master和Johnson对阳痿的定义大同小异，皆指狭义的阳痿，而日本金子对阳痿的定义分歧较大，是指广义的阳痿。其中黄平治教授对阳痿的定义比较全面。笔者拙见，用以指导临床诊断还是以狭义的阳痿定义为好，而广义的阳痿定义容易和性功能障碍的其他疾病相混淆，无法明确诊断。当然，阳痿可以和性功能障碍的其他疾病并病。但毕竟不是一个疾病。因此，只能以狭义的阳痿定义作为诊断的依据。

唐士诚主任认为阳痿的定义是：有性刺激存在、有性欲产生，而阴茎不能勃起进行性交，且是多次反复出现性交失败者即为阳痿。

阳痿有原发性和继发之分。阴茎疲软不能勃起，从未能插入女方阴道内进行性交者，谓之原发性阳痿；曾有过成功的性交经历，后来出现勃起障碍发生阳痿者谓之继发性阳痿。

阳痿有程度的区别。国内马永江教授在文献综述中将性功能

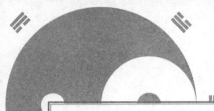

障碍分为Ⅰ、Ⅱ、Ⅲ、Ⅳ型。主要是以20岁以下、20~35岁、30~35岁、50~70岁之间四个年龄段中不同的性交生活经历及不同的境遇造成阳痿来分型，并对其治疗预后做了估计。Adrian根据临床表现将阳痿分为三度："0"阳痿在任何时候都不能勃起；"1"有时勃起，但性交时消失；"2"勃起乏力，不能完成性交。黄平治介绍，国外Raz等的分度方法表示阳痿的病史特点与病因鉴别，分为0（正常）、Ⅰ（轻度）、Ⅱ（中度）、Ⅲ（重度）。了解阳痿的正确分类，有助于临床对阳痿的诊断、治疗及预后的判断，Raz等的分度值得推荐，具有重要的指导意义。

上述阳痿的三种分型标准，笔者认为各有其特点，均可作为阳痿诊断的分型参考。马永江教授的综述分型的特点是年龄、病因与程度相结合，对指导临床治疗及判断预后极有意义；Raz氏分型用性欲要求、勃起反应、勃起持续时间、勃起硬度、性快感、性交频度、手淫勃起反应、发病原因8项指标与阳痿程度相结合，由正常轻度、中度及重度分为四型，既可判断阳痿的程度，又可鉴别阳痿的病历，是属器质性还是功能性；Adrian的三度分法仅是以阳痿的程度分为三度："1"～"2"由重至轻，简明扼要。临床诊断时可根据具体情况选择参考。

二、关于阳痿的病因

阳痿的病因十分复杂。吴阶平教授认为：10%～15%阳痿患者有器质性病因，其中最常见的器质性病因是解剖方面异常（3种）、心肺疾患（6种）、药物性（25种）、内分泌异常（14种）、神经系统疾病（13种）、血管疾病（4种）、其他方面原因（4种），共10类85种疾病。85%～90%的阳痿病人有精神因素，其中最常见的有发育中所受的影响（7种）、人与人之间关系不协调所造成的影响（6种）、性感方面的原因（8种）、认识方面的原因（3种）、其他方面的因素（4种），共5类28种疾病。并指出，"这些病因是推测性的，以临床印象为基础，并不是科学研究的总结。不能认为有这些病因的人都可患阳痿。事实上恰恰相反，许多可以克服发生性功能障碍的潜在因素，这反映了性是一种先天赋予的很强的自然功能。"说明所列精神因素有可能导致阳痿的发生，但非绝对，在我们研究这些因素时必须全面的分析、准确的诊断。

吕德滨教授介绍：阳痿的实际发生率尚不清楚，以往认为其发生的主要原因属精神性者占90%的观点。近年来研究发现：阳痿患者中半数以上由动脉梗阻、静脉闭锁不全、神经原因（脊髓损伤，糖尿病）、阴茎平滑肌疤痕以及性激素失调引起。Willians 提出：80%阳痿患者有某种器质性因素。Vanarsdalen 等将器质性阳痿的原因分为神经性、血管性、内分泌性、其他全身性疾患、外科与创伤性感觉神经紊乱以及药物相关性等。临床上许多病人存在着多因素病因，同时大多数器质性阳痿患者也有继发性精神因素病因。Sacks 对 234 例阳痿病因分析结果表明，由器质性病变引起者占60%。其60%器质性病变，主要是血管神经系统因素，其40%非器质性病变，主要是心理因素。从上述吴阶平教授、Sacks 及 Willians 关于阳痿病因的分析看出，器质性阳痿和精神性阳痿的比例有很大差异，并列表于下：

学　者	器质性阳痿（%）	精神性阳痿（%）
吴阶平	10～15	85～90
Sacks	60	40
Willians	80	20

上列数据表明：阳痿的器质性病因随着研究的深入进展，其百分率有显著的增长趋势，而精神性病因的百分率有显著减少的趋势。这就提示我们在诊断阳痿分析病因的时候，要更新观念，一定要仔细的询问病史，全面细致地进行体查及化验检查，准确

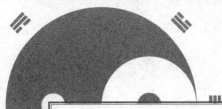

地分析阳痿的病因是属器质性还是精神性，警惕千万不要将器质性原因误诊为精神性原因，导致治疗失误。但是阳痿的病因是极其复杂的，有时器质性原因和精神性原因并存。正如Vanarsdalen指出："临床上许多病人存在着多因素病因，同时大多数器质性阳痿患者也有继发性精神因素病因。"关于阳痿的病因中，器质性原因和精神性原因所占的比例，唐老认为吴阶平教授的数据（器质性占10%~15%，精神性占85%~90%）可作为重要参考依据。

三、阳痿的辨证分型及施治原则

1.肾气虚损证

劳倦内伤；年高体弱，或禀赋不足，或久病及肾，房劳过度，肾气不充，而致肾气虚损，治应填补肾精，充实肾气。

2.命门火衰证

腰酸腹冷，畏寒肢凉，大便稀溏，四肢无力，阳痿不举，治应温补命门之火。

3.脾胃气虚证

饥饱不均，饮食失调，五味过偏，病后失调，用药不当，或先天禀赋不足，脾胃虚弱，纳谷不香，而致脾胃气虚，难以充养宗筋，阳事不兴，治应补脾胃，佐以兴阳。

4.脾胃湿热证

饮食不节，醇浓厚味，湿浊内蕴化热，或外感湿热之邪，湿邪缠绵，祛邪未尽，脾胃升降失司，而致脾胃湿热证出现性欲淡漠，阳物不举，治应宣畅气机，化湿清热。

5.心肺亏损证

素体虚弱，或思虑过度，或病后失养，心悸乏力，食少纳呆，性欲淡漠，阴茎不举，或举而不坚，治应补益心气，健脾举阳。

6.肝经湿热下注证

因情志不遂，肝气郁结，津液不化，变为湿浊，湿浊久蕴化热，或不洁性交，感染精道，阻滞气机，以致阳举不坚，治应清利肝经湿热。

7.肝气郁结证

情志不遂，肝气郁结，肝气不能疏泄条达，以致阳痿者，治应疏肝理气，解郁散结。

8.胆虚惊恐伤肾证

素体虚弱，胆小怕事，多疑多虑，或因房事受惊，心神不安，阳物痿软不举，此乃胆虚惊恐伤肾之故，治应补气壮胆，益肾宁神。以上阳痿的辨证分型及施治原则，指导临床有一定的意义，其条理虽然明细，但临床所见，绝非如此单纯，证情往往相当复杂，有时会形成几种类型交织在一起的证候，因此，辨证分型必须抓住主证，以证立法，以法遣方，灵活加减用药，有些次要的兼证，会迎刃而解，收到满意的疗效。

四、小结

阳痿是男性性功能障碍最常见的疾病之一，发病率为 10%，常使患者及配偶极为痛苦。20 世纪 70 年代以来，男性学在国内有了长足的发展，阳痿患者的就诊率增加，但阳痿的定义并不十分明确，阳痿的病因又十分复杂，为了提高对阳痿患者的诊治水平。唐老就阳痿的定义及其病因进行了探讨。

本文就国内学者吴阶平、马永江、吕德滨、施成礼、曾勇、黄平治等教授；国外学者日本金子、欧美的 Master 和 Johhson、Adrian、Rax、Willians、Vanarsdalen、Sacks 等对阳痿的定义及其对阳痿病因的分析资料进行了探讨，提出了自己不成熟的看法和分析意见，旨在提高对阳痿的正确诊断与治疗。

唐士诚学术及临床经验集

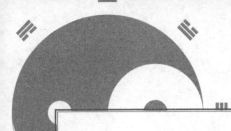

中医的气、血、津液辨证

中医所谓的气、血、津液，在生理上既是脏腑功能活动的物质基础，又是脏腑功能活动的产物。因而，在病理上，脏腑发生病变，可以影响到气、血、津液的变化；而气、血、津液的病变，也必然要影响到某些内脏。

气、血、津液辨证，就是分析气、血、津液各个方面的病理变化，从而辨认其所反映的不同证候。气、血、津液虽说仅是四个字，但其含义却甚广。

1.关于气

（1）什么是气？一是指体内流动着的富有营养的精微物质，如水谷之气、呼吸之气。二是泛指脏器组织的机能，如五脏之气、六腑之气等。

（2）气病：气的病变很多，《素问·举痛论篇》说："百病生于气也。"指出了气病的广泛性，气病一般可概括为气虚、气陷、气滞、气逆四种。

气虚症：是脏腑机能衰退所表现的证候。常见症状有头晕目眩、少气懒言、疲倦乏力、自汗、舌淡，活动时诸症加剧，治宜补气。

气陷症：常为气虚病变的一种。以气的无力升举为特征，常见症状有头目昏花、少气倦怠，腹部有坠胀感、脱肛或子宫脱垂、舌淡苔白等，治宜益气升提。

气滞症：是指人体某一部分或某一脏腑气机阻滞运行不畅所表现的症候，治宜行气。

气逆症：是指气机升降失常，气上逆不顺。主要特点肺气失降为咳嗽喘息；胃气上逆则见呃逆、嗳气、恶心呕吐；肝气升发太过则见头痛、眩晕、昏厥、呕血等。治宜降气镇逆。

2.关于血

（1）什么是血？血是饮食精微物质经过气化作用而形成的一种物质。它的生化之源在中焦脾胃，循环运行于脉道以奉养全身。

（2）血病：血行脉中，内流脏腑，外到肌肤，无处不到。若外邪干扰、脏腑失调，使血的生理功能失调，就可出现寒热虚实的病变。概括起来主要有血虚、血瘀、血热三个方面。

血虚症：是血液亏虚、脏腑百脉失养，表现全身虚弱的证候。常见症状有面白无华或萎黄，唇色淡白，爪甲苍白，头晕眼花，心悸失眠，手足发麻，妇女月经量少、色淡、愆期或闭经等，治宜补血。

血瘀症：凡离开经脉的血液，不能及时排出消散而瘀滞于某一处，或血行不畅，瘀积于脏腑器官内的，均称瘀血。引起血瘀的常见因素，有寒凝、气滞、气虚、外伤等。

血热症：指血分有热，常见症状有心烦，或燥热发狂、口干不喜饮、身热，以夜热为甚，舌红绛，或见各种出血症，妇女月经前期量多等，治宜清热凉血。

3.关于津液

（1）什么是津液：一指饮食精微通过胃、脾、肺、三焦等脏腑的作用而化生的营养物质。在脉内的，为血液的成分；在脉外的，遍布于组织间隙之中。津和液通常并提，但二者在质、分布和功用方面，均有不同之处。二是指一切体液及其代谢产物。

（2）津液病症：津液的病变很多，一般可概括为津不足与水液停滞两个方面。

津液不足：又称津亏、津伤。常见症状有咽干、唇干舌燥、口渴少津或无津、皮肤干燥或枯瘪、小便短少、大便秘结，治宜

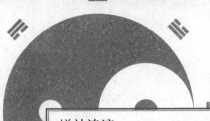

增补津液。

水液停滞：此病多由肺、脾、肾三脏功能失常所致。常形成痰、饮、水肿等。痰症中有风痰、热痰、寒痰、湿痰及燥痰之分。以上对气、血、津液的简要介绍，都是典型证候，而临床实践中见到的情况就比较复杂。在气、血、津液辨证的同时，还要结合脏腑辨证。患者若能对中医的"气、血、津液"及其辨证有一个基本概念，就诊时对医生的辨证述说就能听懂和了解几分，有利于认识所患疾病，并更好地配合医生治疗。

何 谓 舌 诊

　　舌诊，属于中医四诊的望诊范畴，望舌具有悠久的历史，现在舌诊已成为在中医理论指导下的一种独特的诊断方法。舌通过经络气血与脏腑密切相连，"心气通于舌，心活则舌能知五味"，故有"舌为心之苗"之称，舌又为脾之外候，各脏腑经脉多与舌有关系，观察舌苔可知脏腑病变。

　　舌诊，主要分望舌质和舌苔两方面。舌质，又称舌体，是舌的肌肉脉络组织，指舌的本体。观察舌质的变化，可辨别气血津液的盈亏、邪正的盛衰，并推断病情的轻重缓急。正常的舌质为淡红色，若舌淡属气血虚，舌红为热，舌绛为热甚。舌有紫斑为瘀血凝聚，舌体胖嫩或舌边有齿痕为虚象，舌体瘦瘪为阴津不足或气阴两虚。舌苔，是舌体上附着的一层苔状物。观察舌苔的变化，可辨别病邪的性质、深浅和脾胃等脏腑的功能是否正常。正常舌苔是薄白苔。如薄苔主邪在表，厚苔主邪在里，苔厚腻表示痰湿积滞，苔干燥表示津液耗伤。苔白属寒，苔黄属热，黑而滑润属寒甚，黑而燥裂属热极等。

　　临床常见的舌苔类型：这里所说的舌苔是指舌质与舌苔这两个基本因素，再加上各自的颜色和润燥、滑腻、厚薄而出现的舌象。主要的有：淡白舌兼各色舌苔；淡红色兼各色舌苔；红绛舌兼各色舌苔；青紫舌兼各色舌苔。每一类中又分若干舌象。

　　舌苔的辨别判断：舌淡主虚寒，舌红主热症，青紫为寒（润）、为热（燥）；白苔主表证、寒症，亦主里；黄苔主里证、热症；黑苔则为寒（润）、为热（燥），此皆舌诊常理，需结合舌之形态和苔之形质综合判断。

唐士诚学术及临床经验集

27

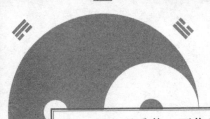

医生观舌苔，可作为辨证论治的依据，病人或家属观舌苔，可以了解疾病的变化，好转或进退。要准确观察舌苔，还必须讲究方式方法。光线强弱要适度，应以充足而柔和的自然光线为好，病人取正坐姿势，张开口自然舒展地将舌伸出口外，先观察舌苔有无、厚薄、腐腻、色泽、润燥等情况，次观察舌体的色泽、斑点、胖瘦、老嫩及动态情况，从舌尖看到舌根。同时还要注意所进食物及药物。某些食物或药物，会使舌苔染色，称为"染苔"，以免误诊。

孙思邈及其名著《备急千金要方》

孙思邈（公元 581～682），生于梁（公元 555～589）末，历经隋（公元 600～618），终于唐（公元 618～896）永淳（公元 682），享年 101 岁，真可谓是德艺双馨，德高者寿亦长。孙思邈是唐代著名医学家，京兆华原（今陕西耀县）人，1999 年是孙思邈诞辰 1418 周年，在古都西安举行的"国际孙思邈学术研讨会"，对弘扬中医药学，使中医药走向世界，继承发掘孙思邈学术思想，学习他严谨的治学精神及高尚的医德具有重要意义。

孙思邈博通百家，少年时因病学医，长期在家乡隐居。他积数十年的医学经验，博览群书，汇各家之长，删繁就简，编成《备急千金要方》及《千金翼方》各 30 卷，是我国古代的医学巨著之一，曾对后世 1000 多年来的医学发展产生了极其重大的深远影响，所谓"千金"者，正如孙思邈所说"以为人命至重，有贵千金"是也。

《备急千金要方》与《千金翼方》系统地总结了我国唐以前各科医学的成就，尤其重视妇、儿等科，在疾病分类、证候记述及治疗等方面理、法、方药具备，内容丰富，在我国医学史上有重要地位，对后世医学影响较大。

一、学习孙思邈的医德观，弘扬他的医德精神

孙思邈重医术更重医德。《备急千金要方》卷首即以"大医习业"及"大医精诚"开篇，充分说明他非常重视医德，强调作为一个医生除具有精湛的医学修养外，还必须有不求名利，不辞劳苦为病人服务的高尚医德。充分体现了《老子》所说："是以

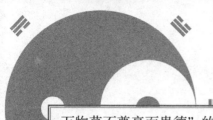

万物莫不尊亳而贵德"的思想。"夫有医术，有医德，术可尹行一寸，德则流芳千古"，正因为孙思邈高度重视医德，所以他能流芳千古。

孙思邈的《大医精诚》是一篇论医德的上乘之作，是他在一生行医过程中自我体验的总结，对当时及后世医德的培养和发扬光大产生了极其深远和深刻的影响，是值得后世颂扬和学习的。吾自 20 世纪 50 年代末读其《大医精诚》开始，数十年来遇有闲暇之时则反复诵读，每读一遍都有受鞭策和激励之感，是一次莫大的精神享受，所得之欣慰难以用语言表达，是我学医的精神支柱，对我的医德培养起到了良好的作用。

孙思邈一生济世活人，无欲无求。《大医精诚》说："凡大医治病，必当安神定志，无欲无求，先发大慈恻隐之心，誓愿普救含灵之苦，若有疾厄来求救者，不得问其贵贱贫富，长幼妍蚩，怨亲善友，华夷愚智，普通一等，皆如至亲之想；亦不得瞻前顾后，自虑吉凶，护惜身命。见彼苦恼，若己有之，深心凄怆，勿避恓恤，昼夜寒暑，饥渴疲劳，一心赴救，无行功夫形迹之心，如此可谓苍生大医。"由此可见孙思邈医德之高尚，精神之博大。孙思邈痛斥医德不良之医。《大医精诚》说：反此则是"含灵巨贼"。说明孙思邈行医一生，遵守自己的诺言，而未违反之，且对缺德医者的行为痛恨至极，故以"含灵巨贼"之词斥之，爱憎分明，以正医道之德。当今社会上医疗行业中出现的不正之风、克扣刁难病人、暗示收受病人红包之辈以及用虚假广告千方百计、挖空心思、花言巧语、不择手段宰病人皆为"含灵巨贼"。我们弘扬孙思邈的医德观，学习他的医德精神，对树立医疗行业的职业道德，建立良好的行风定会起到积极的作用。

二、《备急千金要方》之历史价值

《备急千金要方》："以上智之材，抱康时之志，当太宗治平之际，思所以佐后庇民之事，以谓上医之道，真圣人之政而王官之一守也"；"上极文字之，下讫有隋之世，或经或方，无不采摭，集诸家之所秘要，去众说之所未至，成书一部，橡三十卷，目录一通。脏腑之论，针灸之法，脉证之辨，食治之且，始妇人而次婴孺，先脚气而后中风，伤寒、痈疽、消渴、水肿、七窍之痢、五石之毒、备急之方、养性之术、榴篇二百三十二门，合方论五千三百首，莫不十全可验，四种兼包"。此外尚包括针灸 1000 余条，而且全部以论带方，中肯允当，为后世所推崇。当中所详述的急救、食疗养生、气功、按摩等内容，尤为他书所不及。由此可见《备急千金要方》内容之全面、适用。本书不仅反映了著者本人长期的医疗实践经验，同时还收载了唐以前医药文献的珍贵资料，其中如郭玉、范汪等名家之著，多赖此书得以部分保存和流传。它的历史价值在于"厚德过于千金，遗德传于百代，使二圣二贤之美，不坠于地，而世之人得以阶近，而至远，上识于三室之奥者，孙真人善述之功也矣"。充分说明孙思邈对唐以前的医学经验起到了承前启后，继往开来的作用，功不可没，名垂千古。

三、小结

孙思邈是唐代著名的医学家，1999 年是孙思邈诞辰 1418 周年，在祖国中医药学走向世界，世界上出现中医热的今天，举行孙思邈学术思想研讨会确有其重要意义。不论是孙思邈的医德观还是学术成就，都值得歌颂，值得赞扬，值得弘扬光大。

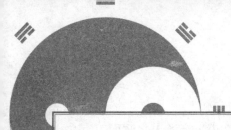

中医四诊中的"切诊"

中医诊断疾病，主要是依靠望、闻、问、切四诊合参，进行诊断。切诊是四诊之一，是脉诊和按诊的总称。脉诊和按诊都是医生运用手对病员体表进行触、摸、按压，从而获得重要辨证资料的一种诊察方法。脉诊是按脉搏，按诊是对病体的肌肤、手足、胸腹及其他部位的触、摸、按压。

1.脉诊

古代切诊原指脉诊，所以诊脉也叫切脉。脉诊古有遍诊法、三部诊法和寸口诊法，后世则以寸口诊法为主，并从脉的位、数、形、势分为 28 种脉象，以察知身体内部的病变。脉诊，全凭医生手指灵敏的触觉来体验，医生则以先辈们对 28 种脉象的理论、脉象定义的歌诀及个人临证诊脉的体会判断病人之脉。

中医学认为，心主血脉。心脏搏动把血液推入血管而形成脉搏，血液运行脉管之中，流布全身，环周不休，运行不息，除心脏的主导作用外，同时还必须有各脏器的协调配合，脉象的形成是与脏腑气血密切相关。脏腑气血发生病变，血脉运行受到影响，脉象就有变化，故通过诊察脉象可以判断疾病的病位与疾病预后，所以，古有"微妙在脉，不可不察"之说。尽管如此，但脉搏与疾病的关系纵横交错十分复杂，又常有变，在一般情况下，脉症是相应的，"有是病即有是脉"，但也有脉症不相应的特殊情况，辨证施治就要"舍症从脉"或"舍脉从症"。

诊脉完全是医生个人的体会，对同一个病人之脉，若同时有几个医生诊其脉，结果不一定完全一致，可能有差异，即所谓"二十八脉，心中了了，指下难明"。因此，应正确认识和评价脉诊在疾病诊断和确定理、法、方、药过程中的作用，它仅是四诊中切诊的一个部分，诊断必须四诊合参，不能顾此失彼，才能得到正确的诊断。若夸大脉诊的意义，甚至抛开四诊，单凭脉诊诊断疾病，必然会导致误诊。

2.按诊

是切诊的一部分，就是用手直接触摸或按压病人的某些部位，以了解局部的异常变化，从而推断疾病的部位、性质和病情的轻重等情况的一种诊病方法，按诊在临床上以按肌肤、按手足及按胸腹等为常用。

按肌肤，主要是探明全身肌表的寒热，润燥以及肿胀等情况；按手足，主要是为了探明寒热，从寒热中还可以辨别外感病或内伤病；按胸腹，主要是根据病情的需要，有目的地对胸前区、胁肋部和腹部进行触摸、按压，必要时进行叩击，以了解其局部的病变情况。清·俞根初说："胸腹为五脏六腑之官城，阴阳气血之发源。若欲知其脏腑何如，则莫如按胸腹。"充分说明按胸腹腔的重要性。

以上是切诊的主要内容及其临床意义。笔者在临床诊治病人中，有时遇到病人考医生的现象。就诊时不讲自己有什么痛苦，而是将手一伸，放于脉枕上，让医生诊脉，然后听医生说什么，医生说的和自己的病情一样不一样。一样则认为医生高明，反之，则生疑心，甚至不服其药，这是因为对四诊的内容不了解，把脉诊代切诊，甚至把脉诊代四诊，这是一种偏见，有碍于医生的正确诊断。

痤疮与三焦关系探讨

　　痤疮是一种临床常见的好发于青春期男女颜面部的感染性皮肤病。其发病原因与遗传因素、内分泌因素、精神因素、感染因素等有关。临床见症多种多样，轻者皮损仅见丘疹样损害，严重者可引起皮肤组织深部感染而致永久性瘢痕，对于青少年的身心健康造成严重的不良影响。

　　目前，对于痤疮的诊断，按照国内痤疮病的分类标准，临床上按其皮损主要表现分七个类型。①丘疹型痤疮：以丘疹损害为主，没有明显炎性损害。②脓疱型痤疮：以脓疱，炎性丘疹为主，脓疱发生于丘疹顶端，溃后流出黏稠的脓液。③囊肿性痤疮：有大小不等的多数皮脂腺囊肿，常继发化脓感染，破溃流脓，形成窦道及瘢痕。④结节隆起呈半球形或圆柱锥形，可长期存在，有的逐渐吸收，也有化脓破溃而成显著的瘢痕。⑤萎缩性痤疮：凹坑状萎缩性瘢痕。⑥聚合性痤疮：皮损多形，有许多的粉刺、丘疹、脓疱、囊肿、脓肿、窦道、瘢痕、瘢痕疙瘩，集簇发生。⑦恶液病质性痤疮：为暗红色或紫红色、针尖至蚕豆大丘疹、脓疱或结节，内含脓液及血液。病程缓慢，经久不愈，多见于身体虚弱者。按照痤疮严重程度的分级，将痤疮分为轻中重不同的等级。轻（1级）：粉刺为主要的皮损，可有少量丘疹和脓疱，总病灶数少于30个。中（2级）：有粉刺，伴有中等量的丘疹和脓疱，总病灶数在31～50之间。中（3级）：有粉刺，伴有大量丘疹和脓疱，偶见大的炎性损害，分布广泛，总病灶数在51～100之间，有少数结节。重（4级）：除上述皮疹外，又伴有结节与囊肿，多数有疼痛并形成囊肿，结节囊肿在3个以上。中医的证型分类，在新世纪高等院校规划教材《中医外科学·粉刺》仅列出了肺经风热、肠胃湿热、痰湿瘀滞三种证型，但临床所见证型复杂，病症皮损有轻有重，关联脏腑涉及三焦，非此三型能概其全。唐士诚医师就痤疮病发生、病机、临床特点及辨证治疗与三焦的关系进行探讨。

1.三焦是水火升降、气血运行的通道

通常以上焦指心肺、中焦指脾胃、下焦指肝肾而言。其功能活动实质上是所属脏腑的功能活动。上焦心肺，位居高位，具有推动血液运行和肃降、输布肺气的作用，心为火主升、肺为气（水）主将，水降火升，二者共同完成上焦熏肤、充身、泽毛等气化及输布、肃降之功用。中焦脾胃，位居中州，职司运化，乃气血生化之地，为后天之本。脾为太阴湿土、主升，胃为阳明燥土、主降，脾升胃降，相磨相荡，推陈出新，二者共同完成腐熟水谷，化生气血的作用。下焦肝肾，位居最下，乃人生根源之所在，肝主疏泄主开，肾主藏精主合，开合仍是升降之义。通过肝的疏泄作用，人身脏腑得春令以生长。通过肾的封藏作用，后天水谷之精得以转化为具有主管生长、发育和生殖作用的先天之精。总而言之，上焦以降为用，中焦升降动态平衡，下焦以升为用，三焦共同完成水升火降、水火既济之功用。

痤疮的发生，正是人体在处于先天之体向后天之用转化的时期。男子十六，肾气盛，天癸至，精气溢泻；女子十四，天癸至，任脉通，太冲脉盛；由于肾气充溢，借肝气疏泄之用，男女情开，具交合生育之作用。在青春期这一阶段，无论是情志不畅、五志化火，或饮食内伤、脾胃积热，或肝肾阴虚、冲任不调。均能引起相火旺动而游行于三焦之间，以致三焦脏腑功能发生失常，水火升降功用出现失调，再依据人体禀赋之强弱、气血之虚实、脏腑之偏盛偏衰，则引起各种不同的痤疮证型。

2.痤疮病的发生、皮损特点、分型分级、舌苔脉象、转归等与三焦的关系探讨

(1)上焦心肺功能失调所致痤疮病有以下的特点：①多发生于头面部前额及发际处。②按痤疮发生的病程来看，多发生在痤疮病的早期。③按照痤疮的分型来看多属于丘疹型痤疮。④从痤疮的分级上多属于轻(1级)。⑤全身症状无或很轻微。⑥舌质稍红或舌尖红，脉象浮稍数。⑦临床治疗疗效好，经治疗后恢复快。

(2)中焦脾胃功能失调所致痤疮病病证必较复杂,有以下的特点:①多发生于头面面颊部及口周。②按痤疮发生的病程来看,多为发生在早期或中期。③按照痤疮的分型来看多属于脓肿性痤疮、囊肿性痤疮、结节性痤疮。④从痤疮的分级上多属于中(2级)或中(3级)。⑤多伴有脾胃功能失调的临床表现,有太阴湿滞、郁而化热,有阳明燥化,有迁延缠绵伤及脾气或脾阴的。⑥舌质红或舌质淡舌体胖大,舌苔黄腻或白腻。⑦经临床治疗恢复较为缓慢。

(3)下焦肝肾功能失调所致痤疮病有以下的特点:①多发生于头面部口周及下颌部。②按痤疮发生的病程来看,多为发生在中期或后期。③按照痤疮的分型来看多属于萎缩性痤疮、聚合性痤疮、恶液病质性痤疮。④从痤疮的分级上多属于中(3级)或重(4级)。⑤多伴有肝肾功能失调及气血不调引起的临床表现。⑥多发生在体质较弱或先天禀赋不足的人群。⑦舌质暗红或有瘀斑、瘀点,或舌质青,或舌质苍白,脉沉细数或沉细无力。⑧经临床治疗恢复较为缓慢。

3.从三焦辨证论治痤疮

(1)在痤疮病的早期阶段,多以上焦心肺功能失调为主。分型多属于丘疹型痤疮,皮损以炎性丘疹为主,数目较少,全身症状无或轻微,此时,以调理上焦心肺为主。多采用一些轻清宣泄肺经风热和清心经火热的药物,使偏胜之心火得以清降,肺的输布、肃降功用得以正常发挥,丘疹即能很快消退。药物如桑白皮、丹皮、薄荷、黄芩、玄参、赤芍、连翘、枇杷叶、桔梗、野菊花等。

（2）在痤疮病的早期或中期阶段，主要以中焦脾胃功能失调为主。按照痤疮的分型来看多属于脓肿性痤疮、囊肿性痤疮、结节性痤疮，从痤疮的分级上多属于中（2级）或中（3级）。此时出现的临床症状较复杂，要具体分析。

如果皮损以脓肿为主，炎症明显，同时伴有脘腹痞闷、口渴欲饮、大便黏滞不爽或大便干燥、舌苔厚腻等湿热表现为主要症状时，此时，应该以清热利湿、泻火解毒为主，药物选择上用如鱼腥草、佩兰、萆薢、薏米、地丁、野菊花、连翘、金银花、蒲公英、栀子、大黄等。如果皮损以囊肿为主，皮损颜色暗红，且病程较长，同时，伴有疲乏无力，食纳欠佳，口淡不渴，舌质淡白，舌苔白腻脾气虚或口渴欲饮，倦怠无力，舌红少津，苔少或无苔等胃阴虚的临床表现，此时，应该以健脾补气或滋养胃阴的方法辨证治疗，同时，稍佐清热解毒之剂。药物选择上对于脾虚者用党参、茯苓、白术、白豆蔻、陈皮以健脾，佐柴胡升提脾气，对于胃阴虚者用麦冬、石斛、芦根、花粉、粳米、葛根、山药等益胃阴而运脾气，使脾升而胃降，恢复其正常的运化功能，皮损也能较快恢复。

（3）在痤疮病的中期阶段或后期，病程较长，病变主要涉及下焦肝肾及气血运行功能障碍。或由于患者先天禀赋不足，也可以在早期阶段由于下焦肝肾及气血运行功能障碍所引起。按照痤疮的分型来看多属于萎缩性痤疮、恶液病质性痤疮，从中医的证型分析，皮损多表现为凹坑状萎缩性疤痕、结节。皮损颜色暗红，舌质暗红或有瘀斑、瘀点，或舌质青，或舌质苍白，脉沉细数或沉细无力。偏于阳虚者，兼有畏寒怕冷、手足不温、小腹冷痛症，舌质苍白，沉细无力，女性患者大多有月经推迟、痛经；治疗宜温补肾阳为主，佐以活血之药，药物选择如仙茅、巴戟

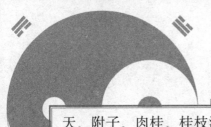

天、附子、肉桂、桂枝温补肾阳，以鸡血藤、忍冬藤、活血化瘀。低热，口干不欲饮，月经提前量少，舌红少苔，脉沉细数，治疗宜滋阴养血为主，兼清虚热。药物选择如熟地、地骨皮、旱莲草、知母、何首乌、生地、菟丝子、桑寄生等以补肝肾之阴，佐以丹皮、知母、黄柏以降相火。若临床症见口苦，目赤，大便干，舌质红，苔黄，脉弦；此属肝气不疏、肝火偏亢，治疗以清泄肝火为主，药物选择如龙胆草、黄芩、丹皮、川楝子、郁金、赤芍等。若见皮损为结节、瘢痕、舌质暗红或有瘀斑、瘀点，当属气血运行不畅，治疗以滋养肝肾、活血化瘀为主，药物在滋养肝肾的药物基础上，选择红花、桃仁、皂角刺、鸡血藤、川芎、赤芍、郁金、炮山甲活血化瘀。

白癜风的病机及治疗

白癜风是一种常见多发的色素性皮肤病。该病以局部或泛发性色素脱失形成白斑为特征，是一种获得性局限性或泛发性皮肤色素脱失症，是一影响美容的常见皮肤病，易诊断，治疗难。中医学称之为"白癜风"或"白驳风"。

一、中医对白癜风的认识

中医认为白癜风的发病机理在于体内风邪炽盛，发之于表而生。白癜风的发病是机体内外因素互相作用的结果，内因为肝脾肾虚，多由肝血虚、肾阳虚、肾气不足、致令机体阴阳失衡，气血失和，在此基础上湿热风邪乘虚而入，客入肌肤，闭阻经络血脉，肌肤不得温煦，皮肤毛发失养致黑色素脱失而成白斑，久则气机运行不畅，气滞则血瘀，血瘀则血不养肤，终致此病，临床表现为皮肤出现大小不等的白斑，色白如瓷，与周围皮肤黑白分明，极其难看。有时白斑静止不动，有时又突然发作，迅速增多，变化莫测。此既中医学所谓"风善行而数变"也。

早在帛书《五十二病方》白驳风中即有对该病的描述，并将它形容为"白毋腠"。《素问·风论篇》曰："风气藏于皮肤之间，内不得通，外不得泄。"久而血瘀，皮肤失养变白而成此病。《诸病源候论》谓："白癜者，面及颈项身体皮肉色变白，与血色不同，亦不痒痛，谓之白癜。"此亦是由"风邪搏于皮肤，血气不和所生也"，明确阐明了该病的病因病机。《外科真铨》也有"白驳风……其色驳白，形如云片，亦无痛痒"的记载。《医学金鉴·外科心法》指出："此症自面及颈项，肉色忽然变白，

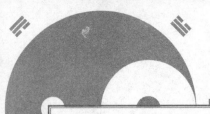

状类斑点，并不痒痛。若因循日久，甚至延及全身。由风邪相搏于皮肤，致令气血失和。"

近代医家在继承其学说的同时，又有了新发展，提出了该病发病的三大看法：一是肝郁致病论；二是血瘀致病论；三是脏腑功能失调病论。近来中医理论也越来越多的用于白癜风的治疗研究，提倡把内源性治疗理论及中医免疫疗法用于白癜风治疗。

二、西医对白癜风的认识

西医学认为，白癜风与遗传有关。将中国汉族人白癜风的易感基因定位于4号染色体长臂上，这是世界上第一次确定的第一个中国汉族人白癜风易感基因位点。这一成果对确定中国汉族人白癜风的病因、发病机制及明确不同种族之间疾病遗传背景差异具有重要科学价值，同时为最终控制该病奠定了坚实的理论依据。诱发白癜风发病的因素主要有：精神紧张，外伤，手术，长期强短波紫外线照射，各种电离辐射，某些化学物质刺激，过敏，其他皮肤病如牛皮癣等，某些内脏疾病尤其是甲状腺疾病，营养不良等等。西医学经多年的免疫学研究，目前已经证实白癜风属于自身免疫性疾病。"自身免疫性疾病"系指自身的免疫系统破坏自身的细胞、组织、器官而导致的疾病。具体到白癜风来讲，免疫系统破坏的是自身的色素细胞，导致局部的色素细胞减少、功能减退，如果发病时间较长或者病情暴发性进展，可导致局部的色素细胞完全消失，如果出现这种情况，局部的皮肤则不可能再出现色素。这个原理可以很好地解释为什么白癜风发病时间越长越不容易出现色素。

三、白癜风常见分类及皮损

据白斑的形态、部位、范围及治疗反应，临床上将其分为四型：①局限型：白斑单发或群集于某一部位；②散发型：白斑散在、大小不一，多对称性分布；③泛发型：常由上述两型发展而来，病损面积大于体表的 1/2；④节段型：白斑按神经节段或皮节分布。

据病损处色素脱失情况又可将该病分为完全型与不完全型两种。前者对二羟苯丙氨酸（DOPA）反应阴性，黑素细胞消失，治疗反应差。后者对 DOPA 反应阳性，黑素细胞数目减少，治愈几率大。

白癜风的皮损为大小不等的局限性脱失斑，如瓷白色，边界清楚，边缘色素较正常肤色较浓，新发皮损周围常有暂时性炎性晕轮。皮损数目可单发或多发，可相融成片。白斑大小不一，形态不规则。患处毛发可变白。一般无自觉症。全身各部位均可发生，常见于指背、腕、前臂、颜面、颈项及会阴、外生殖器周围。可对称分布，也可沿神经单侧分布，呈节段性或带状。

四、中医治疗

基于中医理论基本概念，我们提出中医五色理论。我们认为，五色理论是基于五行学说的理论产物，原理是正常皮肤颜色是由于五脏六腑正常功能气血运行通畅的结果。中医在望诊中强调不但要望色，还要看泽，即有没有光泽。正常情况下，色泽能够反映出人体的健康状态。正常的皮肤颜色应该有肾水所表达的黑色，肺气所表达的白色，心火所表达的赤色，脾胃所表达的黄色，肝血所表达的青色共同完成，因此如果人体五脏六腑功能出现不协调，对于在皮肤上所表达的色泽不能完成时，就会有白癜风这种疾病的发生，所以，应该说皮肤色素的丢失，不是某一脏腑的问题，而是心、肝、脾胃、肾、肺功能不正常的病理结果，其中以肺气虚为主，为什么呢，因为肺的本色是白色，在肺的本色上不能表达其他脏腑的颜色，主要是肺与其他脏腑功能关系发生障碍，另外，肺主皮毛，经曰："上焦开发，宣五谷味，熏

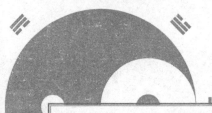

肤，充身，泽毛，若雾露之溉，是为气。"说明皮肤的正常功能与肺有非常密切的关系。

我们根据以上理论制定了一个基本方，再根据患者的具体情况和白癜风的分型加减治疗，临床获得了比较好的疗效。

1.基本方药物组成

黄芪 20g，白术 20g，山药 20g，茯苓 10g，白蒺藜 15g，防风 10g，首乌 10g，柴胡 10g，白芍 10g，当归 10g，蜂房 10g，熟地 10g，补骨脂 10g，桑叶 10g。

2.临床分型与中药加减

（1）脾胃虚弱型：皮损表现为白斑颜色萎黄，好发于面部及口唇，小儿多见，病情发展比较缓慢。伴有纳食减少、脘腹胀满、身倦乏力，面色萎黄。舌质淡，苔白，脉象虚弱。是脾胃虚弱型的表现，于基本方加党参、砂仁、白扁豆、鸡内金等给予治疗，治疗原则是以调和脾胃，益气养血，润肤祛斑。

（2）心肾不交型：皮损多发生于一侧肢端，常沿着一定的神经区域分布。好发于青壮年，常突然发病，病程短而发展较快，发病前常有一定的精神神经因素，伴有心悸、失眠健忘、腰膝酸软。舌质红，苔薄白，脉弦细。是心肾不交型的表现，于基本方加山萸肉、补骨脂、茯苓、丹皮、黄连、远志、五味子等给予治疗，治疗原则是以交通心肾，滋阴养血。

（3）血热风燥型：白斑色泽光亮，多发于头部或泛发全身，发作迅速，快速蔓延，伴五心烦热、头昏、舌质干红，脉细。是血热风燥型的表现，于基本方加生地、何首乌、旱莲草、丹参、桑白皮、白僵蚕、荆芥、白附子等给予治疗，治疗原则是以养生润燥，消风祛斑。

（4）肝气郁结型：白斑无固定好发部位，色泽明暗不等，皮损发展较慢，情绪变化时皮损加重，多伴有胸胁胀满、性情急躁、月经不调，舌苔薄，脉弦细。是肝气郁结型的表现，于基本方加郁金、赤芍、益母草、香附、川芎等给予治疗，治疗原理是以疏肝解郁，活血祛风。

（5）肝肾不足型：白斑边界截然分明，脱毛斑内毛发变白，局限或泛发，病程长，有遗传倾向，治疗效果不显著，兼伴有头昏耳鸣、腰膝酸软、脉细弱。是肝肾不足型的表现，于基本方加枸杞子、仙灵脾、黑芝麻、女贞子、旱莲草、仙茅、覆盆子等给予治疗，治疗原则是以滋补肝肾，养血祛风。

（6）风湿蕴热型：白斑颜色偏红，边界清楚，起病急骤，蔓延迅速，分布多见于面部及周围，皮损多伴有瘙痒，兼见肢体困倦、头重纳呆、苔腻、脉濡或滑。是风湿蕴热型的表现，于基本方加苍术、苍耳子、浮萍、赤芍、秦艽、冬瓜皮、龙胆草、佩兰等给予治疗，治疗原则是以清热利湿，活血散风。

（7）气滞血瘀型：白斑局限而不对称，边界清楚，斑内毛发变白，病情进展缓慢，治疗效果不佳，舌质紫暗，或有瘀点，舌下静脉迂曲，苔薄。是气滞血瘀型的表现，于基本方加红花、桃仁、赤芍、刘寄奴、丹参、紫草、威灵仙、川芎、老葱、鲜姜等给予治疗，治疗原则是以活血化瘀，祛风通络。

（8）气血两虚型：白斑色淡，边缘模糊，发展缓慢，伴有神疲乏力、手足不温、面色光白、舌质淡、脉细。是气血两虚型的表现，于基本方加可用药物赤芍、鸡血藤、党参、旱莲草、桂枝等给予治疗，治疗原则是以调和气血。

白癜风虽然是一种皮肤病，但无论是西医学还是中医学，都认为白癜风的发病机理在于体内，单纯性的对外表的治疗很难达到治愈的目的。

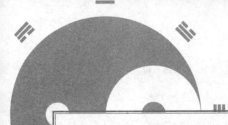

慢性湿疹的中医治疗

慢性湿疹属于中医"湿疮"之证，多由急性湿疹反复发作，迁延日久，或由于失于治疗、滥用激素类外用制剂，或由于食不忌口、情绪焦躁、失眠等原因所致。中医认为慢性湿疹的发生与肝、脾、肾三脏有非常密切的关系。常由于饮食不节，损伤脾气以致脾胃运化功能障碍，气不化湿，湿邪溢于肌肤所致；气血运化之源疲惫，久则血不养肝，肝肾阴血亏损以致肌肤失养而致皮肤增生、肥厚、瘙痒，久则血不养心，以致心火偏亢，烦躁、失眠诸症丛生；心火久亏则下不养肾，终致肾气亏损，元阳不振。因此中医治疗慢性湿疹多从肝、脾、肾三脏入手，辨证论治，切中病情，以凑有效。

一、中医辨证分型

1.脾气虚弱型

症见疲乏无力，纳谷不香，大便或干或稀，面色萎黄，口淡不渴，舌淡苔白腻，脉缓。

主方：四君子汤加减。党参 10g，茯苓 10g，白术 15g，陈皮 10g，甘草 3g。

加减：伴恶心呕吐，加半夏；伴四肢水肿，加黄芪、桂枝；伴食纳差，食入不化者，加白豆蔻、草果、鸡内金、九香虫；伴腹胀加厚朴；伴有急性发作，渗出较多者加苍术、薏米仁、萆薢；若小儿脾虚者于上方加连翘、莱菔子、五谷虫、九香虫、神曲；积食者加槟榔、木香；伴有肝郁者加柴胡、白芍；舌红者加黄芩。

2.肝郁脾虚型

症见情绪烦躁，口苦或口干，眼涩不适，头发脱落，胁肋胀满，抑郁不舒，饮食不和，舌淡或边尖红，苔薄白或白腻，脉弦。

主方：柴胡 10g，白芍 15g，当归 10g，丹皮 10g，川芎 10g，党参 10g，茯苓 10g，白术 10g，首乌 10g，白蒺藜 20g。

加减：伴口干或口苦加黄芩、川楝子；伴舌质紫暗者加红花、桃仁、丹皮；伴舌质干老加首乌、桑枝、生地；若瘙痒无度、难以入寐者加珍珠母、茯神、大枣、远志、煅龙骨牡蛎；皮肤增生明显者，加王不留行、穿山甲。

3.肾阳虚型

证见形寒畏冷，手足不温，口淡不渴，或月经推迟，或头疼，或呃逆，或心悸心慌，或舌淡苔白，脉沉细微。

组方：制附片(开水先煎 30~40min)10g，黄芪 20g，当归 10g，茯苓 10g，防风 10g，桂枝 10g，细辛 3g，麻黄 5g，白术 20g，川芎 10g。

加减：便溏加炮姜；心悸心慌者加生麦芽、生甘草；肌肤甲错者加桃仁、红花；食入不化者加麦芽；痒甚者加海风藤；肿者加大黄芪剂量。

二、中医外治法

以中药外洗为主。

药物：当归、细辛、伸筋草、地肤子、白芷、桃仁、草红花、白鲜皮、苦参、蛇床子。

用法：以上中药用水 2000~3000ml 煎 40min，用纱布垫 6~8 层浸药后湿敷；或将上药用布袋装，煮 40min 后温热敷于患处。

调护：因反复发作，患者情绪波动较大，加之瘙痒引起休息不足，以致精神疲惫，因此情绪要保持乐观，避免情绪波动。再者饮食要有所禁忌，不宜辛辣刺激之食物，以防加重病情。另外局部切忌用肥皂水洗，避免搔抓，这样通过调理才能根治。

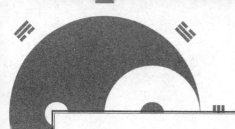

斑秃的中医防治

斑秃俗称"鬼剃头"，中医称为"油风"，多见于青壮年。斑秃是一种常累及头发，起病急、进展快、治愈率较高、复发率高的自身免疫性疾病。是局限性斑片状脱发，骤然发生，经过迟缓，可自行缓解和复发。病因不明，可能与精神神经因素有关，部分病例有家族史，也有认为与免疫功能紊乱有关。该病与免疫力失调、压力突然加大有一定关系。

中医认为本病与气血双虚，肝肾不足，血瘀毛窍有关。发为血之余，气虚则血难生，毛根不得濡养，故发落成片；肝藏血，肾藏精，精血不足则发无生长之源；阻塞血路，新血不能养发，故发脱落。临床表现为：①头发突然大小不等呈圆形或椭圆形斑状秃发，患处无炎症，也无自觉症状。②有些病例短期内头发可全部脱光而成全秃，有的甚至眉毛、腋毛和毳毛等全部脱落而成普秃。③有自愈倾向，初长时新发大部纤细柔软，呈灰白色，类似毳毛。可随长随脱，痊愈时发渐变粗变黑。

在治疗斑秃的方法上，首先考虑的是精神疏导，消除患者对斑秃发生后出现的紧张、焦虑情绪。斑秃患者应该知道这样一个事实：斑秃这种脱发是有自限性的，其病程虽然可持续数月甚至数年之久，但大多数患者可以完全或部分自然痊愈。因此，斑秃患者应持乐观态度，保持良好的精神状态，不要紧张、焦急，对治疗要充满信心，积极消除脱发带来的消极情绪及精神负担。要知道，疾病的恢复都有一个过程，斑秃的病程多半要持续数月以上，头发是逐步长长的，如果整天沉浸在严重精神负担之中，就可能影响，妨碍新发的生长，导致斑秃的自愈时间延缓，甚至会造成恶性循环，加重脱发病情。

在中医治疗方面，我们应该从内治与外治相结合的原则出发，辨证治疗。根据中医理论，本病的发生在早期，应该以疏肝理气为主，如果时间超过3个月，就应该以滋补肝肾、活血化瘀为主。其中，调理气血应该贯穿于整个斑秃的治疗过程中。

在内治方面，根据临床研究，我们把斑秃分为五个类型。①肝郁气滞型：脱发迅速，情志不遂，抑郁多怒，胸胁胀满；舌质红，苔白，脉弦。治宜疏肝理气，方用逍遥散加减。②肝肾阴虚型：病程日久，脱发广泛，五心烦热，腰酸腿软，遗精盗汗；舌质嫩红，少苔，脉沉细。治宜滋补肝肾，方用六味地黄丸合七宝美髯丹加减。③血虚生风型：脱发多在久病或产后，面色苍白，失眠多梦，经少经闭；舌质淡苔白，脉细弱。治宜养血熄风，方用神应养真丹加减。④血瘀毛窍型：脱发前先有头痛或头皮刺痛；舌暗或有瘀斑，脉涩而有力。治宜通窍活血，方用通窍活血汤加减。⑤脾虚湿滞型：脱发时间较长，头发生长的同时也有脱落，平素食纳欠佳，疲乏无力，恶心，大便不畅，口淡不渴，舌淡苔腻，脉缓。方用四君子汤加减治疗。

外治方面，有单方治疗，单方验方是劳动人民长期同疾病作斗争的经验总结，也是历代医家治病救人的临证精华。具有药源广泛，毒副作用小，标本兼治，费用低廉等诸多优点。不光对常见病，多发病，而且对疑难杂症都有一定的治疗效果。如成书于400多年前的《本草纲目》，承岐黄之医理，集本草之大成，融理论实践为一体，汇药物药方于一书，以其鲜明的思想性和严格的科学性成为世界医学宝库中的一颗璀璨的明珠。下面介绍几种中医对斑秃的局部疗法，局部治疗的原则是刺激局部，改善血行，促进毛发生长。

(1)戳擦法。药物：鲜姜块。方法：取鲜姜一块，洗净，用手掰成两段，取断面适当用力反复戳擦于脱发部位，每次3～5min，每

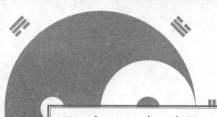

日 2 次，20d 为 1 疗程。

(2)涂擦法。药物：5%～10%斑蝥酊，10%辣椒酊，30%补骨脂酊。方法：用小毛刷或棉签蘸取药液涂于脱发部位，每日 2～3次，20d 为 1 疗程。

(3)溻渍法。药物：艾叶、菊花、薄荷、防风、藁本、藿香、甘松、荆芥、蔓荆子各 9g。方法：将上药水煎取液 500ml，待药液温度适中（不热不凉）时，用小毛巾或 6～8 层纱布浸取药液溻渍于脱发部位，每日 2～3 次，每次 20min，20d 为 1 疗程。

(4)外涂法。药物：肉桂粉(或川乌粉)、米醋。方法：以米醋调肉桂粉（或川乌粉）适量成糊状，外涂于脱发部位，每日 2 次，20d 为 1 疗程。

(5)熏洗法。药物：侧柏叶 30g，川椒 15g，防风 15g，白鲜皮15g，浮萍 10g。方法：上药加水煎成药液 1000ml，趁热熏洗脱发部位，每日 1 次，连用 2～3d，以后每隔 1 周左右重复熏洗。

(6)浸洗法。药物：苦参、黄柏、苍术、白芷、地肤子、白鲜皮、百部、防风、甘草各 15g。方法：上药加水煎成药液约 1000ml，将脱发区浸入药液中 10～30min，然后以清水洗净，每日 1 次，10次为 1 疗程。

(7)按摩法。方法：①先准备钱币大小的约 0.5cm 厚的鲜姜 2片。患者正坐，术者立其身后，一手拇指隔姜揉按斑秃部 2min，每片鲜姜揉 1min，施术后皮下有热感。②用一手拇指与四指相对，由上至下揉拿颈项两侧 7～9 次，双手同时揉拿两侧肩井穴数次，揉点风池、百会穴各 1min。③患者俯卧，术者立其一侧，在腰背部做下行推、揉、压法各 3～5 次，点按肝俞、脾俞、肾俞各 1min 结束。上法每天按摩 1 次，每次 15min 左右，10 次为1 疗程。

(8)针刺法。①针刺风池：局部消毒后，选用 28 号 2 寸长毫针，向对侧风池穴水平刺入 1.5 寸，得气后留针 20min。②针刺脱发区：选用 28 号 1.5～2 寸长毫针，局部消毒后，在脱发区边缘自 12 点处向 6 点处、自 3 点处向 9 点处，做十字交叉沿皮横刺，局部有胀痛感后，留针 20min。③梅花针叩刺脱发区：在脱发区做均匀密刺，从脱发区边缘螺旋状向中心绕刺，每次叩打至皮肤潮红为止，然后从不脱发区向脱发区中心做向心性叩击 20～30 次。④梅花针叩刺腰背部：均匀叩刺腰背正中线与脊柱两侧，采用平刺、弹刺方法，叩至皮肤潮红为止，每次大约 10min，每日或隔日 1 次，2ci0 次为 1 疗程，休息 5d，再行第 2 疗程。

(9)耳穴压豆法。方法：将王不留行籽置于 0.3cm×0.5cm 胶布中央，贴于双耳的肺、肾及交感穴，嘱患者每日按压上述穴位 4～6 次，每次 1～2min，10d 为 1 疗程。

(10)中药肌注法。药物：增肌注射液 10 支(中药灵芝草为主要成分)。方法：取上药 2ml（1 支），按肌肉注射常规消毒，注入病变区，每日肌注 1～2 支，4d 为 1 疗程，可用数疗程。

(11)划痕疗法。方法：先用 2%碘酊，后用 75%酒精严密消毒斑秃区。术者拇指、食指执尖形手术刀，在斑秃皮损区划痕。每条刀痕长 0.5cm，互相平行，刀痕间隔 0.3cm，刀痕深度以划破真皮浅层为度，指征是其外观可见到少量血液渗出，多数是血清溢出。划痕后即用明矾细末撒布创面，并以消毒纱布覆盖。等二次划痕时，刀痕方向与第一次刀痕垂直，使之交织成网状。每隔 5d 进行 1 次，连续 6 次为 1 疗程。

(12)穴位埋线。①取穴。主穴：阿是穴。②治法。充分暴露斑秃区，在局麻下以三棱缝合针引 0-1 号肠线作"十"字埋藏，面积大者作双"十"字埋藏。注意必须埋到斑秃区边缘，线头植入皮下勿外露，用纱布及止血纤维包扎，一般仅治疗 1 次。

祖国医学博大精深，单方验方久传不衰。我科用自制外用药物有：①鲜生姜搓擦。生姜 100g 加白酒 400g，浸泡 1 周后外搽；制首乌 10g，川椒 5g，白酒 250g，泡后搽，一日 3 次，这种斑秃的

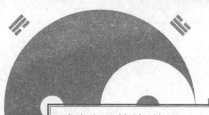

治疗方法简单,快速。(2)斑秃擦剂。补骨脂 30g,峰房 20g,白芥子 20g。加 75%酒精 500ml 浸泡 10d 后用。有针灸治疗,我们用梅花针局部叩刺,另外加用我科斑秃擦剂,于脱发区先涂擦剂,然后反复叩打数遍,使局部脱发区有轻微灼热感即可。

　　斑秃在治疗过程中预防再发生新的斑秃也是非常重要的,那么,怎样预防再次发生呢? ①生活调理:讲究头发卫生,不要用碱性太强的肥皂洗发,不滥用护发用品,平常理发后尽可能少用电吹风和染发。②饮食调理:饮食要多样化,克服和改正偏食的不良习惯。油风是一种与饮食关系密切的病症,要根据局部的皮损表现辨证和分型制定食疗方案。在一般情况下本病以青年居多,常与心绪烦扰有关,故除保持情志条达外应给予镇静安神的食品,如百合、莲子酸枣仁等。精血不足的患者应多食用含有蛋白的补精益血的食品,如海参、核桃仁等。③精神调理:注意劳逸结合,保持心情舒畅,切忌烦恼,悲观和动怒。发现本病后,在调治中要有信心和耐心,处方用药不宜频繁更换,应该守法守方,坚持治疗,不急不躁。

痤疮中医外治研究进展

痤疮是皮肤科常见病，好发于青春期男女，是毛囊皮脂腺的慢性炎症，青春期过后往往自愈或者痊愈。痤疮发病率高，严重影响患者形象及心理。中医外治方法的中药面膜、中药酊剂、中药搽剂、洗剂、刮痧疗法、耳穴贴压、针法治疗等方法具有副作用小、操作简便易行、疗效显著等优点。本文就中医外治方法治疗痤疮的进展综述如下。

1.中药面膜

将具有消炎镇痛、活血化瘀作用的中药制成面膜，涂敷于面部，可以有效地消除炎症，加速有效成分的吸收。

王敏等人用Ⅰ、Ⅱ、Ⅲ号三种中药面膜粉治疗痤疮，效果满意。Ⅰ号针对丘疹脓疱为主的皮疹，成分为生大黄、连翘、金银花、紫草、蒲公英、黄芩、黄柏各10g；Ⅱ号针对结节囊肿为主的皮疹，成分为夏枯草、益母草、紫花地丁、桃仁、丹参、鱼腥草、赤芍各10g；Ⅲ号针对痤疮后色素沉着及疤痕，其成分为桃仁、红花、丝瓜络、白芷、炒白术、茯苓、丹参各10g。许筱云、宋兆友自制由白敛、穿心莲、白芨、白僵蚕、杏仁各100g，十大功劳120g，薄荷40g，冰片10g，乳香80g，珍珠粉20g等组成的面膜粉治疗痤疮，疗效显著。

曾小平、喻国华用消痤汤配合由黄连、黄芩、黄柏、大黄、冰片等中药组成的面膜治疗痤疮75例，总有效率治疗组为96%，较西药组有效率高。

2.中药酊剂

王景风等自制痤疮酊剂，将白藓皮100g、鱼腥草50g，加

95%酒精 200ml、蒸馏水 300ml 浸泡 72h 后过滤备用。水杨酸 5g、间苯二酚 5g、冰片 10g 用 95%酒精 100ml 稀释，使用前加备用液混匀，外涂患处，治疗丘疹性痤疮 279 例，总有效率 91.4%。李玉仙等配制的痤疮酊，组方：黄连 15g，黄柏 15g，黄芩 20g，地肤子 15g，苦参 15g，陈皮 15g，丹参 20g，冰片 10g，甲硝唑 2g，螺内酯 1g，维生素 B_6 2g；将中药饮片磨碎后加入 40%~60%乙醇溶液浸 7d 后过滤，再将冰片及其他西药研粉后加入滤液，融化后外涂患处，治疗青年痤疮，总有效率为 96%。陈洁民用针拨法配合由大黄粉、黄芩粉、七叶一枝花粉、黄连粉各 1g 及 75%酒精 100ml 浸渍成的"三黄酊"治疗痤疮 89 例，取得满意疗效，总有效率达 97%。

3.中药搽剂、洗剂

刘健等人用姜黄消痤搽剂（姜黄、重楼、杠板归、一枝黄花、土荆芥等）外用联合罗红霉素胶囊治疗本病 40 例，治疗有效率为 82.5%。李运峰用由大黄 20g、硫黄 20g、黄芩 15g、赤芍 15g、防风 15g 组成的洗剂外洗配合针刺腧穴治疗痤疮有效率为 93.3%。

何静岩在口服当归苦参丸（黄芩 15g、当归 15g、苦参 15g、连翘 15g、皂角 15g、蒲公英 15g、野菊花 15g、夏枯草 15g）的基础上分别采用中药外洗和环丙沙星软膏对比治疗，中药外洗组临床总有效率明显高于环丙沙星软膏组。

4.刮痧疗法

蒋晓霞用刮痧治疗痤疮，取项背部督脉、膀胱经共 5 线，督脉从哑门刮至腰俞以下，两侧膀胱经则分别从天柱至大肠俞以下，从附分至胞肓。治疗总有效率治疗组为 96.4%。

5.耳穴贴压

耳穴贴压具有简便易行、缩短疗程、提高疗效、无副作用等特点。李芳莉等人证实围刺配合耳穴贴压治疗能够降低血清睾酮水平，且耳穴贴压具有调节性激素作用，能使雌二醇增高，进而证明耳穴贴压在治疗痤疮方面方便、可行。

施雷、沈波用耳穴贴压配合双黄连口服液治疗痤疮总有效率90.0%。程丽耳穴压豆治疗寻常痤疮50例，临床治愈40例，治愈率达80.0%，有效率达90.0%。

姚玉芳、吴成长等用王不留行籽贴压肺、内分泌、肾上腺、面颊等穴，可调节机体内分泌功能，抑制雄性激素分泌，减少皮脂溢出。

6.针法治疗

学术界普遍认为针灸具有调节性激素作用，能使雌二醇增高、雄激素降低、睾酮/雌二醇值降低，从而达到治疗痤疮的目的。

针灸治疗痤疮，十二经脉使用频率的高低依次为：足太阳膀胱经、督脉、足阳明胃经、足太阴脾经、手阳明大肠经、足厥阴肝经等；治疗痤疮使用频率较高的穴位依次为：大椎、足三里、三阴交、合谷、曲池以及肺俞等背腧穴。

莫至能等人取双手少阴心经、手厥阴心包经、手太阴肺经用腕踝针治疗痤疮，总有效率为95.9%。

孟军红采用梅花针轻打曲池、大椎、合谷、血海、委中等穴对丘疹、结节或囊肿及瘢痕等治愈率均在60%以上。

廖子俊、朱万云用蜂针拔针点刺治疗痤疮，临床取得良好效果。

熊国平用毫针浅刺法为主治疗痤疮76例，总有效率达90.8%。

鄢燕采用散刺法刺合谷、三阴交、太冲穴，配合中药内服治疗寻常性痤疮520例，疗效满意。

火针集毫针、艾灸功效于一身，既有散结、敛疮、排脓等局部作用，又有清热、除湿、通络等全身效应。王晓庆用火针治疗

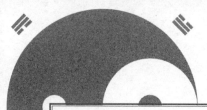

痤疮后色素沉着 20 例，取得满意疗效。郑雪梅用"毫火针"局部点刺配合背腧穴刺络拔罐治疗痤疮 330 例，治疗有效率为 97.1%。

宋守江等人用穴位埋线配合拔罐放血治疗寻常性痤疮 50 例，总有效率为 92.0%。

刺血之后的拔罐疗法是祛除瘀血，生新血的一种方法。叶文珍等用此方法治疗痤疮 50 例，总有效率 90.0%。王斌用刺络拔罐治疗面部痤疮 42 例，有效率为 95.2%。

孔亚明局部皮损部位围刺同时针刺合谷、曲池、血海、肺俞、大椎、三阴交，出针后，肺俞、脾俞、胃俞、肝俞、大肠俞用三棱针点刺放血，再用闪火法拔罐的方法治疗痤疮，有效率达 90.0%。

采用自血疗法是由于自血含有免疫物质，能够调节机体代谢，使之产生活性物质，增强免疫功能，抑制皮脂腺分泌，从而治疗痤疮。蒋良英、张树昆、马帅等人采用足三里（双）、曲池（双）血海等腧穴自血注射，取得明显疗效。米建平用艾炷灸关元、气海、脾俞等腧穴治疗囊肿型痤疮 94 例，总有效率为 84.4%。

痤疮病因复杂，易复发，目前西医主要以消炎、抑制毛囊皮脂腺的分泌、促进角化细胞形成等治疗为主，但由于有诸多副作用，临床使用有一定的局限性。中医药在治疗痤疮方面疗效肯定、副作用少，且中医外治法具有操作简便易行，疗效显著，价格低廉等优势。故将中医内治与外治结合进行综合治疗，不仅可以缩短患者的疗程，更有助于提高患者的治愈率。

对《傅青主女科》种子十法的探讨

笔者研读傅氏著作的四个版本，主要是北京市中国书店根据上海放新书局之印本而影印出版的竖排版本出版的《傅青主男女科》，对其中女科卷上的种子十法反复阅读，颇受启迪。"种子十法"是女科卷上自《身瘦不孕二十九互便涩腹胀足浮肿不孕三十八》的十条，共计3500字左右。傅氏先立脉证，以症状为主，随之以中黔的阴阳五行及脏腑学说进行详细辨证，然后立法遣方，后附服药之法，其辨证抓住要领，丝丝相扣，立法严谨，处方用药至精至微，效如桴鼓。本文对傅氏种子十法从三个方面进行探讨。

一、对种子十法的认识

种子十法是同种同类型不孕症治疗的典型病案记录。或者说是傅氏经过多次重复验证而总结出来的具有代表性的十种种子类型的经验，然后用于不孕症患者典型案例记录，它既具有分类的指导意义，也具有典型的示范作用。

二、对种子十法辨证的认识

傅氏种子十法的辨证，既重视冲、任、督、带四脉，又重视脾、胃、肝、肾及胞宫。

（1）辨证重视脾胃。

脾主运化，输布营养精微，升清降浊，为营血生化之源，五脏六腑四肢百骸皆赖以养；胃主要是受纳水谷和腐熟水谷。脾胃不健，则胞宫无赖以养而何以能种子。古人称"脾胃为后天之

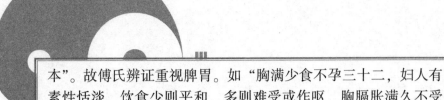

本"。故傅氏辨证重视脾胃。如"胸满少食不孕三十二，妇人有素性恬淡，饮食少则平和，多则难受或作呕，胸膈胀满久不受孕，人以为禀赋之薄也，谁知是脾胃虚寒乎"。

（2）辨证重视肾中水火。

肾藏精，为发育生殖之源，为人体生命之根，命门附于肾，肾与命门，元阴元阳寓于其中，元阳为先天之真火，元阴为先天之真水。所谓"男子以藏精，女子以系胞"。主要是指生殖而言。所以古人称"肾为先天之本"。

（3）辨证重视气血。

血为水谷精微所化，生化之源在于中焦脾胃。血中含有的营养物质，循环运行于脉道之中，以奉养全身。女子血虚则不能种子生育。

（4）辨证重视冲、任、督、带四脉。

督脉与冲任二脉，同起于胞中、下络于肾，上络于脑，总督诸阳，其病理又常与妇科疾患有关。

（5）辨证重视寒热虚实。

（6）辨证重视肝气郁结。

三、对服药方法的认识

药物之效验，必基于准确的辨证施治，立法遣方，然服药是否恰当，直接影响药物效果。傅氏种子十法的服药参法，基本坚持了辨证施治，立法遣方后，服药有效则效不更方，一方到底，直至种予为止，这也是种子十法成功的秘诀所在。

关 于 手 淫

　　手淫是一种介乎正常与反常之间的性行为。手淫是在性冲动时用手或其他器具刺激性器官，以达到性高潮和性满足的自我发泄性欲的举动。手淫男女都可能有，但女性明显少于男性，手淫在青春发育期比较容易发生，婚后这种现象就自然减少，但因种种原因手淫比婚前更频繁的亦不乏其例。

　　本文就手淫的有关问题进行讨论，包括手淫的定义、手淫的发生、手淫对健康的影响等，错误之处，敬请予以鉴正。

1.手淫问题

　　(1) 手淫的定义：一说手淫，人们便会了解其含义，但不一定了解其全面的深层的含义。许多性学专家都曾对手淫下过定义，但是至今还没有一个权威性的定义。

　　①语言大典对于手淫的触释是：[masfur-bation]：用于或非性交的身体接触或器具操作，偶尔借性的幻想或上述方法的联合来达到对生殖器的性刺激，并往往导致性欲高潮；[handjob]：用手刺激生殖器的行为，通常引起性高潮；[automanipulatin]：自己对生殖器加以肉体的刺激。

　　②瀚儒对手淫的定义是：用手或其他东西玩弄外阴，以满足性的要求称手淫。

　　③《性与健康》对手淫的定义是：手淫，是指以手或其他物体故意刺激性器官，从而获得性的快感称之为手淫。

　　④霭理士对手淫的定义：严格地讲，凡是用手做工具而在本人身上取得性兴奋的行为，叫做手淫。但广义地说，任何自我发动的这种行为都适用手淫的名词，我们甚至于将以不很逻辑的把

唐士诚学术及临床经验集

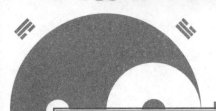

不用任何物质的工具而只用思虑的这种行为叫做"精神的手淫"。

⑤苏宁对手淫的定义是：手淫是在性冲动时用手或其他器具刺激性器官，以达到性高潮和性满足的自我发泄性欲的举动。以上各家对于手淫的定义中，笔者认为苏宁的看法比较全面。

⑥笔者对手淫的定义是：手淫是男、女主要用手或非性交的身体（塑料人模型）或器具（女性顺手拈来的器具，包括性生活代用器）操作，同时幻想真情的性交生活，达到自我生殖器的强烈刺激，并往往导致性欲高潮的到来，发泄性欲的过程称之为手淫。

(2) 手淫的发生。

广义的手淫是人与动物世界里散布极广的现象，我们不用"反常"、"变态"一类字来形容，它是介乎正常与反常之间的一种现象，遇到性的功能受了外界的限制而不能自然行使时，它就不免应运而生，是一种自我进行的自慰，特别是在"春机发动"时，"哪个少男不钟情，哪个少女不怀春"，即当在孩子进入青春期以后，每个人都有一个性萌发的阶段，即春机发动，此时由于青春期的性发育、性意识的觉醒，他们开始注意到两性关系的存在，对性知识产生兴趣，并产生了对异性的倾慕、渴望和探求性奥秘的心理，并寻找性宣泄的方式和出路，手淫便是最直接的方式，因此就发生手淫。

在男子方面，我们把各家的观察综合来看，我们可以说90%的人是有过手淫的，尽管有许多人的次数极少，或只是在生命的极短瞬间里有过这种尝试，我们都把他们算进去。在英伦，丢克斯（C.Dukes），牛津大学瑞格壁学院（Rugbx school）的校医说，住校学生的90%~95%是手淫的；在德国，马枯塞（Julian Marcusc）根据他的经验，也说92%的男子在青年时代是手淫过的；在美国，西尔莱（Seedy）在250个大学生中间，只发现8个(即6%)断然否认曾经手淫过，而即在神学院的学生中间，勃洛克曼(E. S. Brockman)发现,未经盘问而自动承认手淫的,多至56%。在俄国,郅仑诺夫说,在他调查的莫斯科学生中间,60%自动的承认曾经手淫过。

手淫通常在以下情况容易发生:一是青少年在青春发育期有性的冲动时;二是在恋爱期间婚姻未成熟有性的冲动时;三是已婚者一方经常在外工作,或是夫妇两地分居,性生活久旷而有性冲动时;四是已婚者虽然同居,但有一方不能满足另一方要求,或被拒绝的一方出现性冲动时;五是丧偶后独居而出现性冲动时;六是观看色情画面和黄色录像出现性冲动而无性交施泄对象时,手淫便是最直接达到性欲高潮的方式,这也是手淫发生率高的主要原因。

(3) 手淫对健康的影响。

手淫对健康有没有影响,这是长期以来受到性学专家所关注的问题,也是手淫者极为担心的问题。对此问题的看法观点极不一致,这些看法受学术水平的限制,也受时代性观念的影响。

①古老传统的观念是"手淫大害论"。过去,人们一直把手淫列为罪恶,似乎疾病、犯罪、死亡都与手淫有关,因而使得大多数有手淫行为的青少年感到可怕、恐怖,把它视为"魔鬼",因此而困惑不解,造成极大地痛苦。由于对手淫的自责、犯罪和恐惧心理,造成巨大的精神负担,甚至导致精神的崩溃。其中,也有为医者错误的解释造成的误导。综观手淫大害论,一则由于知识不足,再则由于传统观念的错误,三则由于庸医的唯利是图,不惜为之推波助澜,到了今日,确实是站不住的了。

②近代观念是"手淫无害"论。著名法国医学家夏科及其学派在 21 世纪初,首先提出否认手淫可以引起神经症的旧说。对手淫的客观研究,逐渐使得手淫无害论确立起来,当代最权威的性医学家玛斯特斯和约翰博士,他俩以先进的实验仪器,描绘了实际性交和手淫所引起的身体结构变化,结果毫无差异。没有什

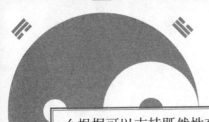

么根据可以支持既然性交是正常的，却把手淫说成是有害的传统说法。1974年，布尔诺博士《心理学》在《手淫是有害的吗？》一节的结论来代表国际广泛接受的新观念："在心理学家、精神病学家、医师以及其他从事精神卫生和身体保健的人员中，得到广泛赞同的意见是：手淫既不是不正常的，也不是对身体有害的行为。"

③笔者的观点是：手淫偶发则无害，频繁过度则有害。对一个先天发育良好，后天调养得宜的健康青少年及婚前青年人，偶发手淫对身体健康是没有影响的，而过度频繁的手淫就会对身体有一定的影响，尤其对女性影响更为突出。青少年在青春发育期发生手淫是必然的正常现象，对身体无害，若是一个弱型思想类型的人，加以过度频繁的手淫，久之则对健康产生损害，逐渐出现注意力不集中，精神疲倦，记忆力减退，此时若不能正确引导，症状就会进一步加重，包括传统观念导致的自责自罪，恐惧害怕，羞愧后悔等，误导造成各种不适应状，诸如神经衰弱、失眠焦虑、头痛头晕、食欲不振、性反应低下、梦遗滑精、女子梦交，甚至出现阳痿、性冷淡，重则神昏颠倒、精神惶惚，对生活失去信心，产生轻生念头，精神完全崩溃。

少女频繁手淫造成的影响，一是放入阴道中的物体所致的局部损伤；二是由此而造成的感染。由于女性生理解剖方面的特点，手和所用器物经常处于带菌的状态，很容易将病原体引入体内，导致一系列不良后果。女性的尿道长4cm左右，离阴道很近，手淫往往容易引起尿道充血或阴部轻微的损伤，病原体就通过短而直的尿道，上行感染到膀胱，甚至达到肾脏，轻则出现尿频、尿急、尿痛，重则腰痛发热。女性阴道一般只有8cm深左右，阴道口是闭合的，手淫则可能将病菌直接引入阴道，并上行感染，引起子宫、输卵管等处炎症。当手淫性冲动时白带增多，阴道口的前庭大腺分泌也会增加，这些物质对细菌的生长极为有利，引起生殖器炎症的发生。手淫时若再向阴道放置一些顺手拿来的不洁器物，造成阴道损伤和增加感染的机会，因此，少女应警惕由此带来的危害。

中国性学专家阮芳赋说："当然，说手淫无害，并不等于说手淫必须，更不等于说要手淫无度。不愿意手淫，愿意解除手淫，也都是好的。所强调的只是：不要对手淫有犯罪感和恐惧心理罢了。最好的准绳也许是：听其自然。"这段论述，对正确认识手淫和手淫对健康的影响有一定的参考意义，特别是青少年已有手淫习惯但对手淫产生困惑、害怕，产生犯罪心理的人，使得一读，从而正确认识手淫。

2.小结

手淫是一种介于正常与反常之间的性行为，在性冲动时用手或其他器具刺激性器官；以达到性高潮和性满足的自我发泄性欲的举动，男女都可能有此行为，女性明显少于男性。本文参考了国际国内性学专家们的一些著作，结合笔者的临床体验，就手淫的有关问题进行了讨论，其中包括：手淫的定义，笔者对于手淫下的定义，手淫的发生，介绍了手淫在国外发生率的一些调查数据，手淫对健康的影响，介绍了国际国内古老的"手淫大害论"及近代"手淫无害论"的观点，笔者阐述了自己的观点。最后，以我国性学家阮芳赋的论点作结束语，有助于读者及手淫者正确认识手淫问题，解除对手淫的困惑。

唐士诚学术及临床经验集

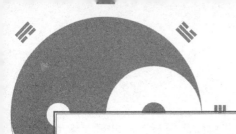

浅谈生殖器疱疹病

　　单纯性疱疹病是由病毒引起的急性炎症性皮肤病，多发生于皮肤黏膜交界处。生殖器疱疹是人类单纯疱疹病毒Ⅱ型感染所致的性病，主要是由性行为传播，因此属于性传播疾病。Ⅱ型单纯性疱疹性病毒经皮肤黏膜破损处进入人体，在入口处生长繁殖，后经血行或神经通路播散，此病毒在原发性感染消退后，病毒可潜居于人体内可致复发。生殖器疱疹主要表现为生殖器部位的疱疹性损害、糜烂、溃疡、感染以及可有可无的全身并发症状。

　　人是疱疹病毒的唯一宿主。生殖器疱疹，是由单纯疱疹Ⅱ型病毒所引起，疱疹Ⅱ型病毒是疱疹病毒的一种，此种病毒在低温下可存活数月，在50℃湿温或90℃干热环境下30min才死亡。初次感染后较长时间内仍可从神经节中找到病毒，是一种亲神经性病毒。原发感染后，身体产生免疫力而恢复，但不能彻底消灭病毒，而是潜伏于三叉神经节颈神经节；或在骶神经节（HSV-2）内持续存在，经1~4个月后，因患者发热、外伤、日晒、感冒、肺炎、月经期性交、情绪激动、消化不良或气候等因素而活化造成复发性感染。

　　单纯疱疹病毒可分为两型，Ⅰ型主要存在于呼吸道、口唇、眼结膜等处，可引起该处的炎症及疱疹；Ⅱ型主要感染或生存于女性的子宫、阴道、外阴、皮肤以及男性的阴茎、尿道等处，引起腰以下（包括生殖器）的炎症及疱疹。据统计，生殖器疱疹的病原体90%为Ⅱ型病毒，只有10%为Ⅰ型病毒所致。生殖器疱疹一般分为原发性与继发性两种。

　　原发性生殖器疱疹：潜伏期2~7d，一般3~5d。初起症状有外阴疼痛不适，排尿困难，并见外阴阴道及子宫颈等处黏膜红肿，患部先有烧灼感，很快出现红斑，红斑上出现一个或多个小而瘙痒的红丘疹，迅速变群簇状米粒大小水疱，3～5d变成糜烂或溃疡结痂，其上覆有灰黄色伪膜，出现疼痛。此时或可伴有全身症状，包括发热、全身不适、颈项强直、头痛、在骶椎2—节段出现感觉异常。

皮肤损害可单发也可融合。男性好发于包皮、龟头、冠状沟、阴囊、尿道口或阴茎体；女性好发于会阴部、阴唇、阴阜、阴蒂、肛门周围、大腿或臀部，约有90%同时侵犯子宫颈。其特点为水疱极易破溃糜烂，局部疼痛明显，有时可继发感染。

复发性生殖器疱疹：一般在原发后1～4个月内发生。第一次疱疹病毒感染后一年内将近60%的患者复发，第一年可复发4～6次，以后次数减少。复发一般多在原处，但水疱数目、持续时间和自觉症状均比原发者轻，但也有比原发时更为严重的病例。可伴有排尿困难、急性尿潴留、疱疹性溃疡、脑炎及子宫内膜炎等。

癌变问题：生殖器疱疹与生殖器恶性肿瘤关系密切。Ⅱ型疱疹病毒是宫颈癌的潜在致病因子。临床上生殖器疱疹常与宫颈癌症并发。有研究者曾随访了871例患有生殖器疱疹的妇女和562例对照组（即血清学检查证明以往被疱疹病毒感染者），结果发现，患生殖器疱疹者发生宫颈上皮不典型增生的人数为对照组的2倍。近年来又有对疱疹病毒与女阴原位癌的关系做了研究。在10例患有女阴原位癌的患者中，有9例有疱疹病毒有关的抗原，因此，生殖器疱疹与生殖器恶性肿瘤的发生有密切关系。

心理障碍：生殖器疱疹由于病情反复发作，又无特效药物控制，出现无法制止的烧灼样局部疼痛，害怕传染给与其有性关系的人、害怕癌变等，常使患者产生沉重的精神心理负担，患者自尊心受挫，使之不愿与异性交往，从而导致性功能障碍，影响夫妻感情及家庭和睦，久之则可产生抑郁感，甚至精神崩溃。

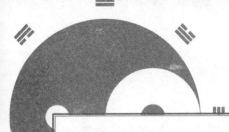

小儿过敏性紫癜论治

过敏性紫癜又称紫癜，是侵犯皮肤或其他器官的毛细血管及小动脉的一种过敏性血管炎，多发生于男性儿童，特点是血小板不减少性紫癜，常伴腹痛及关节症状，过敏性紫癜表现为皮肤瘀点，多出现于下肢关节周围及臀部，紫癜呈对称分布、分批出现、大小不等、颜色深浅不一，可融合成片，一般在数日内逐渐消退，但可反复发作；病人可有胃肠道症状，如腹部阵发性绞痛或持续性钝痛等；可有关节疼痛；肾脏症状，如蛋白尿、血尿等。治疗包括尽力找出过敏原因并加以避免；使用抗组胺药物如苯海拉明、异丙嗪、安其敏、扑尔敏等及糖皮质激素等。

1.典型症状及体征

临床上由于病变的部位不一而有不同的表现。

(1)皮肤症状:以下肢大关节附近及臀部分批出现对称分布大小不等的斑丘疹样紫癜为主，反复发作于四肢臀部，少数累及面和躯干部，皮损初起有皮肤瘙痒，出现小型荨麻疹、血管神经性水肿及多形性红斑。

(2)关节症状:可有单个或多发性游走性关节肿痛或关节炎，有时局部有压痛，多发生在膝踝、肘、腕等关节，关节腔可有渗液，但不留后遗症，临床称关节型。

(3)消化道症状:约2/3患者可出现以腹部阵发性绞痛或持续性钝痛为主，同时可伴有呕吐、呕血或便血严重者为血水样大便。临床称腹型。

(4)肾脏症状:一般于紫癜2~4周出现肉眼血尿或镜下血尿蛋白尿和管形尿，也可出现于皮疹消退后或疾病静止期。通常在数周内恢复重症可发生肾功能减退、氮质血症和高血压脑病。少数病例血尿蛋白尿或高血压可持续 2 年以上。临床称肾型。

2.常见并发症

可有肠套叠、肠梗阻、肠穿孔、出血性坏死肠炎、颅内出血、多发性神经炎心肌炎、急性胰腺炎、睾丸炎及肺出血等。

3.西医分型

（1）皮肤型（单纯型）：伴发皮肤水肿、荨麻疹。紫癜大小不等，初局限于四肢，尤其是下肢及臀部，躯干极少累及。紫癜常成批呈深红色，按之不褪色，可融合成片形成瘀斑，数日内变成紫色、黄褐色、淡黄色，经 7~14d 逐渐消退。

（2）腹型：除皮肤紫癜外，因消化道黏膜及腹膜脏层毛细血管受累，而产生一系列消化道症状及体征（约 2/3 患者发生），如恶心、呕吐、呕血、腹泻及黏液便、便血等。其中腹痛最为常见，常为阵发性绞痛，多位于脐周、下腹或全腹，发作可因腹肌紧张及明显压痛、肠鸣音亢进而误诊为外科急腹症。在幼儿可因肠壁水肿、蠕动增强等而致肠套叠。腹部症状、体征多与皮肤紫癜同时出现，偶可发生于紫癜之前。

（3）关节型：除皮肤紫癜外，因关节部位血管受累出现关节肿胀、疼痛、压痛及功能障碍等表现（约 1/2 患者有关节症状），多发生于膝、踝、腕、肘等大关节，关节肿胀一般较轻，呈游走性，反复发作，经数日而愈，不遗留关节畸形。

（4）肾型：病情最为严重，发生率高达患者 12%~40%。除皮肤紫癜外，因肾小球毛细血管炎性反应而出现血尿、蛋白尿及管型尿。肾脏症状可出现于疾病的任何时期，但以紫癜发生后一周多见。一般认为尿变化出现愈早，肾炎的经过愈重，少数病例因反复发作而演变为慢性肾炎（血尿、蛋白尿、水肿、高血压）、肾病综合征（尿蛋白 >3.5g/d、低血浆白蛋白血症 <30g/L、水肿、血脂升高）甚至肾功能衰竭，过敏性紫癜所引起的这些肾脏损害

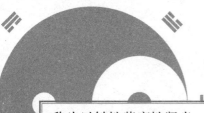

称为过敏性紫癜性肾炎。

（5）混合型：除皮肤紫癜外，其他三型中有两型或两型以上合并存在。

（6）其他：除以上常见类型外，少数该病患者还可因病变累及眼部、脑及脑膜血管，而出现视神经萎缩、虹膜炎、视网膜出血及水肿、中枢神经系统相关症状、体征。

4.病因病机

过敏性紫癜病因尚不清楚，可能由于某种致敏原引起的变态反应所致，但直接致敏原尚不明确。起病前常有由溶血性链球菌引起的上呼吸道感染，经 1～3 周潜伏期后发病。由于机体对某种物质过敏导致全身小血管受损而引起的出血性疾病，基本病变为毛细血管壁的炎性反应，毛细血管的通透性增加，血浆及血细胞渗出，引起水肿及出血。小动脉及小静脉也可受累，小血管的周围有中性粒细胞、单核细胞、淋巴细胞，也可有嗜酸粒细胞的浸润及不同程度的红细胞渗出，受累血管的周围还可有核的残余及肿胀的结缔组织，小血管的内膜增生，并出现透明变性及坏死，使血管腔变窄，甚至梗死，并可见坏死性小动脉炎。皮肤及胃肠道都可见上述改变，关节腔内多见浆液及白细胞渗出，但无出血，输尿管、膀胱及尿道黏膜可有出血，并常累及肾脏，紫癜性肾炎的病理变化轻重不等。轻者为局灶性肾炎，比较多见，重者为增殖性肾炎伴新月型改变，免疫荧光检查可在肾小球上发现 C3 和 IgG，还可见到纤维蛋白原沉积，在血管系膜上也发现有 IgA。皮肤、黏膜、关节腔或内脏器官都可发生出血，因出血的部位和程度不同而出现不同的症状，临床以皮肤紫癜为主要症状，还常有关节肿痛、腹痛、血便、血尿等症状，部分患儿有复发倾向。

过敏性紫癜发病机制有以下两类情况：①速发型过敏反应。由致敏原与体内蛋白质结合，形成抗原。产生的 IgE 抗体吸附在肥大细胞上，释放出组胺及慢反应物质（SRS-A）。这类物质引起小动脉及毛细血管扩张，血管通透性增加。②免疫反应。是由于抗原—抗体复合物的形成所致。这类可溶性、小分子的复合物可刺激嗜碱粒细胞释放组胺及 5-羟色胺，也可沉着于血管壁及肾小球的基底膜上激活补体，引起组织损伤。

5.中医治疗

本病中医称"紫癜"、"紫斑"，属于中医学血证范畴，中医古籍中所记载的"葡萄疫"、"肌衄"、"斑毒"等病证，与本病有相似之处。中医认为紫癜有虚实之分，实证为气火亢盛，血热妄行。虚证有二：一为阴伤虚火妄动、灼伤血络，一为气虚不能摄血，总之因气火逆乱，血不能循经致络伤血溢，病因以感受外邪，饮食失节，瘀血阻滞，久病气虚血亏为主。对于紫癜的治疗，我们认为患儿无论有没有胃肠道症状，都应该以调理脾胃功能为主。

古代医家多认为"疹是太阴风热，斑是阳明热毒"。无论是阳斑，还是阴斑，都与阳明经有关。阳明属胃，与脾同居中州，共同完成腐熟水谷、生化气血的作用，如果脾胃功能发生紊乱，或外感之邪影响脾胃功能，或其他脏腑功能失调影响脾胃功能，使脾胃不能发挥正常作用，或致阳明壅热，损伤脉络；或脾不统血，血溢脉外；或中焦虚寒，阳不化阴，气血凝滞，血不归经；均可出现紫癜。但是，对于小儿而言，致病病因相对简单，或由外感风热之邪；或由脾胃虚弱；或由先天不足，后天调理不适而致脏腑积热而主要影响脾胃的功能所致，因此，在治疗方面，我们强调以调理脾胃为主，并针对病因进行治疗，在临床上一方面治疗疾病，一方面通过调理脾胃功能，增强患儿体质，将减少疾病的复发。

基本方：党参 10g，白术 10g，山药 10g，茯苓 10g，鸡内金 10g，神曲 10g，连翘 10g，莱菔子 10g，槟榔 10g，黄芩 10g，仙

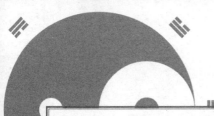

鹤草15g，桑叶5g，甘草5g。

（1）偏于风热型。起病较急，全身皮肤紫癜散发，尤以下肢及臀部居多，呈对称分布，色泽鲜红，大小不一，或伴痒感，可有发热、腹痛、关节肿痛、尿血等，舌质红，苔薄黄，脉浮数。

辨证：本证由风热之邪外感，内窜血络所致。以起病较急，紫癜色泽鲜红，伴风热表证为辨证要点。

治则：疏风清热，健脾和胃。

方药：于基本方去莱菔子、槟榔，加防风、丹皮、蝉蜕、浮萍、生石膏。

（2）偏于血热型。起病较急，皮肤出现瘀点瘀斑，色泽鲜红，或伴鼻衄、齿衄、便血、尿血，血色鲜红或紫红，同时见心烦、口渴、便秘，或伴腹痛，或有发热，舌红，脉数有力。

辨证：本证由热毒壅盛，迫血妄行，灼伤络脉，血液外渗所致。以起病急，紫癜及其他出血鲜红，伴热毒内盛，血分郁热之象为辨证要点。

治则：清热凉血，健脾和胃。

方药：于基本方加生地、水牛角、小蓟。

（3）偏于气虚型。起病缓慢，病程迁延，紫癜反复出现，瘀斑、瘀点颜色淡紫，常有鼻衄、齿衄，面色苍黄，神疲乏力，食欲不振，头晕心慌，舌淡苔薄，脉细无力。

辨证：本证由病久未愈，气虚不能摄血所致。以病程迁延，紫癜色淡，反复出现，伴气血不足之象为辨证要点。

治则：健脾益气。

方药：于基本方加黄芪、柴胡，加大白术、山药的剂量，如果伴胃寒，于基本方中加炮姜、白豆蔻。

（4）偏于阴虚型。紫癜时发时止，鼻衄齿衄，血色鲜红，低热盗汗，心烦少寐，大便干燥，小便黄赤，舌光红，苔少，脉细数。

辨证：本证由阴虚火旺，灼伤血络所致。

治则：，健脾益气，滋养胃阴。

方药：于基本方去莱菔子、槟榔，加芦根、麦冬、地骨皮、旱莲草、知母。

6.西医治疗

（1）常用西药。①抗过敏药物：息斯敏、扑尔敏、葡萄糖酸钙。②降低血管通透性药物：安络血、芦丁、维生素C。③血小板聚集抑制药：潘生丁。④肾上腺皮质激素：氢化可的松、强的松（泼尼松）、地塞米松。⑤对于肾型或强的松治疗不佳者，还采用免疫抑制剂（如环磷酰胺、硫唑嘌呤等化疗药物）、肾上腺皮质激素治疗，肾上腺皮质激素对部分患儿有效，可改善症状，对腹痛伴便血及关节症状者疗效好，但不能防止复发，对肾炎往往疗效不佳，单纯皮肤紫癜者可不用。常采用强的松 $1\sim2$ mg/（kg·d），分次口服，症状缓解后逐渐减量至停药，疗程一般为 $1\sim2$ 周。腹痛便血严重或有脑出血者可用氢化可的松 $150\sim300$ mg/d 〔$5\sim10$ mg/（kg·d）〕，或地塞米松 $15\sim30$ mg/d 〔$1\sim2.5$ mg/（kg·d）〕静脉滴注，肾脏受累呈肾病综合征表现时，按肾病综合征治疗。

（2）对症疗法。①关节肿痛者可用阿司匹林。②腹痛者可用镇静剂如鲁米那等，同时观察腹部有无肠套叠的体征。③消化道出血者，量少时限制饮食，量多时禁食，亦可用普鲁卡因（应先做过敏试验，阴性者，方选用）作静脉封闭，用 $8\sim15$ mg/（kg·d）加入 10%葡萄糖 200ml 中静脉滴注，$7\sim10$ d 为 1 疗程。④有感染者，尤其是链球菌感染时，可用青霉素等抗生素控制感染。⑤有肠寄生虫者，须待消化道出血停止后驱虫。⑥有病灶者，如龋齿、鼻窦炎、扁桃体炎等应彻底治疗。⑦一般可补充维生素C、P 或钙剂等。⑧出血量多，引起贫血者可输血。

（3）治疗经验。传统过敏性紫癜的治疗办法是对症处理及肾

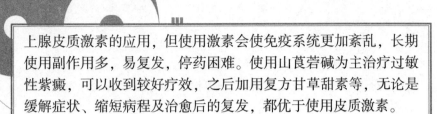

上腺皮质激素的应用，但使用激素会使免疫系统更加紊乱，长期使用副作用多，易复发，停药困难。使用山莨菪碱为主治疗过敏性紫癜，可以收到较好疗效，之后加用复方甘草甜素等，无论是缓解症状、缩短病程及治愈后的复发，都优于使用皮质激素。

中医外科临床验案痛风治验

痛风又称"高尿酸血症"，是一种因嘌呤代谢障碍，尿酸的合成增加或排出减少，造成高尿酸血症，血尿酸浓度过高时，尿酸以钠盐的形式沉积在关节、软骨和肾脏中，引起组织异物炎性反应，即痛风，属于关节炎的一种，又称代谢性关节炎。患者多于 30~40 岁以后发病，男性约占 95%，女性多发生于绝经期后，但因特异酶缺陷者可在青少年发病。一般间歇性发作，主要表现为拇趾、踝及指关节等部位红肿，且伴随针刺、刀割般的锐性疼痛，多数患者会伴发高烧。

早在元代朱丹溪在《格致余论》中已有"痛风"之名，该病即今之"尿酸性关节炎"。古人已清楚地认识这是"瘀浊凝涩，所以作痛"，有别于一般痹证。论其病因，东垣主血虚，丹溪认为有血虚、血热、风、湿、痰、瘀血之异。《丹溪心法》说："肥人肢节痛，多是风湿与痰饮流注经络而痛，瘦人肢节痛，是血虚。"已充分注意到患者的体质因素。在治疗上分上下肢而选择用药。中医关于痛风的病因病机可以追溯到《内经》时期，在《时方妙用》中描述"肢节肿痛，《内经》谓之贼风，后人谓之痛风……痛风脉浮紧，头痛恶风发热，为新受之邪……痛风久不愈，为痛久必入络也"。现代学者一般认为，痛风是由风、寒、湿邪杂至，痹阻经络，瘀血凝滞，流注关节，客于肌肉、筋骨之间，脉络不通而发。

痛风主要由湿、痰、浊、瘀阻留关节经络，气血不畅所致。由于痰湿之体，加以嗜酒、喜啖，致脏腑功能失调，升清降浊无权，痰湿阻滞于血脉中难以泄化，与血相结而为浊瘀，留于经脉

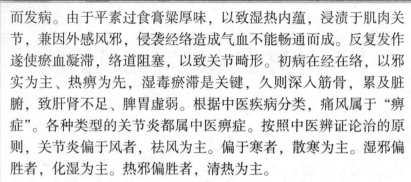

而发病。由于平素过食膏粱厚味，以致湿热内蕴，浸渍于肌肉关节，兼因外感风邪，侵袭经络造成气血不能畅通而成。反复发作遂使瘀血凝滞，络道阻塞，以致关节畸形。初病在经在络，以邪实为主、热痹为先，湿毒瘀滞是关键，久则深入筋骨，累及脏腑，致肝肾不足、脾胃虚弱。根据中医疾病分类，痛风属于"痹症"。各种类型的关节炎都属中医痹症。按照中医辨证论治的原则，关节炎偏于风者，祛风为主。偏于寒者，散寒为主。湿邪偏胜者，化湿为主。热邪偏胜者，清热为主。

痛风病人应根据其关节炎的症状特点与是否急性发作等决定痹症的性质是属于风寒湿痹，还是风湿热痹，有无痰瘀痹阻证，然后再对症下药。凡属风邪偏盛者为行痹，关节疼痛，游走不定；寒邪偏盛者为痛痹，关节僵硬，痛有定处；湿邪偏盛者为着痹，关节肌肉麻木，重着肿胀；热邪偏盛者为热痹，关节红肿灼热，疼痛拒按；而过多的尿酸则属湿浊，因脾失健运使湿浊内生，肾分清泌浊功能失调致湿浊排泄障碍，加之酗酒暴食，劳倦过度等，则湿浊流注于关节、肌肉，导致气血运行不畅而发病。治疗在急性期以祛邪为主，用祛风除湿，清热利湿等法；慢性期以扶正祛邪为主，用健脾益气，补益肝肾等法。

中医认为本病由过食膏粱厚味、内生湿热、痰浊凝结、气血不通而成。分湿热下注、瘀血阻滞、痰凝经脉、肝肾亏损四型论治，湿热下注主要表现为足部、肢节突发红肿热痛，痛有定处、日轻夜重、足不能行、口渴不欲饮、胸闷心烦。治宜清利湿热为主；瘀血阻滞者反复发作、疼痛不移、骨节畸形、屈伸不能、治宜活血化瘀、通络止痛；痰凝经脉者，关节和腱索周围或耳郭可见硬结，大者如栗、小者如豆，皮色不红，根盘散漫，坚硬如石或硬结破溃，流出白膏状物，无臭味、不收口；肝肾亏损见于痛风日久、骨节疼痛、筋脉拘急，牵引活动后加剧，形瘦乏力、烦躁自汗、头昏耳鸣、面赤、腰膝酸软、乏力、口干心烦、食少不

唐士诚学术及临床经验集

饥，宜滋养肝肾为法。

唐士诚医师通过临床辨证分型，应用防己佩兰汤加减治疗痛风如下：

1.湿热痹阻

由于湿邪入里化热，或素体阳胜，内有蕴热，湿热交蒸而致。症见关节红肿热痛，病势较急，局部灼热，得凉则舒。伴发热，口渴，心烦，小便短黄。舌质红，苔黄或腻，脉象滑数或弦数。治宜清热利湿，通络止痛。方选防己佩兰汤加减，药用：防己 10g，牛膝 10g，泽兰 10g，佩兰 10g，薏苡仁 20g，黄柏 10g，乳香 5g，当归 10g，没药 5g，鸡血藤 5g，甘草 3g；加苍术 10g、知母 10g、生石膏 20g、金银花 15g、连翘 10g、木瓜 10g、地龙 10g。

2.风寒湿痹

由于正气不足，风寒湿邪乘虚侵入，阻滞经络，痹阻不通而致。症见关节肿痛，屈伸不利，或见局部皮下结节、痛风石。伴关节喜温，肢体重着，麻木不仁，小便清长，大便溏薄。舌质淡红，苔薄白，脉象弦紧或濡缓。治宜祛风散寒，除湿通络。方选防己佩兰汤去黄柏，加桂枝 10g、白芍 10g、生姜 5g、黄芪 15g、制川乌 10g、麻黄 10g、川芎 10g、羌活 10g、苍术 10g、防风 10g等。

3.痰瘀阻滞

由于久病体弱，痹阻经络，气血不通，痰瘀交结于关节而致。症见关节肿痛，反复发作，时轻时重，局部硬节，或见痛风石。伴关节畸形，屈伸不利，局部皮色暗红，体虚乏力，面色青暗。舌质绛红有瘀点，苔白或黄，脉象沉滑或细涩。治宜化痰散结，活血通络。方选防己佩兰汤去黄柏，加陈皮 10g、半夏 10g、茯苓 10g、当归 10g、川芎 10g、赤芍 10g、桃仁 10g、红花 10g、秦艽 10g、炮山甲 10g、天南星 10g、伸筋草 10g等。

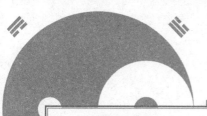

4.脾肾阳虚

由于素体阳虚，外邪侵入，迁延不愈，损伤脾肾而致。症见关节肿痛持续，肢体及面部浮肿。伴气短乏力，腰膝酸软，畏寒肢冷，纳呆呕恶，腹胀便溏。舌质淡胖，苔薄白，脉象沉缓或沉细。治宜健脾益肾，温阳散寒。方选防己佩兰汤去黄柏，加制附子 10g、肉桂 10g、白术 20g、党参 10g、茯苓 10g、黄芪 15g、杜仲 10g、补骨脂 10g、仙灵脾 10g、肉苁蓉 10g、骨碎补 10g、金毛狗脊 10g 等。

5.肝肾阴虚

由于久病伤津，阴液匮乏，不能滋养肝肾，邪居筋骨而致。症见关节疼痛，反复发作，日久不愈，时轻时重，或关节变形，可见结节，屈伸不利。伴腰膝酸软，耳鸣口干，肌肤麻木不仁，神疲乏力，面色潮红。舌质干红，苔薄黄燥，脉弦细或细数。治宜补肝益肾，祛风除湿。方选防己佩兰汤加独活、桑寄生、白芍、熟地、杜仲、牛膝、龟板、鳖甲、菟丝子、女贞子、伸筋草等。

化斑汤临床应用探讨

药物组成：柴胡 10g，白芍 10g，首乌 10g，熟地 10g，白芷 20g，白术 10g，茯苓 10g，佛手 10g，当归 10g，川芎 10g，陈皮 10g，菟丝子 10g，白附子 10g。

治则：疏肝健脾、化瘀消斑。

主治：黧黑斑。

临床表现：面部色素沉着，症见情绪不佳，纳谷不香，大便干燥，面色萎黄，月经不调，或前或后，经量较少，舌淡苔薄，脉玄细。

现代应用：黄褐斑。

案例：于某，女，27 岁，初诊时间：1999 年 9 月 20 日。

主诉：面部黄褐斑 3 年。

现病史：1996 年 2 月产 1 子，半年后，由于夜间休息不好，心情抑郁，面部开始出现色素沉着，开始色斑面积较小，也没有治疗，近半年来，色斑面积扩大至大部颜面，颜色加深，同时伴有心情抑郁，烦躁易怒，失眠，疲乏，食纳差，月经量明显减少，痛来腹痛。查：精神欠佳，倦怠，消瘦，面部不规则黧黑斑，以前额、双颊为主，黑斑面积占整个颜面 2/3 左右。舌质暗，有瘀斑，脉沉细涩。

诊断：黄褐斑。

中医辨证：肝肾阴虚，气滞血瘀。

治则：补益肝肾，活血化瘀，疏肝行气。

方药：于化斑汤中加地骨皮 20g、知母 10g 增加滋阴之力，以防疏肝行气之药耗伤阴血。

二诊：服用 7 剂后，情绪好转，睡眠改善，饮食有所增加，面部色斑没有明显变化，于原方加莪术 10g 以破瘀血，服用 14 剂后，诸症明显改善，月经来时量明显增多，腹痛减轻，面部色斑转淡，面积缩小，守方治疗 3 月，面部色斑基本消失，体重增加六七千克，月经正常。

按：面部乃阳明之地，气血之所汇处，多为阳明之所主，而与胃和肝关系密切，因为脾胃运化功能皆赖肝气之疏泄与提升。一旦肝失疏泄，则土气瘀滞，而致气血生化乏力，气血流通不畅，土气瘀滞，下克肾水，使之不能滋养颜面，而致面部出现黄褐斑，中医也叫鼾黑斑。

化斑汤方中以疏肝气为主，兼滋补肝肾之血。兼健脾气使脾胃运化正常。柴胡、白芍、茯苓、白术疏肝健脾；菟丝子、首乌、熟地调补肝肾；陈皮理气；当归、川芎活血；白芷宣散阳明之经气，加白附子以清除面部之瘀滞，使斑得以消退。中医学认为，肝藏血，喜条达而恶抑郁，若情志不遂，肝失条达，或阴血暗耗，或生化之源不足，均可导致肝气郁结不疏。郁久化热，灼伤阴血，致使颜面气血失和而发病。肾藏精、为水，水亏则火旺，津血暗耗，不能濡润于颜面，而枯萎发斑，脾虚不能健运，气虚生化乏源，以致气血不足，不能上荣于面，也是发生黄褐斑的主要原因。黄褐斑患者常伴有急躁易怒，胸胁胀痛，痛经或经期延后，经血紫暗有块，舌有紫斑，脉弦涩（面斑呈青褐色），临床常见眩晕、耳鸣、健忘、失眠、咽干口燥、五心烦热，有的颧红盗汗，女子经少，男子遗精等肝肾阴虚症状。

另外，黄褐斑也多由久病失调，房事不节，产育过多，情志内伤引起。临床分型我们一般分为以下几型。

1.肝肾阴虚型

治法：滋阴补肾，中和气血。方药：六味地黄丸加减。山茱萸 10g，怀山药 10g，熟地 15g，泽泻 10g，云苓 15g，丹皮 15g，当归 10g，白芍 10g，丹参 10g，陈皮 10g，益母草 10g，首乌藤 30g。

2.肝郁气滞型

治法：疏肝理气，中和气血。方选：柴胡 10g，枳壳 10g，香附 10g，郁金 10g，赤白芍各 10g，当归 10g，茯苓 10g，白术 10g，丹参 15g，益母草 10g，女贞子 15g，旱莲草 15g。

单方成药：肝肾阴虚者可服用六味地黄丸，滋补肝肾丸；气血不调和者可服用逍遥丸、舒肝丸、白凤丸。血瘀用桃红四物汤及通窍活血汤加减。

现代医学认为引发黄褐斑的原因较多，它的发生和发展一般与以下因素有关。

（1）生理因素。常见于有些妇女妊娠 3～5 个月时面部出现黄褐斑，是由于雌激素增高刺激黑素细胞分泌黑素体，孕激素增高促使黑素体的运转和扩散。但分娩之后色斑即逐渐消失。

（2）内分泌因素。内分泌异常是黄褐斑发病的重要原因，尤其是女性患者，体内雌激素和孕激素升高，雄性激素下降，均可促使黑色素增加，酪氨酸酶的活性增高，导致面部色素斑的形成。

（3）疾病因素。常见于妇女病，如月经不调、痛经、盆腔炎。

（4）精神因素。由于长期的思想紧张、过度疲劳，或精神刺激、心情不好，失眠多梦、神经衰弱，或脾气急躁、经常生气，均可导致内分泌功能紊乱而生斑。

（5）日光因素。尤其是春夏季、阳光紫外线的照射，使面部色斑加重，冬季减轻。

（6）营养因素。主要与体内缺乏维生素 A、C、E，烟酸，氨基酸，谷胱甘肽有关。

（7）化妆品因素。劣质化妆品或化妆品中所含有毒物质如

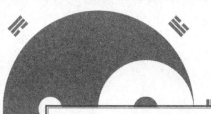

铜、锌、汞、铅及含的香料、防腐剂、脱色剂、紫外线吸收剂等超过规定浓度，造成过敏性、光敏性等各种接触性皮炎，均可遗留不同程度的色素沉着。

(8) 药物因素。最常见的是口服避孕药，使面部、乳头、腋下、外阴均可见色素增加，长期口服冬眠灵、苯妥因钠也可使面部色素加重。面部长期外用含有激素的软膏必然会导致色素沉着。

(9) 遗传因素。据调查约有30%的患者，家庭中有黄褐斑病史。

(10) 微生态失衡因素。包括氧化与抗氧化失衡、局部皮肤菌群的改变等。

黄褐斑的治疗原则：弄清病因、标本兼治、数管齐下、综合治疗。详细了解病史，从中了解患者是否妊娠，是否在服避孕药或其他药，是否患有妇科病或其他慢性病，是否用质量不好的化妆品，饮食中是否偏食、缺乏某些营养等等。通过了解发病原因，如果是由服用药物或使用化妆品引起的，就停服停用，并进行治疗；如果是日光引起的，应注意防晒；如果是与慢性疾病或妇科疾病有关，那就应在治疗黄褐斑的同时还要治疗有关疾病；如果精神因素引起的应消除烦恼，保持乐观开朗。临床上很多黄褐斑患者，当妇科疾病被治愈的同时，面部的黄褐斑也不翼而飞了，说明妇女疾病与黄褐斑关系密切。

皮炎汤治疗神经性皮炎

药物组成：白芍 15g，夏枯草 20g，首乌 10g，珍珠母 20g，丹皮 20g，生地 10g，柴胡 10g，元参 15g，煅牡蛎 20g，黄芩 10g，刺蒺藜 15g，佛手 10g。

治则：软坚凉血、祛风止痒。

主治：顽固性神经性皮炎。

现代应用：神经性皮炎。

临床表现：颈部、双前臂伸侧、腰背、尾骶部可见皮肤增生、肥厚、苔藓样变。舌暗红，苔薄白，脉弦细。临床应用：神经性皮炎，

案例：患者王某某，男，48 岁，颈后皮肤增生、肥厚，剧烈瘙痒 2 年、加重 2 月。

自述于 2 年前，因工作问题致心情不好，颈后皮肤出现瘙痒，用皮炎平软膏外用后，症状有所缓解，但反复发作，近两月来，局部皮肤增生肥厚、瘙痒加重，伴心烦易怒、失眠、口干。舌质暗红，少苔，脉弦。颈后皮肤片状增生肥厚、呈苔藓样变，边界不清。

中医辨证：肝气郁滞、化火伤阴。

治则：养血疏肝，清火止痒为主。

方选皮炎汤加麦冬 20g，加减治疗用药 15 剂，同时外用中药外擦（土槿皮 15g，草红花 15g，桃仁 10g，生地榆 20g。用 76%酒精 500ml，浸泡一周后外用，一日在患处擦 2 次）。经过治疗后，患处皮损基本消退，瘙痒缓解。

按：神经性皮炎，中医称谓"牛皮癣"，因其坚硬如牛革状

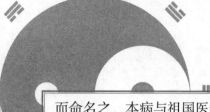

而命名之，本病与祖国医学文献中记载的"牛皮癣"、"摄领疮"相类似。如《外科正宗》顽癣中记述的："牛皮癣如牛项之皮，顽固且坚，抓之如朽木。"《诸病源候论》记载："摄领疮如癣之类，生于颈上，痒痛，衣领拂着即剧。"中医称为"顽癣"。顽癣者，顾名思义，大多是顽固难愈的。实际情况正是这样，大多数"顽癣"患者的病灶确是发生在颈项部，此外，还有发生在肘窝、腘窝、前臂、股、小腿、后腰部、会阴和肛门周围的。其症状多为皮肤上出现聚结性扁平丘疹，呈圆形或多角形，大小如粟粒或高粱粒，沿皮脊方向扩延，状似席纹，皮肤变厚变硬，呈苔癣状，剧痒。

西医认为此病多与神经紧张、焦虑、失眠等因素有关，与神经系统功能障碍、大脑皮层兴奋和抑制过程平衡失调有关，因患者常伴有神经衰弱、失眠和更年期综合征，每因情绪波动、精神过度紧张而病情加重或复发，皮肤增生、局部成顽固性瘙痒。

中医认为，此病之因，多由情绪失常，情志不畅所致，肝气疏泄不利，气机不畅，气血久而瘀滞，气机郁滞不畅，久则化火，暗伤阴血，以致血不养肤，故辨证之时，以疏肝为主，但防疏泄太过。于养肝之中佐以滋阴养血之药。久病入络，宜开散软坚，故以上方柴胡、白芍、佛手疏解肝气；黄芩、夏枯草清解郁热；首乌、生地以养血润肤；珍珠母以安神定志；元参、夏枯草、生牡蛎以软坚化瘀。若皮肤增厚加红花、桃红、王不留行等活血之药以加强疗效。也有因脾脏湿热，复感风邪，蕴阻肌肤而发病。

带状疱疹治验

　　带状疱疹由水痘—带状疱疹病毒引起。病毒通过呼吸道黏膜进入人体，经过血行传播，在皮肤上出现水痘，但大多数人感染后不出现水痘，是为隐性感染，成为带病毒者。宿主的细胞免疫功能低下时，如患感冒、发热、系统性红斑狼疮以及恶性肿瘤时，病毒又被激发，致使神经节发炎、坏死，同时再次激活的病毒可以沿着周围神经纤维再移动到皮肤发生疱疹。在少数情况下，疱疹病毒可散布到脊髓前角细胞及内脏神经纤维，引起运动性神经麻痹，如眼、面神经麻痹以及胃肠道和泌尿道的症状。

　　典型的带状疱疹皮损为在炎症基础上出现成簇而不融合的粟粒至黄豆大丘疹，丘疹继而变为水疱，疱液澄清，疱壁紧张，围以红晕。皮损沿外周神经分布，排列成带状，很有特征性，有诊断价值。各簇水疱群间皮肤正常。若无继发感染。数日后水疱干涸结痂，愈后留有暂时性色素沉着，一般不留疤痕。

　　由于机体免疫状态的不同，表现常不典型，而有不同名称。对有神经痛而无皮疹者称顿挫型带状疱疹；仅有红斑、丘疹而不发展为水疱的称丘疹性带状疱疹；发生大疱的为大疱性；出血的为出血性；坏死明显的为坏疽性；皮损因病毒血源播散的称泛发性；累及内脏如肺、肝或脑部时称带状疱疹肺炎、肝炎或脑炎。极少数可累及两个以上神经节产生双侧性或同侧有数支不同神经分布的损害。

　　神经痛为本病的特征之一，具诊断价值，常出现在发疹前或出疹时，并可逐渐加剧。儿童患者痛较轻或不痛，老年患者则常明显，呈阵发性加剧，难以忍受，且在皮损消退后可持续数月或

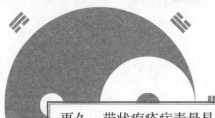

更久。带状疱疹病毒最易侵犯肋间神经。脊神经中除胸部神经单独形成肋间神经支配胸、腹部皮肤外，其他的脊神经多与相邻的几个脊神经互相联合后形成颈、臂腰、骶髂神经丛，再从各神经丛分出许多周围神经，分别分布到颈、上肢、下肢和会阴部皮肤。因此，胸部神经发病后常能由肋间神经明确地反映出病变的节段。而颈部、腰骶部神经发病后，仅能从皮损了解到脊神经病变的区域。

带状疱疹相当于中医的"缠腰火丹"、"蛇串疮"、"蜘蛛疮"。如《医宗金鉴·外科心法要诀白话解》记载："此症俗名蛇串疮，有干湿不同，红黄之异，皆如累累珠形。干者色红赤，形如云片，上起风粟，作痒发热;湿者色黄白，水疱大小不等，作烂流水，较干者多痛。"又如《外科启玄》蜘蛛疮记载："此疮生于皮肤间与水窠相似，淡红且痛，五、七个成堆，亦能散开。"亦有人称之为"缠腰龙"者。

唐士诚老师认为本病多因情志不遂，肝郁气滞，郁久化热，或因饮食不节，脾失健运，湿热搏结，兼感毒邪而发病。情志不畅，肝气不疏，气郁化火，外感毒邪，循经而发，故见皮肤起疱疹，多沿肝经循行路线分布，皮色鲜红，浸润明显。饮食不节，脾经湿盛，外感时邪，湿热毒邪，蕴阻肌肤，亦见皮肤起丘疱疹，皮色红，疱壁松弛;若水疱消失后患处仍疼痛明显，皮损色暗红，或年老体弱，血虚肝旺，气血凝滞，以致疼痛剧烈，日久不减。

总之，本病初起多属肝胆湿热或脾经湿热，日久或年老体弱多属气血凝滞。在临床治疗中，应该遵循辨证治疗的原则，根据不同的年龄、病变的病位、病情的轻重灵活用药。

【案例1】　张某，男，18岁。初诊时间：1999年3月20日。

主诉：颜面左侧起红斑、水泡伴疼痛3d。

现病史：自述于3d前，自觉周身不适、口渴，低热、轻微头疼，二便正常。尔后，颜面左侧以耳前为中心起红斑，并于红斑上发起水疱，针刺样疼痛。

检查：体温，37.6℃，血象：白细胞正常，中性粒细胞正常，淋巴细胞增高。颜面左侧以耳前为中心起红斑，左眼睑也起红斑水疱，水疱较密集，舌质红，苔薄，脉浮数。

诊断：抱头火丹（颜面部带状疱疹）。

中医辨证：风邪夹火，上扰头面。

治则：疏风清热，解毒止痛。

内服方药：柴胡 10g，板蓝根 30g，丹皮 20g，赤芍 10g，浮萍 10g，黄芩 15g，夏枯草 20g，芦根 10g，连翘 10g，野菊花 10g，荆芥 5g，大青叶 20g，桔梗 10g，薄荷 5g，甘草 3g。水煎服，5 剂。

外治：用我院三黄膏、止痛膏、青黛膏三药混匀外涂患处，每日换 1 次。

二诊：1999 年 3 月 27 日。经服用中药及外敷中药膏后，患者疼痛明显减轻，水疱消失，口渴、低热、轻微头疼症缓解，风火之热已散，于原方中加生地 20g 以护阴，再服 5 剂。

三诊：1999 年 4 月 3 日。自觉症状消失，皮疹消退，临床痊愈。

【案例 2】 刘某，男，45 岁。初诊时间，2000 年 6 月 25 日。

主诉：右胁肋部起红斑，水疱伴疼痛一周，伴口苦咽干、口渴、烦躁易怒，食欲不振，大便干，小便黄。

检查：右胁肋部起红斑，上起成簇密集水疱，沿肋神经分布，舌质红，苔黄厚，脉弦微数。

诊断：缠腰火丹（带状疱疹）。

治则：清热利湿，解毒止痛。

内服方药：龙胆泻肝汤加减。龙胆草 10g，黄芩 15g，板蓝根 30g，丹皮 20g，赤芍 10g，栀子 10g，车前子 10g，柴胡 8g，

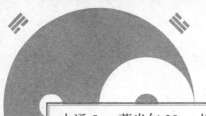

木通 5g，薏米仁 20g，川楝子 10g，萆薢 10g，甘草 3g。水煎服，
5 剂。

外治：用我院三黄膏、止痛膏、青黛膏三药混匀外涂患处，
每日换 1 次。

二诊：2000 年 4 月 10 日。经服用中药及外敷中药膏后，患
者疼痛明显减轻，诸症缓解，唯大便仍干，苔仍黄厚，于原方加
大黄 10g、厚朴 10g、连翘 10g，续服 5 剂。并嘱其禁饮酒，忌辛
辣刺激之食物，调理好心情。

三诊：2000 年 4 月 17 日。患者疼痛明显消失，诸症缓解，
临床痊愈。

【案例3】 李女，35 岁。2d 前右胸肋胀闷不适，伴头晕胀
痛，口苦咽干，纳差，翌日晨起时觉右胸胁有轻微刺痛，至下午
渐渐出现绿豆疱疹，簇集分布，伴灼热感及针刺样疼痛。

刻诊：右胸胁部密布潮红疱疹，且部分疱疹糜烂破溃，性情
急躁，伴头痛头胀，口苦纳差，小便黄赤，舌苔黄厚而腻，脉
弦。

证属肝经湿热内盛蕴结所发。治以清利肝经湿热，凉血活血
解毒。用龙胆泻肝汤加减治疗。龙胆草 12g，生地 30g，栀子
10g，柴胡 10g，当归 10g，黄芩 10g，黄连 10g，木通 10g，泽泻
10g，夏枯草 10g，板蓝根 10g，银花 12g，连翘 12g，车前子
（包煎）10g，紫草 6g，甘草 10g。水煎服。

外用炉甘石粉 40g，青黛粉 5g，蒸馏水 100ml 混匀，以毛刷
蘸搽皮损处。服药 3 剂后，疹色由红转淡，水疱消退，渗液糜烂
处干燥结痂，灼热疼痛大减，小便正常，余症俱轻。续服 4 剂皮
疹全消，诸症治愈。

【案例4】 崔某某，女，38 岁，初诊时间，1999 年 9 月 16 日。

主诉：右侧大腿内侧疼痛 10d，起红斑、水疱 7d。自述于
10d 前起，右侧大腿内侧出现针刺样疼痛，伴口渴而不欲饮，不

思饮食，食后腹张，大便时溏，白带多。

检查：右侧大腿内侧红斑，延及膝关节屈侧，上有成簇密集水疱，丘疱疹颜色较淡，疱壁松弛，舌淡胖，苔白厚或白腻，脉沉缓或滑。

诊断：蛇串疮（带状疱疹）。

治则：健脾利湿，解毒止痛。

内服方药：陈皮10g，茯苓10g，半夏10g，山药10g，白豆蔻10g，薏米30g，佩兰10g，枳壳10g，忍冬藤20g，连翘10g，黄柏10g，党参10g，甘草3g。水煎服，5剂。

外治：用我院三黄膏、止痛膏、青黛膏三药混匀外涂患处，每日换1次。

二诊：1999年9月23日。自述服中药5剂及外用药膏治疗后，食后腹胀明显减轻，大便变软，白带减少。皮损明显好转，疼痛减轻，苔变薄。药已对症，效不更方，继服5剂。

三诊：1999年9月29日。症状基本消失，饮食二便正常，临床痊愈。

【案例5】 刘某某，女，78岁，初诊时间：1999年6月9日。

主诉：腰背左侧疼痛3月。

现病史：自述3月前，腰背左侧起带状红斑、水疱，疼痛剧烈，在某医院给予阿昔洛韦、维生素B$_{12}$、地塞米松10mg/3d，静脉注射，治疗2周后，皮损消失，减轻疼痛。此后至今，患出仍觉疼痛，时轻时重，疼痛以夜晚或阴雨天加重，伴口干，乏力，心悸，严重影响了患者的正常生活。

查：一般情况尚可，舌质暗红，有瘀斑，脉涩。

诊断：蛇串疮（带状疱疹后遗神经痛）。

治则：补气养阴，活血止痛。

内服方药：黄芪20g，当归10g，白芍20g，仙鹤草30g，元胡10g，五灵脂10g，桑枝20g，丹参20g，郁金10g，陈皮10g，

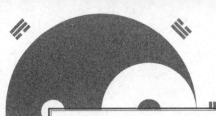

甘草 3g。水煎服，7 剂。

二诊：1999 年 10 月 7 日，自述服中药 7 剂后，疼痛明显减轻，上方继续服用。

按：中医诊病，重在辨证论治，案例 1 为青年男性，因感受风热之邪，化火毒雍于头面引发带状疱疹，临床症见口渴，低热、轻微头疼，病未入里，故二便正常。辨证为风邪夹火，上扰头面。以疏风清热，解毒止痛之药，使头面之风火欲以消散，病症即除。案例 2、3 为肝胆湿热患者，本病以皮疹色红、疱壁紧胀、灼热刺痛、舌红、苔黄、脉弦数为辨证要点。病机：肝胆湿热，熏蒸肌肤而见水疱色红；湿热郁阻则灼热刺痛；热伤津液则口苦咽干、口渴大便干、小便黄；肝为刚脏，肝胆湿热则烦躁易怒。舌红、苔黄、脉弦滑数为肝胆湿热之象。治以清利肝胆湿热为主，病症可望恢复。案例 4 为一脾虚湿胜患者，本病以丘疱疹颜色较淡，疱壁松弛，舌淡胖，苔白厚或白腻，脉沉缓或滑为辨证要点。舌淡胖，苔白厚或白腻，脉沉缓或滑为脾气虚而湿气胜的典型特征。治以健脾利湿，解毒止痛之剂，症状消失。案例 5 为一气滞血瘀型患者，以皮疹消退后局部仍疼痛不止，舌质暗，苔白，脉弦细为主要辨证要点，多见水疱消退，局部疼痛不止，皮色暗红，灰褐色或色素沉着，疼痛以夜晚或阴雨天加重，舌暗苔白，脉弦细。本证以丘疱疹消退之后疼痛不止为辨证要点，老年人多见。病机：年老体弱，气血不足，循行不畅；气血循行不畅，凝滞肌肤，不通则痛，病久入络，久病伤阴，所以皮疹消退，疼痛不止。舌暗红、脉涩为气滞血瘀，久病伤阴的典型表现。治疗应该以补气养阴，活血止痛为主。

桂枝汤治疗皮肤病验案

桂枝汤出自仲景《伤寒论》，本为太阳中风，卫强营弱，发热，汗出，脉浮缓，恶风症而设。功在调和营卫，平阴和阳，资施水火，化生气血。后世医学均推崇此方，谓千古第一方，冠以群方之首。临床应用涉猎广泛。我们在治疗皮肤病中，运用其微旨大义，辨证论治，取得了较好的治疗效果，今录几例，供大家参考指正。

1.慢性荨麻疹

郭某，女，38岁，1999年12月3日初诊。5年前开始出现皮肤瘙痒，经搔抓后躯干、四肢起白色风团，经2d后风团消失，开始时，发作时间间隔较长，10d左右出现，近半年来，呈加重趋势，发作间隔时间缩短，有时甚至一日数发，严重影响工作与休息，伴疲乏、精神不集中、食欲下降等症。期间，曾在外院给予扑尔敏口服，肌注葡萄糖酸钙及中药治疗，症状偶有减轻，但停药后病症如初，近一月来，全身泛发风团，来势凶猛，瘙痒难忍，苦恼不堪。现伴疲乏、纳呆、怕冷、小便清、大便自调。查：体瘦，神疲，躯干、四肢见片状不规则白色风团，立见抓痕及色素沉着斑，同形反应阳性，皮肤划痕试验阳性，舌质淡，微胖，边有齿痕，脉浮缓。辨证为卫阳不足，营卫不和。拟调和营卫，固表祛风法。方选桂枝汤加味：桂枝10g，杭白芍10g，甘草6g，生姜10g，大枣5枚，黄芪30g，白术20g，防风10g，白蒺藜20g，当归10g，桑枝10g。水煎服，一日1剂，服上方4剂后风团基本消退，精神好转，食纳改善，查舌体边缘仍有齿痕，原方中加党参15g，继服5剂，风团再未出现，皮肤瘙痒症消

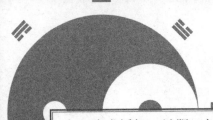

失，诸症缓解，继服 7 剂后停药。观察 1 年，未见复发。

按：荨麻疹是一种比较常见的过敏性皮肤病，中医称之为"瘾疹"。本案原卫阳不足，腠理空疏，营卫失其固表之职所致。桂枝汤辛甘化阳合玉屏风散以助卫气；酸甘化阴，合当归以养阴血，营卫既充，卫气渐壮，营卫兼和；并桑枝以搜刮经气之除，营卫周密，从外而达于内，使中气不外泄，邪风不入内，素有之顽疾退而身安。

2.掌跖角质剥脱症

刘某，女，29 岁，2000 年 5 月初诊。症见手足心热，掌跖皮肤剥脱，反复发作 4 年余。近一月来，手足心烦热难忍，伴失眠、烦躁、心悸、疲乏。近半年来，月经提前 4～5d，量少色暗，行经腹痛伴有血块。查：一般情况尚可，体较瘦，性急，双手掌及足底皮肤色红变薄，部分皮肤角质剥脱，下见新鲜肉芽样组织，手足局温略高于正常皮肤，舌质暗红，苔薄白，脉细数。临床辨证属营阴不足，君火移位。方选桂枝汤加味：桂枝 10g，白芍 10g，生姜 6g，甘草 6g，大枣 5 枚，丹皮 10g，麦冬 10g，当归 10g，细辛 3g，益母草 30g，5 剂，水煎分服。用药后复诊，自述手足心热明显减轻，余症亦减，于原方再进 7 剂，诸症平息，拟归脾丸调善其后。观察半年，诸症末现。

按：掌跖角质剥脱症属临床比较难治皮肤病之一种，属中医"鹅掌风"之范畴，本例病史 5 年，反复发作，据四诊全参，辨证为营血不足，心火偏亢，久则营阴瘀滞，经气不舒。内火烦扰，耗散营血，营血日亏，心火复亢，反复损害，两不相制。用桂枝汤取其平阴和阳之功，桂枝汤既能化阳以行经气，又能合营以化生营血，故以桂枝汤为主酸甘化阴，并用丹皮、麦冬增益心阴，宣透心火，以防心火之亢；当归、益母草补血行血以通营血之瘀滞，且护阴不损其阴；细辛通行十二经，从阴达阳，以至于手足之心者，其取少阴经行之义，营血既充，心火已平，此病即愈矣。

3.面部潮红症

张某，男，19岁，1998年10月初诊。自述3年来，不明原因面部经常出现潮红，发无定时，每于紧张时加重，伴面部灼热，微痒。近一年来，面颊部出现红斑，红斑压之褪色。曾在外院给予抗过敏治疗无效而来我院就诊。除此症状外，余无不适。查：一般情况良好，局温略高于正常皮肤，舌脉正常。临床辨证属少阳令行太过，枢利之机失调。方用：桂枝10g，白芍10g，生姜6g，甘草6g，大枣5枚，葛根20g，白芍10g，丹皮20g，白蒺藜20g，当归10g。水煎分服，每日1剂。6剂后复诊，面部已无灼热及痒感，潮红症好转。查：面部红斑色转淡，继服6剂，皮肤颜色转至正常，诸症消失。

按：本案例临床少见，余见之始也无所示踪，故试投上方以观其效，用后见效，方思其理，桂枝汤出于阴阳之间而兼化，此一少年，正值少阳用事，往来不定，倏忽无主，且营中之火易发，少阴君火之令失调。少阳鼓舞，少阴之火冲逆而上，故而面部潮红。用桂枝汤调和营卫之气，为之枢机，或从阳化，或从阴消，可加减得之。本案桂枝汤加葛根开担阳明之津气于面部；白芷香而不燥，通达阳明之气，取于面颊归属阳明之义；丹皮制君火之亢；蒺藜旋托于内，平少阳之风。主用桂枝汤者，因其可从阳达阴，从阴达阳，舒缓改敛，有类似收缩、扩张血管，以恢复其功能之作用。

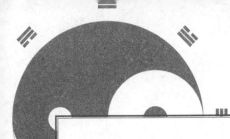

"麻黄"在治疗中医外科疾病中的应用

《神农本草经》记载:麻黄,味苦,温。主中风伤寒头痛、温症、发表出汗,去邪热气,止咳逆上气,除寒热,破症坚积聚,一名"沙龙"。

麻黄虽是临床常用的一味辛温解表药,但在临床应用中,除用于治疗外感风寒所致的伤寒病症及其变证之有表征外,尚可在临床上配伍其他药物辨证论治多种疑难病症,麻黄的性用归经在《本经疏证》中有详细的论述。曰:"麻黄之实,中黑外赤,其茎宛如脉络骨节,中央赤,外黄白。实者先天,茎者后天,先天者物之性,其义为由肾及心。后天者物之用,其义为由心及脾肺。由肾及心,所谓肾主五液,入心为汗也;由心及脾肺,所以分布心阳,外至骨节,肌肉,皮毛,使其间留滞无不倾囊而出也。故载此物之地,冬不积雪,为其能伸阳气于至阴中,不为盛寒所凝耳。夫与天之寒,声相应,气相求者,与地为水,与人身为精血津液,故天寒则地中之水皆凝为冰而不流,人身亦然,精被寒凝则阳气拂郁,鼓荡与外……邪然在表而无汗,津液被寒则凝聚为水,而其中之气奔迸上迫,为咳逆上气。血被则脉络不通,为症坚积聚。"

麻黄,气味轻清,能彻上彻下,彻内彻外,故在里则使精血津液流通,在表则使骨节肌肉毛窍不闭,在上则咳逆头痛皆除,在下则症坚积聚悉破矣。以上议论可以在象理上对麻黄的性用有一符合中医理论的认识,这对于我们在实际临床诊治疾病中,将其到启迪思维，开阔视野，推陈出新的作用。下面，就结合临床病案分析讨论。

【案例1】 王某，男，35岁，患"酒渣鼻"5年，自述于5年前鼻端皮肤出现红斑，之后，红斑渐渐扩大，局部热，近半年来，鼻端皮肤红斑上出现丘疹并见鼻端明显肥厚。在发病期间，曾多方求治，获效不显，故于2000年元月初来我院诊治，问其曾有饮酒史及嗜烟史，但饮食正常，二便自调。查：鼻端明显红肿肥厚，上有小丘疹，色暗红，压之色稍减退，舌暗红，苔白微腻，脉滑。中医诊断：酒渣鼻。辨证为气滞血瘀，湿热蕴滞，肺窍失利。方用：生麻黄10g，枳壳20g，连翘20g，红藤30g，白芷10g，当归10g，葛根20g，薏米仁15g，丹皮10g，生草6g，桑枝10g。5剂，水煎分服，一日1剂，并嘱其戒烟酒，二诊，鼻端红肿明显减退，丘疹消失，己无发热，皮色转淡。舌暗红，苔薄白，脉滑，在原方基础上加桃仁10g，再服10剂。一月后，患者来诊时见鼻端皮肤已基本恢复正常。

按：酒渣鼻，在临床上属于比较难治的皮肤病之一，本例患者在酒渣鼻分期上属于二期与三期之间，本例用生麻黄之义，取其能彻上之功，鼻为面王，为垦为山，其位最高，非麻黄不能及，又鼻为肺窍，麻黄入手太阴肺经，开宣肺之经气而达于鼻端，配枳壳旋转气机，丹皮、连翘解郁热，红藤、当归活血，白芷配薏米仁化湿滞，白芷配葛根宣发阳明之津气，桑枝通络，生草和中，合方以麻黄为君，枳壳为臣，连翘、丹皮、红藤、当归、白芷、薏米仁、葛根为佐，生草为使，共奏破瘀滞、理血气、化湿蕴的作用。其中，以麻黄为君者，非麻黄不能达于病所、非麻黄不能开宣肺之经气、非麻黄不能破此积聚。

【案例2】 康某，女，50岁，初诊时间：1999年5月中旬。主诉：畏寒，关节疼痛10年。自述平素体质较弱，于10年前因感风寒而至畏寒怕冷，四肢关节疼痛。经以"感冒"证治，症状缓解。但此后，常感畏寒，四肢关节疼痛，近一年来症状加重，自觉寒透骨髓，虽近厚，依炉火而寒不解，并出现间歇性发热，一般体温在38℃左右，有时高达39℃以上，伴汗出，患病期间，曾多次查血沉，最快为80mm/h，骨髓穿刺提示"多发性骨髓瘤"，血象中，白细胞偏低，经多方治疗，疗效欠佳。现自觉怕冷，自汗多，关节疼痛，疲乏无力，食纳欠佳，精神差。查体：T：38℃，P：88次/min，BP：13.3/9.3kPa，体瘦，面色晦滞，语气无力，精神欠佳，舌质淡，苔薄白，脉呈细无力，中医诊断：痹证。辨证为太少合病证。方用麻黄附子细辛汤加桂枝汤为主。生麻黄10g，制附子（先煎）20g，细辛6g，桂枝10g，杭芍10g，生姜10g，黄芪30g，党参20g，白术30g，苍术6g，独活10g，当归10g，甘草6g。5剂，水煎分服，一日1剂。煎法：先煎麻黄去味，再用开水煮附子30min后纳诸药及麻黄药汁，再煮20min。二诊：用上方后，体温转正常，畏寒减轻，汗出减少，余证同前。原方有效，予再服10剂。三诊：服药后已无明显怕冷感，四肢关节疼痛也减轻，精神好转，食纳改善。查：舌淡，苔薄白，脉略有力。于原方中加乳香、没药各6g，增强行气止痛之力，继服10剂。四诊：以上诸诊基本缓解，改用补中益气汤加小活络丹以善其后。

　　按：本病属太少合并证，仲景少阴篇云：少阴病始得之，反发热，脉沉者，麻黄附子细辛汤主之。今观此病，虽逾十载，但症象相符，仅热后出汗一症，乃虽然病久阳气衰微，但因表寒逾碍，愈极力鼓动阳气化郁寒从汗而解，虽病久，不可执泥于"始得之"之句弃用此法，虽有汗出，亦非表虚之由。有斯证，用斯方。故以生麻黄之力以解表散寒，附子助阳，细辛通经散寒，借附子之力助麻黄。桂枝汤调营和卫，济阴扶阳，黄芪、党参、白术补益中气、裨益后天，独活、当归、苍术兼活血除痹止痛。本案用麻黄之义，乃宣透久滞之寒邪，病从寒风得，虽逾10年，开闭散寒，流通血气，非麻黄不能担当此任，若仅用附子，则里寒不易速除。寒积不去，正气日衰，病势一旦沉重，性命之忧患大矣。

【案例3】　陈某，男，43岁，初诊日期：1997年9月。主诉右膝关节肿痛一月。自述于一月前，右膝关节出现疼痛，遂在兰州某医院住院治疗，诊断为"右股骨下端骨髓炎"。经抗炎治疗一月，无效。近一月来，疼痛逐渐加重，以至昼夜不安，饮食日衰，痛苦万端。近几天来院方准备手术治疗，本人畏惧手术而求治于中医。查：面色晦暗，形体消瘦，精神不振，右大腿下端及膝关节肿大，有压痛，但皮色不变，局温不高，舌淡，苔白腻，脉沉细。观此病证，属中医"流痰"病范畴。为寒湿凝滞肌肉关节所致。宜散寒湿，活血气，止疼痛。方用阳和汤化裁：生麻黄10g，制附子（先煎）10g，红藤30g，白芥子10g，公英30g，黄芪30g，白术30g，熟地10g，乳香60g，没药60g。3剂，水煎分服，一日1剂。二诊，服上方3剂后，疼痛明显减轻，已能安睡，右大腿下端伸侧近膝处突起一包，触之波动明显，经切开后流出稀薄浓液300余毫升，后经内服中药托里透脓及外科换药治疗一月余，痊愈。

　　按：此病案属中医"流痰"病范畴，为寒湿凝滞，留驻肌肉关节，气血不通。久而化腐成脓，本证当急用麻黄以散热通滞。并以附子助阳，白芥子辛温搜刮经络之痰湿，熟地引麻黄入少阴肾中，红藤活血通络，去瘀化湿为佐。公英解毒，黄芪、白术扶助正气，托里透脓。陈皮理气，乳香、没药行气止痛，合方共奏散寒化湿，活血理气，托毒止痛之功。此证用麻黄非为解表，乃正是其能破除积聚痰湿之明证也。故此麻黄非仅为无形之风寒所设，也为有形之积聚所用。

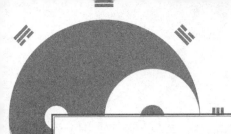

结节性红斑论治

　　结节性红斑是一种常见的由于血管炎所引起的结节性皮肤病，其特点是：散在性皮下结节，鲜红至紫红色，大小不等，疼痛或压痛，好发于小腿伸侧。多见于青年女性，以春秋季发病者为多。病程有局限性，易于复发。发病前有感染史或服药史，皮损突然发生，为双侧对称的皮下结节，自蚕豆至核桃大不等，数目达 10 个或更多，自觉疼痛或压痛，中等硬度。早期皮色淡红，表面光滑，轻微隆起，几天后，皮色转暗红或青红，表面变平。3 ~ 4 周后结节逐渐消退，留暂时色素沉着，结节始终不发生溃疡。皮损好发于胫前，也可见于大腿、上臂伸侧及颈部，少见于面部。

　　慢性结节性红斑不同于急性结节性红斑的特征，其常发生在老年妇女，皮损为单侧，若为双侧，则不对称，除关节痛外，不伴有其他全身症状。中医称谓瓜藤缠。因数枚结节，犹如藤系瓜果绕腿胫生而得名。《医宗金鉴·外科心法要诀》云："此证生于腿胫，流行不定，或发一二处，疮顶形似牛眼，根脚漫肿……若绕胫而发，即名瓜藤缠。"相当于西医的结节性红斑。多为素体血分有热，外感湿邪，湿与热结，或脾虚失运，水湿内生，湿郁化热，湿热下注，气滞血瘀，瘀阻经络而发；或体虚之人，气血不足，卫外不固，寒湿之邪乘虚外袭，客于肌肤腠理，流于经络，气血瘀滞而发。

1.临床表现

　　发病前常有低热、倦怠、咽痛、食欲不振等前驱症状。皮损好发于两小腿伸侧，为鲜红色疼痛性结节，略高出皮面，蚕豆至杏核大或桃核大，对称性分布，若数个结节融合在一起，则大如鸡蛋。

2.辨证论治

(1) 内治。

①湿热瘀阻证。证候：发病急骤，皮下结节略高出皮面，灼热红肿；伴头痛，咽痛，关节痛，发热，口渴，大便干，小便黄；舌微红，苔白或腻，脉滑微数。

治法：清热利湿，祛瘀通络。

方药：萆薢渗湿汤合桃红四物汤加减。

②寒湿入络证。证候：皮损暗红，反复缠绵不愈；伴有关节痛，遇寒加重，肢冷，口不渴，大便不干；舌淡，苔白或白腻，脉沉缓或迟。

治法：散寒祛湿，化瘀通络。

方药：阳和汤加减。

(2) 外治：以消炎、散结、止痛为原则。

①皮下结节较大，红肿疼痛者，外敷金黄膏、四黄膏或玉露膏。②皮下结节色暗红，红肿不明显者，外敷冲和膏。③蒲公英、丹参、紫草各30g，荆芥、丹皮、当归各20g，煎水外洗。

(3) 其他疗法。①西医治疗：疼痛明显者，中医可考虑给予非甾体类抗炎药物；皮损广泛，炎症较重，疼痛剧烈者，可考虑使用皮质类固醇激素。②针刺：主穴取足三里、三阴交、昆仑、阳陵泉，实证用泻法，虚证用补法。隔日1次。

3.预防与调护

①注意休息，适当抬高患肢，以减轻局部肿痛。②注意饮食宜忌，忌饮酒，勿食辛辣发物。③避风寒，防潮湿，冬季注意保暖，以防复发。

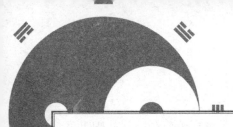

"足癣一扫光"治疗手足癣

药物组成：地肤子 20g，蛇床子 20g，花椒 10g，生艾叶 20g，苦参 20g，蒲公英 20g，连翘 10g，白鲜皮 10g，黄柏 20g，生草 10g。

用法：以上药加入 1500～2000ml 水中，煎煮 30～40min，泡脚 50～60min，一日 1 次，5d 为 1 疗程。

治则：燥湿杀菌，消毒止痒。

主治：脚气。

现代应用：手足癣。

临床应用：此方治由于真菌感染所致的手足部感染性疾病，临床依其皮损表现常可见分为以下 3 型，但三者可同时或交替出现，或以某一型为主。

1.鳞屑水疱型

最常见，常见于趾间、足跖及其侧缘反复出现针头大小丘疱疹及疱疹，聚集或散在，壁厚发亮，有不同程度炎性反应和瘙痒，疱干后脱屑，呈小的领圈状或大片形，不断脱落，不断发生。病情稳定时，常以脱屑表现为主。

2.浸渍糜烂型

常见于第四、第五趾间，角质层浸渍、发白、松软，剥脱露出红色糜烂面或蜂窝状基底，可有少许渗液。本型易继发感染，并发急性淋巴管炎、淋巴结炎和丹毒等。

3.角化过度型

常见于足根、足跖及其侧缘，角质层增厚、粗糙、脱屑、干燥。自觉症状轻微。每到冬季，易发生皲裂。本型常发生于病期较长、年龄较长患者。此方对以上三种均可应用治疗。尤其对于局部有糜烂、渗出者更适合。

【案例】 崔某，男，18岁，初诊时间：1998年7月24日。

自述一周前，双足底皮肤起水泡、痒，3d后水泡破裂，足底皮肤糜烂有渗液，逐渐延至双足外背侧皮肤，红肿疼痛。真菌检查阳性。

诊断：足癣。

治疗：用足癣一扫光加野菊花20g中药外洗治疗3d后，双足渗液明显减少，疼痛缓解，继续用药一周后，双足局部皮肤基本恢复正常，真菌检查阴性。

按：中医认为本病多因脾胃湿热循经上行于手则发手癣，下注于足则发足癣，或由湿热生虫，或疫行相染所致。手癣中医称之为"鹅掌风"，足癣中医又称"脚湿气"。手足癣都是难以彻底治愈的皮肤病。手足癣治疗比较困难，不易根治。手足癣辅助检验：刮取鳞屑，挑取疱液加10%KOH镜检，可见分枝分隔的菌丝，或取鳞屑或疱液接种于沙氏琼脂上，保温培养，2周内有菌落生长，根据菌落形态和镜下特征可以鉴定菌种。

目前临床应用的中药外用制剂颇多。唐士诚老师此方以地肤子、蛇床子为主燥湿，杀菌止痒；蒲公英、黄柏、连翘凉血、解毒利湿；花椒、生艾叶燥湿止痒，苦参、白鲜皮祛风止痒。总方以利湿杀菌、解毒止痒。可应用于一切手足癣病。经治疗手足癣患者千余例，总有效率在95%以上。

唐士诚学术及临床经验集

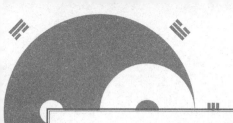

白疕的中医治疗

　　白疕是中医病名，旧称牛皮癣，西医称银屑病。是常见的慢性炎症性皮肤病，基本损害为红色斑疹或斑块，上覆银白色鳞屑。可发生于任何部位，但以四肢伸侧和头皮较多。病程慢性，间以缓解期。易复发。中医古籍《外科大成·白疕条》中说："白疕之形如疹疥，色白而痒，多不快，固有风邪客皮肤，血燥不能营养所致。"《医林改错》记载："肌肤甲错……血府逐瘀汤主之。"所以白疕酷似现代医学的寻常型银屑病。中医认为白疕产生是多种因素引起，如七情内伤，气机壅滞，郁久化火，以致心火亢盛。心主血脉，心火亢盛则热伏营血；或饮食不当，平素嗜好烟酒及辛辣之物肥甘动风之品，以致脾虚湿盛，郁久化热，加之肌热当风，外受六淫之邪侵袭，内外相搏而发病。

　　【案例1】　刘某某，男，19岁，初诊时间：1999年5月24日。

　　主诉：躯干、四肢起皮疹一周。

　　现病史：患者自述，一周前，躯肝部起突发红色丘疹，部分皮疹迅速扩大为红斑，逐渐发展至四肢，新的皮损不断出现，鳞屑较多，瘙痒明显，伴有心烦，口渴，大便稍干，小便黄。查：躯肝、四肢较密集红色斑丘疹，上覆白色鳞屑，有薄膜和点状出血现象，同形反应阳性。舌质红，苔黄，脉浮数。

　　中医诊断：白疕（血热型）。

　　西医诊断：寻常型银屑病（进行期）。

　　治则：清热凉血解毒。

　　方药：生地 20g，丹皮 20g，槐花 10g，紫草 10g，白花蛇舌草 20g，板蓝根 30g，赤芍 10g，牛蒡子 10g，山豆根 10g，玄参

10g，半枝莲 10g，黄芩 20g，甘草 3g。服药 10 剂。皮损处外用青黛膏涂抹，每天 1 次。嘱其禁食辛辣炙爆食物。

二诊：6 月 3 日。服药后，已无新皮损出现，躯干、四肢红色斑丘疹大部分消退，临床症状明显好转，大便已不干，仍口渴，舌质淡红，苔黄，脉浮数。于原方加浮萍 20g、生石膏 20g 以加强疏散风热之力。服药 10 剂。

三诊：6 月 15 日。四肢红色斑丘疹已基本消退，诸症缓解。于原方加知母 10g 护阴以善后。

分析：本型相当于寻常型银屑病进行期，以皮疹发生及发展迅速、新皮疹不断出现、旧皮疹不消退为特点，皮损呈点滴状或斑块状，鳞屑较多，瘙痒明显，常伴有心烦，口渴，大便干，小便黄，舌质红，苔黄腻，脉弦或滑数。辨证分型为血热型，血分热盛所致。心烦，口渴，大便稍干，小便黄为热盛伤阴的表现。病发突然，风热之邪与内热相合，出现内外皆热的状况下，在治疗方面，我们制定疏解内外热邪之法，用丹皮、槐花、牛蒡子、山豆根解风热之毒，板蓝根、黄芩、半枝莲、赤芍清热解毒，生地、槐花、紫草、玄参凉血解毒。组方共同完成清热凉血解毒的功用

【案例2】 谢某，男，39 岁，初诊时间：2001 年 4 月 3 日。

主诉：躯干、头皮皮损，反复发作 8 年。患者自述，8 年前无明显诱因躯干、头皮起点滴状红色斑丘疹，皮疹散在，如米粒或小豆大丘疹损害，逐渐演变成较大的鳞屑性斑块，皮损肥厚，在多家医院治疗，病情反复发作，近一年来，皮损继续扩大，干燥瘙痒，故来我科就诊。查：形体偏瘦，精神倦怠，躯干、头皮可见较大的鳞屑性斑块，皮损肥厚，色暗红，皮肤干燥，新生皮疹较少，舌质暗红。苔薄白。脉沉细无力。

中医诊断：白疕（血燥型）。

西医诊断：寻常型银屑病（静止期）。

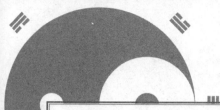

治则：养血润燥，健脾益气。

方药：生地 30g，丹参 15g，玄参 15g，麻仁 10g，白鲜皮 15g，草河车 15g，黄芪 10g，大青叶 20g，白花蛇舌草 30g，白术 10g，生薏仁 30g，桃仁 15g，莪术 10g，乌梢蛇 10g，甘草 5g。服药 14 剂。水煎服。

二诊：4 月 20 日。服药后，躯干、头皮鳞屑性斑块变薄，饮食改善，精神好转，于原方增加活血化瘀红花 10g、穿山甲 10g。14 剂服药。

三诊：5 月 14 日。躯干、头皮斑块大部分消退，皮损面积缩小为原皮损 1/3，精神状态明显好转，舌质淡红，脉和缓。原方继续服用。

患者一月后复查，皮损完全消退，诸症消失，临床痊愈。

分析：本型相当于寻常型银屑病静止期，本型临床症状轻，以皮损肥厚、皮肤干燥、瘙痒脱屑、脉缓或沉细为辨证要点。燥邪伤阴，阴血被耗，脉络阻滞，气血凝结不通，肌肤失养则皮损肥厚，皮肤干燥、脱屑、瘙痒。脉缓或沉细为阴虚血燥之征。

【案例3】 王某某，男，47 岁。初诊时间：1999 年 6 月 20 日。

主诉：背部斑块皮损伴瘙痒 15 年。自诉患银屑病多年，开始皮损发在头、四肢，但躯干皮损长年不退，肥厚，色暗红，经用中西药治疗后头、四肢鳞屑性斑块消退，躯干部鳞屑斑块长久不消，时有瘙痒，附着较紧，肌肤甲错，时有瘙痒。查：躯干不规则大片鳞屑斑块，肥厚，色暗红，舌质暗红，有瘀点或瘀斑，脉细缓涩。

中医诊断：白疕（血瘀型）。

西医诊断：寻常型银屑病（静止期）。

治则：活血化瘀。

方药：桃红四物汤加减。当归 30g，川芎 20g，丹参 20g，鸡血藤 20g，全虫 10g，蜈蚣 2 条，麻黄 10g，土茯苓 20g，三棱

10g，莪术 10g，王不留行 10g，甘草 5g，香附 20g，益母草 30g，半枝莲 15 克。服药 14 剂。水煎服。

二诊：7 月 12 日。服药后，躯干部斑块明显变薄，缩小，但近半月来自觉疲乏，于原方中加黄芪 20g 继续服用 14 剂。

三诊：7 月 26 日。背部斑块与皮肤平齐，仅见皮肤颜色暗红。舌、脉接近正常，巩固治疗，再服 10 剂。

分析：本型相当于寻常型银屑病静止期，皮损肥厚，色暗红，经久不退，鳞屑附着较紧，肌肤甲错，时有瘙痒，常伴有面部褐斑，舌质暗红，有瘀点或瘀斑，脉细缓涩。中医认为，此型是典型的气血运行不畅，病久瘀血阻滞皮肤组织，故在治疗方面以活血化瘀为主，当归、川芎、丹参、鸡血藤、三棱、莪术、王不留行活血化瘀，麻黄、枳壳、土茯苓去瘀生新，全虫、蜈蚣搜除皮肤之湿瘀，虽然病久，只要临床对症，疾病完全可以治愈。

【案例4】 成某某，女，47 岁。初诊时间：2001 年 6 月 13 日。

主诉：掌跖起脓疱，反复发作 10 余年。自述 10 余年来掌跖起对称性红斑，在大小鱼际或跖部成批发生多数淡黄色针头至粟粒大小的脓疱，基底潮红，疱壁易破。经 1～2 周脓疱干涸，结黄褐色痂，痂脱落后可出现小片鳞屑，其下又可出现新脓疱。皮损有时瘙痒或疼痛，给予强的松治疗半年，皮损时好时坏，近一月来，掌跖脓疱成批发生，双手及足部肿胀不适，伴食纳欠佳，疲乏无力，口渴。查：掌跖部可见粟粒大小的脓疱，基底潮红，疱壁破裂，有黄色渗液，双手及足部肿胀，指（趾）甲增厚变形，尿黄，苔黄，脉弦滑数。

中医诊断：白疕（湿热蕴久，心脾积热）。

西医诊断：掌跖脓疱型银屑病。

治则：清热解毒，健脾利湿。

方药：水牛角 10g，生地 20g，丹皮 10g，赤芍 10g，白茅根 30g，银花 30g，连翘 20g，大青叶 15g，生薏米 30g，萆薢 10g，

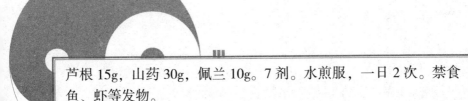

芦根 15g，山药 30g，佩兰 10g。7 剂。水煎服，一日 2 次。禁食鱼、虾等发物。

二诊：6 月 22 日。服药后，饮食有所增加，双手及足部肿胀不适感减轻，掌跖部粟粒大小的脓疱减少，黄色渗液也明显减少，但脓疱基底仍潮红，于原方加黄柏 20g。10 剂，水煎服，一日 2 次。

三诊：7 月 5 日。饮食明显改善，口渴及疲乏症状缓解，苔转淡。双手及足部肿胀不适感消失，已无渗液，脓疱基底色淡红，皮损明显好转。于原方减去水牛角、白茅根，加党参 10g、麦冬 10g，20 剂。水煎服，一日 2 次。

四诊：7 月 20 日。双手及足部皮损已基本恢复正常，临床痊愈。予以健脾丸以调理。

分析：本型相当于脓疱型银屑病。以皮损出现多数密集小脓疱伴全身症状为辨证要点。系湿热蕴久，毒邪入里而发。脓疱型银屑病临床症状轻者仅发生在掌跖部位，亦称掌跖脓疱型银屑病，病情时轻时重，反复发作。严重者全身起泛发脓疱，同时可伴发全身症状，如发热，关节疼痛，为泛发性脓疱型银屑病，临床少见。发病急剧，有全身不适，弛张性高热及白细胞增多。皮损发生前，局部先有灼热感，继之出现急性炎症性红斑或原有银屑病皮损潮红，出现多数密集针头至粟粒大黄白色无菌性表浅脓疱，很快扩大融合成大片疱壁灰白色，周围潮红的"脓湖"，常侵及广大皮面。数日后脓疱干涸脱屑，其下出现新脓疱。在四肢屈侧、腹股沟、腋窝及其皱襞部，常因摩擦而出现糜烂湿润和结痂。常伴有沟状舌及指（趾）甲损害，甲床可有小脓疱。本型青壮年多见。

中医对于脓疱型银屑病的治疗大都以清热解毒，健脾利湿为主，多为心脾积热，湿热瘀滞。后期则伤气伤阴，在治疗方面应该根据临床及全身情况辨证治疗，掌握好祛湿与滋阴的关系，以祛湿而不伤阴，滋阴而不助湿为原则。泛发性脓疱型银屑病，应加大清热解毒之力，必要时应配合西医治疗。本例患者属于掌跖脓疱型银屑病。水牛角、丹皮、赤芍、生地清心经之火；白茅根、银花、连翘、大青叶清热凉血解毒；生薏米、草薢、佩兰利湿；芦根、山药健脾滋阴以护阴。

【案例5】　某女，52岁。初诊时间：2001年11月4日。

主诉：四肢鳞屑性斑块4年。自述已发病4年，开始仅有皮肤损害，半年前出现关节疼痛，怕冷，以手足小关节受损为主，关节肿、痛、活动受限，僵硬畸形，不能伸直。查：四肢皮肤散在暗红色斑块，手足关节肿大，变形，屈伸不利，舌淡苔薄白腻，脉沉弦无力。

中医诊断：白疕（脾肾阳虚，气滞血瘀）。

西医诊断：关节型银屑病。

治则：温补脾肾，活血通络，祛风除湿。

方药：附片20g，黄芪30g，当归10g，桂枝10g，川芎10g，白术20g，秦艽10g，威灵仙10g，蜈蚣1条，细辛5g，忍冬藤15g，桑枝20g，独活10g，党参20g。7剂。水煎服，一日2次。

二诊：11月14日。服药后，关节肿、痛减轻，活动较前好转，已无明显怕冷，伴口稍干，余症同前。于前方加生地20g，服10剂。

三诊：11月26日。关节肿、痛明显缓解，已不怕冷，出现腰痛，于前方加续断10g、五加皮20g，20剂。

四诊：12月20日。中药已服用一月余，以上诸症明显好转，皮损已大部消退，关节活动明显改善。原方加减调理治疗。

分析：本型相当于关节病型银屑病，以皮损基础上合并关节病变为主，既属于中医的白疕病，又属于中医的痹证，中医辨证脾肾阳虚，气滞血瘀型，附片为君，温经散寒；桂枝、细辛为臣增加附片温经散寒之力；秦艽、威灵仙、独活、忍冬藤、桑枝、

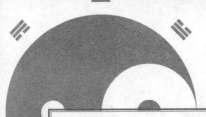

当归活血利湿，祛风通络止痛；党参、白术补益脾气为佐，全方共奏温补脾肾，活血通络，祛风除湿之用。

　　总结：银屑病的病因具体还不是很清楚，原因比较复杂。近年来多数学者认为，与遗传、感染、代谢障碍、免疫功能障碍、内分泌失调有关。治疗银屑病的方法很多，西药在治疗银屑病方面也取得了很大的进展，中医治疗方面我们认为仍然应该遵守四诊合参、辨证论治的原则，这样才能在临床治疗中发挥中医药特色，取得较好的临床疗效。

清风凉血汤的临床应用

药物组成：荆芥 10g，防风 10g，生地 10g，当归 10g，薄荷 5g，丹皮 20g，蝉衣 5g，僵蚕 10g，生石膏 20g，黄芩 10g，知母 10g，海风藤 10g，浮萍 20g。

治则：疏风清热、凉血止痒。

主治：一切风热所致皮肤起疹及瘙痒者。

临床应用：凡因实热于面部、躯干起红色丘疹、风团而瘙痒者，伤于风热，侵于表者，伴口干或口苦，舌红苔白，脉滑数。

【案例1】 王某，女，17 岁，初诊时间：1999 年 3 月 21 日。

主诉：躯干、四肢起皮疹一周伴微痒。

现病史：一周前，有轻微伤风，咽干，口渴，于前胸起一椭圆形拇指甲大小淡红斑，无症状，近几天，躯干出现多个约黄豆大小的浅色斑，微痒。皮肤检查：躯干部可见沿肋神经方向一致的椭圆形皮疹，其中在前胸右侧可见一较大母斑，四肢伸侧也见相同皮损，上有白色鳞屑。咽微红，舌红，脉浮数。

诊断：玫瑰糠疹（风热上扰型）。

治则：疏风清热。

清风凉血汤加牛蒡子 10g，服用 6 剂，皮损消退，症状消失。

【案例2】 谢某，初诊时间：1999 年 3 月 28 日。

主诉：面部热、痒 2d。

现病史：2d 前，南方出差回来后面部出现发痒，灼热。查：双侧面颊可见对称性不规则红斑，边界清楚，扪之稍热。舌红，脉数。

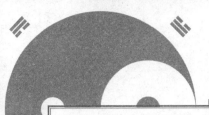

诊断：面部皮炎（风热型）。

治则：疏风清热。中药清风凉血汤去当归治疗，服用6剂，诸症全消。

【案例3】　某男，初诊时间：1999年5月8日。

主诉：全身起红色风团伴瘙痒2d。

现病史：无明显诱因全身起红色风团伴瘙痒，时起时消，瘙抓不已，伴口干渴，饮食及大小便正常。查：全身可见小如甲盖、大如手掌的红色风团，边界清楚，有抓痕。舌质红，苔薄白，脉浮数。

诊断：荨麻疹（风热型）。

治则：疏风清热。

中药清风凉血汤治疗，服用6剂，风团消失，瘙痒缓解。

按：此方主治一切外感风热之邪所致的多种皮肤病，如春季面部皮炎、面部脂溢性皮炎、面部过敏性皮炎、玫瑰糠疹、荨麻疹等偏于风热型。风热之邪侵袭人体，易于心肺合邪，表现为心火偏旺，肺经有热，故疏散风热，多在调理心肺之邪热。荆芥、防风祛风；丹皮、苦参、生石膏以凉血清热；防风、生地、当归凉血活血化风；生地、知母养阴以防荆芥、防风化燥伤阴；薄荷、僵蚕、浮萍疏风散热。此方用途较广，凡以风热伤于颜面、躯干所致皮肤病者均可用。

防己佩兰汤皮肤科临床应用

药物组成：防己 10g，牛膝 10g，泽兰 10g，佩兰 10g，薏苡仁 20g，黄柏 10g，乳香 5g，当归 10g，没药 5g，鸡血藤 5g，甘草 3g。

治则：利湿化瘀，通经止痛。

主治：发生于下肢的结节性皮肤病。

1.瓜藤缠

瓜藤缠是一种发生于下肢的红斑结节性、皮肤血管炎性皮肤病。因数枚结节，犹如藤系瓜果绕腿胫生而得名。《医宗金鉴·外科心法要诀》云："此证生于腿胫，流行不定，或发一二处，疮顶形似牛眼，根脚漫肿……若绕胫而发即名瓜藤缠，结核数枚，日久肿痛。"本病以散在性皮下结节，鲜红至紫红色，大小不等，疼痛或压痛，好发于小腿伸侧为临床特征。多见于青年女性，以春秋季发病者为多。相当于西医的结节性红斑。

中医认为本病的形成，是因为素有蕴湿，郁久化热，湿热蕴结于血脉肌肤，致使经络阻隔，气血凝滞而发病；或因脾虚蕴湿不化，兼感寒邪，寒湿凝结，阻滞血脉而致。病初湿热之邪，蕴结于血脉，致气血凝滞则见肌肤起红色结节，局部灼热，肿胀；病久反复发作，脾虚蕴湿不化，寒湿阻于经脉则反复缠绵不愈。总之，辨证属湿热或寒湿阻于血脉而发。

（1）湿热。

证候：起病急骤，有头痛、咽痛，关节痛或体温增高，皮损灼热，红肿，同时伴有口渴，大便干，小便黄，舌质微红，舌苔白或腻，脉滑微数。

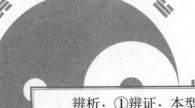

辨析：①辨证：本型以起病较急，皮损灼热，红肿为主要辨证要点。②病机：湿热蕴结，气血瘀滞，阻于血脉肌肤则皮损红肿，灼热；热邪上蒸则头痛咽痛，气血瘀滞，不通则痛，故见关节疼痛，热灼津液则口干，溲赤便秘。舌质微红，脉滑数为湿热内蕴之症。③治法：清热利湿，凉血解毒。④方药：防己佩兰汤加减。防己10g，牛膝10g，泽兰10g，当归10g，佩兰10g，薏苡仁20g，黄柏10g，乳香5g，没药5g，鸡血藤5g，甘草3g。加赤芍15g、生地15g、白茅根30g；疼痛重者加元胡；咽痛加桔梗；发热加牛蒡子；关节痛明显者加羌独活、鸡血藤、木瓜。下肢肿甚者加赤小豆、冬瓜皮。

(2) 寒湿。

证候：关节痛，遇寒加重，肢冷，皮损色较暗红，此起彼落，反复缠绵不愈，口不渴，大便不干或有溏泻，舌淡苔薄白或白腻，脉沉缓或迟。

辨析：①辨证：本型以皮损色暗红，反复发作，肢冷为主要辨证要点。②病机：寒湿凝结，阻滞血脉则见皮损色暗，肢冷，湿为阴邪，其性黏腻，故缠绵难愈。舌淡苔白腻，脉沉迟为寒湿之症。③治法：温经散寒，除湿通经。④方药：防己佩兰汤加减。防己10g，牛膝10g，泽兰10g，当归10g，佩兰10g，薏苡仁20g，乳香5g，没药5g，鸡血藤5g，甘草3g。加桂枝10g、白芍15g、秦艽15g、苍术10g；大便溏者加白术、茯苓。

2.血栓性静脉炎

血栓性静脉炎可分浅层和深层静脉炎两类，浅层静脉炎，多发于四肢或胸部的浅表静脉，沿浅静脉出现硬条索状肿痛，短的2~5cm，长的如柳条，压痛明显，沿静脉周围有的伴发红肿灼热炎症反应，2~4周后，急性症状逐渐减退，可与皮肤呈条状粘连，或条状灰褐色素沉着。一般患肢无水肿，全身无症状。深部静脉炎，好发于下肢的小腿、胸静脉及股髂静脉，前者为小腿肿胀，后者以大腿肿胀为主。患肢肿胀呈筒状，伴疼痛，行走加剧，远端有压迹，皮肤浅灰紫，浅静脉扩张明显。1~2个月后，患肢胀疼可渐缓和，但肿胀往往朝轻暮重，与活动有关。少数转为慢性的静脉回流障碍，患肢浅静脉曲张，血栓性浅静脉周围炎，甚至瘀血性下肢溃疡感染。

血栓性静脉炎的临床诊断，主要根据以上症状与体征，必要时可做多普勒血管检测。西医治疗选用肝素等抗凝、溶栓剂或血栓摘除手术等对症治疗，一般预后较差，副作用较大。中医认为湿热外侵或外伤、疫毒、创伤等，导致气血运行不畅，血流迟缓，瘀血阻络，不通则痛；脉道阻塞，血运受阻，水津外溢，聚而为湿，停滞肌肤则肿；血瘀湿浊郁久化热，故肢体发热；气虚无以统摄脉络，瘀血结聚，则表浅络脉显露。总之，脉络湿阻血瘀是本病的病机关键。期中下焦脉络瘀阻，湿热壅滞，脾虚不化，气滞血瘀是本病发生的关键，临床根据症状可用防己佩兰汤加减治疗。

(1)浅静脉炎:症见下肢突然出现疼痛、色红、肿胀、灼热，可摸到硬结节或索条状物，以下肢多见，可伴有全身不适、发热等症状。舌红苔薄黄或黄腻，脉象弦数或滑数或濡数。于防己佩兰汤加清热解毒之中药，如蒲公英、银花、野菊花以等清热解毒。湿热之邪侵及脉络，气血瘀滞，脉络不通，故沿脉络走行出现疼痛、红肿；瘀血结于脉络，故可触及硬结或条索状物；湿热交争，故可见周身不适、发热等症状。舌红苔薄黄或黄腻，脉弦数、滑数、濡数均为湿热阻滞脉络之象。

(2)浅静脉炎:症见下肢可见呈硬条索状，粗细不均，可有不同程度的自发痛、触痛及牵拉痛，本症多发于胸腹部、上肢，其次为颈部。无明显全身症状。舌质淡紫，苔薄白，脉缓涩或沉细涩。于防己佩兰汤去黄柏，加鸡血藤、忍冬藤、陈皮、红花、附片等温经活血。脉络瘀阻，瘀血结聚，故可见硬索条状脉络，粗

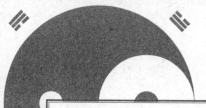

细不等；脉络不通，不通则痛，故可见局部自发痛、触痛或牵拉痛。舌质淡紫，苔薄白，脉缓涩或沉细涩为脉络瘀阻之象。

(3)深部静脉炎：患肢突然肿胀、疼痛，皮色黯红，皮温升高，全身症状不明显、有的患者体温可升高。舌质淡紫或有瘀点、瘀斑，苔黄腻，脉滑数或弦数。于防己佩兰汤加桃仁、穿山甲、红花、川芎以加大活血化瘀之力。湿热外侵，脉络瘀滞，血运受阻，水津外溢，故肢体肿胀、疼痛，皮色黯红；湿热交争，故皮温升高或见体温升高；舌质淡紫或有瘀点、瘀斑，苔黄腻，脉滑数或弦数为湿热瘀阻之象。

(4)深部静脉炎：症见身疲乏力，患肢肿胀，沉重胀痛，皮肤温度不高或仅有微热，肤色正常或色暗，或伴肢体脉络迂曲、舌质淡暗，苔白腻，舌体胖边有齿痕，脉缓或濡。于防己佩兰汤加四君子汤或补中益气汤。久病脾虚，水湿不运，停滞肌肤，湿性重浊，故疲乏无力、肢体肿胀、沉重；湿浊停滞日久亦可阻滞血脉，致血运不畅，瘀血结聚，而见肤暗、肢体脉络迂曲。舌质淡暗，苔白腻，舌体胖大，边有齿痕，脉缓或濡为脾虚湿阻，脉络不畅之象。

总结：发生于下肢之疾患，中医认为多与湿邪有关，湿邪郁遏，气血运行不畅，从而形成有形之物，或结于皮下、或结于肌肉、或结于血管而形成各种皮肤疾患。湿邪与寒、热、瘀血之邪合之而成。临床治疗以利湿为主。防己、牛膝利湿活血；泽兰、佩兰芳香化湿；薏苡仁、黄柏化湿清热；乳香、没药、鸡血藤活血通经止痛。偏于热，皮损色红，疼痛明显加赤芍、蒲公英凉血；若时日较久，瘀滞明显者加山甲、桃仁、红花等活血之剂。临床可用防己佩兰汤为主方加减治疗。

清火汤治疗疔疮

药物组成：柴胡 10g，升麻 10g，丹皮 20g，黄芩 10g，地丁 10g，野菊花 10g，蒲公英 20g，苦参 15g，连翘 15g，当归 8g，甘草 3g，桔梗 10g。

治则：清火解毒。

主治：一切疔、痈、疮疡之热家实证。

临床表现：多见于皮肤疔、痈、疮疡之热家实证。局部皮肤红、肿、热、痛明显，触之局温高。伴实热，口干、大便干，舌红苔薄，脉滑数。

案例：程某，男，18 岁。初诊时间：2004 年 6 月 16 日。

主诉：面部左侧起疖肿，红肿热痛 3d。现病史：自述 3d 前，食羊肉后面部左侧起一红色小疹，微痒，第二天，局部开始疼痛，同时面部左侧出现红肿热痛，伴头痛，发热，口渴症；自己服用银翘解毒片，4 片/次，3 次/d，症状没有缓解，遂来就诊。查：体温 38.6℃，痛苦面容，面部左侧疖肿范围 3cm 大小，色红，顶部一粟粒大丘疹，色黑，压痛明显，舌红，脉数。

诊断：颜面部疔疮（热毒雍遏）。

治则：清火解毒。

方药：清火汤加减。柴胡 10g，升麻 10g，丹皮 20g，黄芩 10g，地丁 10g，野菊花 10g，蒲公英 20g，银花 15g，连翘 15g，玄参 20g，甘草 3g，桔梗 10g。5 剂。

二诊：2004 年 6 月 22 日。服药后热退，体温 36.6℃，疼痛减轻，面部左侧红肿范围缩小。原方有效，继续服用 5 剂。

三诊：2004 年 6 月 28 日。面部左侧疖肿消散，疼痛消失，

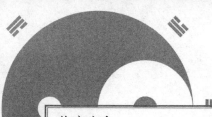

临床痊愈。

按：疔、疖、痈之名，以其外形可见者命名之。多见于实热之症。《医宗金鉴·外科心法要诀》曰："痈疽原是火毒生，经络阻隔气血凝。"概括其原因，此病当于火热之毒结于脏腑经络肌表所致。火热之邪，非寒凉之剂不能清之，火郁则散之，故于寒凉解毒之中加疏散发越之剂，此方火邪之初起者多用之。此方以五味汤消赤以加减。野菊花、地丁、蒲公英清热解毒；连翘、苦参、丹皮凉血解毒；桔梗、柴胡、升麻通郁散火；当归凉血和营以消瘀滞。此方偏于寒凉，凡属阳虚胃寒者禁用。

丹　毒

【例一】　冯某，男，31岁，2001年5月24日来院急诊。

主诉：颜面部红肿、灼热疼痛半天。

现病史：患者于今日上午无明显诱因骤然鼻、脸部红肿灼痛，尤以左半侧脸部为著，伴有头痛、全身不适、低热、喉痛、四肢关节酸楚等症状，精神差，大便秘结，胃纳欠佳。

检查：左侧颜面、鼻部皮肤红肿热痛，境界清晰，如掌心大小，局部触之疼痛。体温38℃，血常规示：白细胞14.6×10^9/L，中性86%，淋巴14%，脉滑带数，舌质红，苔薄白。

中医诊断：抱头火丹。

西医诊断：颜面部丹毒。

辨证：风热外受，化火化毒。

治则：清热解毒，疏风散邪。

方药：普济消毒饮加减。黄连10g，黄芩10g，牛蒡子10g，板蓝根30g，赤芍10g，连翘10g，僵蚕10g，生甘草5g，陈皮10g，桔梗10g，薄荷5g。水煎服，2剂。

外用三黄膏、止痛膏混匀敷于患处，一日1次。

三诊（5月27日）：服前方3剂后，红肿大部已消退，局部略有木感，大便秘结，舌苔薄黄。前方改用板蓝根15g，加滑石10g、天花粉10g，服4剂而愈。

【例二】　余某，男，36岁，1999年12月6日初诊。

主诉：颜面部红肿疼痛、高热5d。

现病史：5d前周身不适，寒战、头痛、高热，体温39℃~40℃，渐渐发现左耳附近起一片红斑，有烧灼感，并迅速向左侧

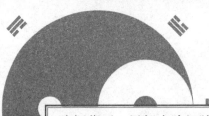

脸颊蔓延，局部皮肤红肿灼痛，中央起水疱，眼睑俱肿，不能睁开。脉滑数，舌苔薄黄。

中医诊断：抱头火丹。

西医诊断：颜面部丹毒。

辨证：风热外受，化为火毒。

立法：泻火解毒。

方剂：普济消毒饮加减。

药用：黄连10g，黄芩10g，玄参10g，板蓝根20g，丹皮10g，连翘10g，生甘草5g，陈皮10g。2剂，水煎服。

外敷三黄膏、止痛膏，一日1次。

二诊(12月8日)：服前方2剂,其势未减,已延及右侧脸颊,红肿起疱,壮热头痛,脉苔如前,仍宗前法加以大剂凉营清热。

方药：生地30g，丹皮10g，赤芍10g，板蓝根30g，连翘10g，黄芩10g，知母10g，生石膏30g，竹叶10g，大青叶15g，银花10g，陈皮10g。水煎服，3剂。

三诊（12月11日）：服上药后，左侧脸颊、耳部红肿见消，但尚有向右耳头皮蔓延之势，体温38℃，轻微头痛，气短，胃纳欠佳，舌质红，苔心黄，脉细滑数。前方去大青叶、竹叶，加黄连6g，玄参10g，水煎服，3剂。

四诊(12月14日)：颜面耳项红肿基本消退，热退思纳，颏下淋巴结略肿大，苔薄黄，脉细滑，治以凉营清解为主。

方用：生地30g，丹皮10g，赤芍10g，知母10g，生石膏30g，板蓝根15g，黄芩10g，生甘草5g。水煎服，3剂。

五诊（12月17日）：颜面红肿均消，水疱干涸，纳食尚差，舌红苔净，治以清解余毒，上方去板蓝根、知母、生石膏，加陈皮10g，水煎服，5剂。

六诊(12月22日)：颏下淋巴结已触及不明显，余无不适症状，苔薄黄腻，脉细滑，继以利湿清热法。

方用：黄芩 10g，板蓝根 15g，丹皮 10g，赤芍 10g，连翘 10g，草河车 10g，陈皮 10g，生甘草 5g。水煎服，6 剂后痊愈。

【例三】 范某，男，38 岁，2001 年 11 月 4 日初诊。

主诉：左小腿红肿热痛、反复发作 10 余年，今又复发 6d。

现病史：患者近 10 年来每于感冒、劳累或步行过多后，左侧小腿胫前出现红肿热痛，伴恶寒身热，体温高达 40℃左右。每次用抗生素治疗后，病情始见好转，初发时每半年发作 1 次，随后渐趋频繁，甚则每月发作 2 次。这次来诊已发病 6d，左小腿胫前皮肤红肿胀，灼热疼痛，体温 39℃，左侧腘窝部淋巴结肿痛。脉象滑数，舌质红，苔黄。

中医诊断：流火。

西医诊断：慢性丹毒急性发作。

辨证：湿毒热邪阻遏经络。

治则：清热凉血解毒，佐以活血通络。

方药：丹皮 20g，赤芍 10g，黄芩 10g，忍冬藤 15g，泽泻 10g，苍术 10g，黄柏 10g，浙贝母 10g，路路通 10g，牛膝 10g。水煎分服。

二诊（11 月 8 日）：服前方 3 剂后，红肿渐退，又继服 5 剂后，症状基本消失，一般情况良好，嘱患者每日以生薏米 30g 煎水口服，连服一月，一年半后追踪，丹毒未见复发。

【例四】 方某，男，28 岁，初诊日期：1999 年 8 月 28 日。

主诉：右小腿皮肤红肿痛，屡发不愈已 2 年。

现病史：2 年前开始，先恶寒发热，头痛汗出，右小腿胫前皮肤红肿痛，步行不利，经注射抗生素 10 余天后，红肿渐消。后隔半年又发作 1 次，近 2 个月发作渐频，已复发 3 次之多。

检查：急性期已过，右小腿胫前部皮色紫黯，无灼热，触之略痛。查白细胞 10×10^9/L，中性 74%，淋巴 26%。脉象细滑，舌质红，苔薄黄。

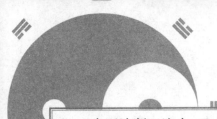

中医诊断：流火。

西医诊断：慢性丹毒。

辨证：肝脾经湿热下注。

治则：健脾燥湿。

方药：苍术、黄柏各 100g，研细末后每日服 2 次，每次冲服 1 匙，服药 3 个月，一年后追踪丹毒未见复发。以往步行路远感到吃力，愈后步行两三千米路，已不成问题。

按语：丹毒的名称首见于祖国医学，因其发病时皮肤突然发红，如染丹脂，伴有发冷发热，而且又为火毒所诱发，故名为丹毒。现在临床上较常见的丹毒有两种：

一是发于颜面的丹毒，中医称抱头火丹，证属风温化为火毒，治疗着重清热败毒，方用普济消毒饮加减治之。其中以板蓝根为主药，可用 15～30g；升麻、柴胡可不用。而加丹皮、赤芍等凉血；咽痛者加玄参、桔梗；大便秘结者加大黄、元明粉通腑泄热，乃釜底抽薪之法；火毒炽盛红肿未能控制则须大剂清瘟败毒饮加减治之。如毒走营血（败血症）则宜犀角地黄汤、清营汤之类。

二是发于下肢的丹毒，中医称腿游风，亦名流火。由于湿热下注，化火化毒。如舌红苔黄腻，湿重于热，治宜利湿清热，方用龙胆泻肝汤加丹皮、赤芍治之。舌红苔黄燥，热重于湿，则着重清热解毒。

唐主任认为：血分有伏火是丹毒发作的内因根据，而火毒温热为其外因条件，多由于皮肤黏膜破损邪毒乘隙侵入而诱发。

下肢丹毒极易复发，成为慢性丹毒，如发作频繁，亦可成为大脚风症（象皮腿）。

唐士诚主任医师治疗慢性丹毒主要是因为湿热之毒蕴于肌肤，缠绵难愈，致使下肢肿硬，其治疗经验是在急性发作控制后，适当加用活血透托的药物，如当归、乳没之类，并常服二妙散，他认为苍术健脾燥湿，对于增强患者抗病能力，防止病情复发有一定的效果。如例四反复发作 10 年的患者，服二妙散 3 个月后，即未复发。

外治法：急性发作，红肿灼热疼痛时，外敷止痛膏、三黄膏或用鲜板蓝根、鲜马齿苋、仙人掌、芭蕉根叶，选用一种，捣烂外敷。形成慢性，肿胀历久不退者，外敷金黄膏。

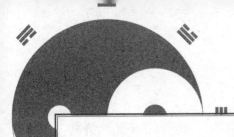

湿　疹

一、泛发性湿疹

【例一】　严某，女，42 岁，初诊日期：2000 年 9 月 2 日。

主诉：全身泛发皮疹伴剧烈瘙痒，反复不愈 3 年。

现病史：3 年前冬季开始在两小腿起两小片集簇丘疱疹，发痒，搔破后渗水，久治不愈，且范围越见扩大。1999 年冬渐播散至两前臂乃至周身，自服抗过敏药物病情无明显缓解。近日因饮食不慎皮损再次复发并加重，平时胃脘部疼痛，食纳较差，食后腹胀，大便每日两三次，完谷不化，便溏，不敢食生冷水果。

检查：胸、腹及后背、四肢可见成片红斑、丘疹及集簇丘疱疹，渗水糜烂，搔痕结痂，部分呈黯褐色，瘙痒无度。脉缓滑，舌质淡，苔薄白腻。

中医诊断：浸淫疮。

西医诊断：泛发性湿疹（亚急性）。

辨证：脾阳不振，水湿内生，走窜肌肤，浸淫成疮。

治则：温阳健脾，芳香化湿。

方药：苍术 10g，陈皮 10g，藿香 5g，仙茅 10g，猪苓 10g，桂枝 10g，茯苓 10g，泽泻 10g，蛇床子 20g。10 剂，水煎服。

外用：①生地榆 30g，水煎后湿敷渗水处一日 1 次。②湿疹膏外用患处，2 次 /d。

二诊(9 月 15 日)：药后皮疹较前减少，无明显渗液，瘙痒不甚，便溏，胃纳仍差，脉苔同前。宗前法，方用：苍术 10g，炒白术 15g，藿香 5g，陈皮 10g，茯苓 20g，炒苡仁 15g，山药 20g，仙茅 10g，蛇床子 20g，肉桂 5g。

三诊(9月26日)：服前方 10 剂后，躯干皮损明显减轻，四肢皮损亦趋好转，大便成形，胃纳香，舌苔白腻渐化。继从前法，上方去肉桂，加泽泻 10g，水煎服，10 剂。

四诊(10月3日)：躯干、四肢皮损均已消退，原发小腿皮损尚未痊愈，仍宗健脾理湿大法，以期巩固。药用：苍术 10g，炒白术 15g，陈皮 10g，藿香 5g，茯苓 20g，泽泻 10g，车前子 10g，扁豆 10g，炒苡仁 20g。嘱服 10 剂后，皮疹消退而愈。

本例泛发性湿疹，缠绵三载，其突出证候为脾阳不振，症见胃痛腹胀，纳呆便溏，食则完谷不化。主要原因即由于脾阳不振，运化失健，水湿停滞，外窜浸淫肌肤，发为浸淫疮；而且每逢冬令，病即加重，亦说明冬令阳气衰微之故。治疗上抓住其主要环节，采用温阳健脾，芳香化湿之剂。苍术、陈皮健脾燥湿；藿香芳香化湿；猪苓、茯苓、泽泻淡渗利湿；桂枝、肉桂通阳化气；仙茅、蛇床子补肾壮阳，温化除湿；佐用山药、扁豆、苡仁补脾止泻。病程 3 年，服药 40 剂而获愈，不仅脾胃症状完全消除，而泛发性皮损亦消失。4 年后随访未复发。

【例二】 卫某，男，24 岁，初诊日期：2000 年 3 月 13 日。

主诉：全身出现红色皮疹伴瘙痒 1 月余。

现病史：患者 1 月前无明显诱因四肢、躯干出现红色皮疹，瘙痒剧烈，搔抓后出水，当时未在意，继而皮疹泛发全身，尤以上臂和两大腿部为重，后曾在社区医院服中药和静脉注射葡萄糖酸钙等未见明显改善。精神尚可，食纳一般，略有腹胀，二便如常。

检查：遍身可见散在粟粒样稍有渗水之红色丘疱疹，以四肢为明显，呈对称性和弥漫性损害，上布抓痕、痂皮。脉缓，舌质正常，苔净。

中医诊断：粟疮。

西医诊断：泛发性湿疹（亚急性）。

辨证：内有脾湿，蕴久化热，湿热交蒸，又受外风。

治则：利湿清热。

方剂：龙胆泻肝汤加减，水煎服，4 剂。

二诊（3 月 17 日）：症情同前，未见改善，瘙痒仍甚，影响睡眠。舌红苔薄白，脉弦细。改以凉血清热，消风止痒。药用：生地 30g，丹参 15g，赤芍 10g，荆芥 10g，忍冬藤 15g，苦参 10g，地肤子 20g，白鲜皮 20g。服 4 剂。

三诊（3 月 21 日）：药后痒已减轻，皮损渐平。上方加茜草 10g、蝉衣 5g、苍耳子 10g，继服 5 剂。

四诊（3 月 26 日）：药后皮损大部分消退，未见新起，晚上尚有瘙痒感。前方中加茯苓 10g，5 剂后治愈。

本例湿疹，身起粟粒状小红疙瘩（丘疱疹），瘙痒极甚，搔后才出水。初诊时投以龙胆泻肝汤加减，着重利湿之剂，服之不应。二诊时脉象弦细，舌质红苔薄白，考虑湿象并不明显，而为血热风重之证，后改以凉血清热，消风止痒之剂而获愈，说明中医治病着重辨证为要点。

【例三】 许某，男，8 岁，初诊日期：2000 年 1 月 8 日。

主诉：周身皮疹反复发作 3 年，伴瘙痒。

现病史：1997 年春左小腿外侧出现小片红色皮疹，抓破流水，外用药膏疗效不显（具体不详）。不久又在右小腿出现同样皮损，且逐渐波及肛门、阴茎，泛发全身，瘙痒剧烈，影响睡眠。在当地以"湿疹"口服中西药（具体药物及剂量不详）无明显改善，遂来我院。

检查：全身可见散在钱币状集簇之丘疱疹，部分糜烂、渗出、鳞屑，搔痕累累，尤以两腿、肛门、会阴、阴茎等处为重。脉细滑，舌质淡，苔净。

中医诊断：湿毒疮。

西医诊断：钱币形湿疹（亚急性）。

证属：初为湿热浸淫，日久伤阴耗血。

治则：滋阴养血，除湿润燥。

方药：生地 15g，玄参 10g，丹参 10g，当归 10g，茯苓 10g，泽泻 10g，白鲜皮 15g，蛇床子 10g。5 剂，水煎服。

外用湿疹膏，一日 2 次。

二诊(1 月 27 日)：药后隔多日来诊，称药后瘙痒明显减轻，皮损亦渐趋退，无明显渗液，夜眠安。上方加地肤子 10g，继服 5 剂。

三诊(4 月 2 日)：药后复诊，躯干、阴茎、肛门等处皮损已消退，两大腿内侧仍有少许红色丘疹，轻度瘙痒。继服上方 7 剂，外用药同前。

四诊(4 月 14 日)：称近日服食鱼腥发物后，小腿部分皮损反复，又见瘙痒渗水。舌质红，苔薄黄，脉小滑，改拟利湿清热。生地 30g，黄芩 10g，茯苓 10g，泽泻 10g，车前子 10g，木通 3g。5 剂。每日外用生地榆 15g，水煎湿敷患处，一日 2 次，每次 10～15min。

后未来复诊。2003 年 5 月其父来院称，前年治愈后，2 年未发。半月前因饮牛奶后，小腿又起小片丘疱疹，继服前方治愈。

本例湿疹病延 3 年，当时辨证为舌淡苔净，脉细而滑，唐主任认为渗水日久，已伤阴耗血，故以生地、玄参滋阴增液；当归、丹参养血润肤；茯苓、泽泻除湿而不伤阴；蛇床子、白鲜皮祛风除湿而止痒。服药 10 剂后，皮损大部消退。后因饮食不慎，吃了些鱼腥发物，部分皮损又见复起。舌质红，苔薄黄，湿热现象明显，改以利湿清热法而获愈。愈后 2 年未发，因喝牛奶后见小发，经治即愈。

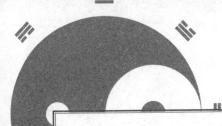

二、婴儿湿疹

原某，男，1 岁半，初诊日期：2002 年 5 月 11 日。

主诉：颜面部反复出皮疹 1 年余。

现病史：其父代诉患儿出生后 2 个月颜面部即起红斑、丘疹，经常消化不良，喂奶期间大便溏泄，现食量大，但食后不久即便出，完谷不化，常哭闹不安。

检查：身体消瘦，面色苍白，头皮、颜面部可见片状红斑丘疹，色略红，腹部及两腿亦起同样皮疹，呈淡褐色，渗出不多。舌苔薄白。

中医诊断：胎癥疮。

西医诊断：婴儿湿疹。

证属：胃强脾弱，运化不健，水湿内生，浸淫肌肤。

治则：健脾理湿。

方药：苍术 10g，陈皮 10g，炒麦芽 10g，茯苓 10g，泽泻 10g，黄芩 10g，白扁豆 10g，鸡内金 10g。5 剂，水煎服，每次煎 100ml，每日 4~5 次分服。

二诊（5 月 16 日）：药后大便稍稀，皮疹渐消，痒轻，晚睡渐安，继服前方 5 剂。

三诊（5 月 23 日）：1 周后复诊，皮疹基本消退，未见新起之损害，大便成形。嘱服参苓白术散以资巩固。

婴儿湿疹，中医称胎癥疮。其成因为先天不足，胃强脾弱，胃强则食多量大，脾弱则运化失职，以致完谷不化，水湿内生，浸淫成疮。病根主要在脾，故治疗上着重治脾，补其脾虚，脾弱转强，水谷得运，湿亦无从产生，用苍术、陈皮、白扁豆健脾理湿；茯苓、泽泻利湿；水湿蕴久生热，黄芩清之；炒麦芽、鸡内金消食和中。服药 10 剂后，脾运功能恢复，大便趋于正常，外发湿疹亦消退。

三、湿疹样皮炎

海某，女，42岁，初诊日期：2001年4月15日。

主诉：颜面、前胸、外阴部、大腿部出现皮疹5d。

现病史：5d前先于大腿部无明显诱因出现成片粟粒样皮疹和小水疱，瘙痒无度，随即波及整个外阴及肛门部，出现大片红斑和丘疱疹，渗水不多，灼热和瘙痒阵作。2d来颜面、前胸亦起皮疹，大片潮红，心烦口渴，胃纳欠佳，大便干结，小便黄赤。无服药史。

检查：颜面部、前胸、四肢屈侧、外阴等部位可见大片红斑和丘疱疹，稍有渗出，散在抓痕、痂皮。脉象细数，舌红苔净。

中医诊断：粟疮。

西医诊断：湿疹样皮炎。

证属：心火内炽，血热生风。

初诊服龙胆泻肝汤3剂。

二诊(4月18日)：症情不减，前胸、后背、颜面均见红色粟粒疹。上方加丹皮20g、赤芍10g，3剂，水煎服。

三诊(4月22日)：仍见新发红色丘疹，脉细滑，舌红苔黄。改拟清热凉血、解毒止痒之剂。生地30g，丹皮20g，赤芍10g，知母10g，生石膏30g，竹叶10g，木通10g，赤苓10g，银花10g，连翘10g，苦参10g，白鲜皮20g，地肤子20g。服6剂。

四诊（5月3日）：皮疹大部消退而呈黯红色，皮肤干燥发痒，大便秘结。证属热伤营血，肤失血养。改拟养血润肤止痒。生熟地各10g，何首乌10g，丹参15g，麻仁10g，白蒺藜20g，忍冬藤15g，滑石10g，生甘草5g，苦参10g，地肤子20g，白鲜皮20g。水煎服。

服药10剂后皮肤瘙痒明显减轻，予以玉红膏外搽，继服前方5剂。12月份追踪，称药后即愈，未再复发。

本例湿疹样皮炎，中医名为粟疮，身起大片粟粒样皮疹，瘙痒无度。初治药未对症，症情加重。后经审证求因，根据《内经》"诸痛痒疮，皆属于心"，心主火，心主血脉，由于心火内炽，产生血热，故身起红粟；复因血热生风，风动则痒，并见心烦口渴，大便干秘，小便黄赤，一派血热现象。认证明确后，改用生地、丹皮、赤芍以凉血；知母、生石膏、连翘清肌热；竹叶清心火；佐以赤苓、木通、苦参、白鲜皮、地肤子除湿止痒。服4剂后，皮疹大部消退，尚见皮肤干燥作痒，加用养血润燥药以收功。

四、自家敏感性皮炎

丁某，男，38岁，初诊日期：2002年8月21日。

主诉：左臂瘙痒、糜烂、流水、脱屑已1月余。

现病史：1月前患者因骑自行车摔倒后擦破左臂肘部皮肤，2d后感局部皮肤瘙痒，日见加重，渐延及整个上臂，局部滋水淋漓，5~6d后播散全身，于双耳躯干等处均见发疹。患者经常出差在外，常吃羊肉、鱼、虾等发物。左小腿部患慢性湿疹已18年。胃纳欠佳，大便干，小便色黄。

检查：左上肢除手掌、手背外，大部分皮肤湿烂，大量渗出，呈黯红色，边缘可见密集的水疱和丘疱疹，结有浆痂。躯干及双耳部可见散在红色小丘疹或丘疱疹，左小腿可见一片约银币大小慢性浸润性损害。脉弦滑，舌质红，苔薄白。

中医诊断：湿毒疮。

西医诊断：自家敏感性皮炎。

证属：脾湿心火，湿热浸淫。

治则：利湿清热。

方药：生地30g，龙胆草10g，黄芩10g，木通10g，公英15g，银花10g，茯苓皮20g，生大黄（后下）5g。3剂，水煎服。

外用生地榆 30g、马齿苋 30g，水煎后作凉湿敷。

二诊（8 月 28 日）：渗出渐少，尚见红肿。上方加丹皮 20g、赤芍 10g、泽泻 10g 凉血除湿，继服 4 剂，外用同前。

三诊（8 月 29 日）：昨日中午吃了一碗虾米鸡蛋汤后，渗出又见增多，皮损已扩展到肩部，腘窝部均起散在小片集簇的丘疱疹，胃纳欠佳。宗上方去龙胆草，佐以苍术 10g、陈皮 10g、厚朴 10g、黄柏 10g 健脾理湿，5 剂，水煎服。外用同前。

四诊（9 月 5 日）：左臂皮损已呈局限，渗出明显减少，糜烂处呈鲜红色，大部已有上皮生长，他处皮损大致消退。胃纳可，睡眠欠佳，大便不畅。予方：生地 30g，丹皮 20g，赤芍 10g，赤苓 10g，泽泻 10g，苍术 10g，黄柏 10g，车前子 10g，公英 15g，银花 10g，生大黄 5g。5 剂，水煎服。

五诊（9 月 10 日）：左臂皮损基本消退，昨晚睡梦中又搔破流水。前方去银花，加白鲜皮 20g、地肤子 20g。

六诊（9 月 18 日）：左前臂中部时有轻微痒感，他处皮肤均已光滑。前方佐以当归 10g、蜂房 10g、蝉衣 5g 养血消风。服 5 剂而痊愈。

本例患者原有慢性湿疹史，这次左臂擦伤后，继起大片皮损糜烂，大量渗水，淋漓不止，并见全身起散在小片集簇的丘疱疹。中医认证为湿热俱盛，重用利湿清热凉血之剂，并外用湿敷法，渗出已见控制；但又因吃了虾米鸡蛋汤，渗水复见增多，皮损范围扩散，而且胃纳欠佳，在前方基础上加用健脾理湿之品，病情很快控制。对此等症，中医强调忌口，禁食鱼虾海味、五辛发物，不谓无因。

附一：湿疹论治

湿疹是皮肤科常见病、多发病之一，以红斑、丘疹、水疱、渗出、糜烂、瘙痒等多形损害及反复发作、剧烈瘙痒为主要特

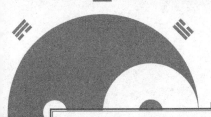

点。祖国医学对湿疹的命名，大致可分为局限和泛发两大类。例如泛发全身，浸淫遍体，渗水极多者名"浸淫疮"；周身遍起红粟，瘙痒极甚为"粟疮"；抓之出血者名"血风疮"；若局限于一处，称为"湿毒疮"。由于发病部位不同，又有不同名称：如发于耳郭者称"旋耳疮"；发于小腿者称"湿臁疮"；发于阴囊部称"肾囊风"或"胞漏疮"；此外婴幼儿湿疹称"胎癥疮"、"奶癣"等。

对于湿疹的病因病机，唐主任认为本病虽形于外而实发于内，多由于饮食伤脾，外受湿热之邪而致，湿疹的病因以内因为主，不外湿、热、风三者。

1.湿

脾主湿，脾失健运，饮食失宜，湿从内生。如多饮茶酒而生茶湿、酒湿，多餐鱼腥、海味、五辛发物而生湿热，多吃生冷水果则损伤脾阳而水湿内生。

2.热

心主火，心主血脉，凡心绪烦扰，神志不宁，心经有火，血热内生。青年人血气方盛，婴儿胎中遗热，都是血热的由来。脾湿血热，湿热相结，浸淫肌肤而成疮。

3.风

或因流水日久，伤阴耗血；或因湿热内蕴，复受外风；或因过食辛辣香燥之物，而使血燥生风。

对于辨证论治，在长期反复实践的基础上，逐步形成他的上述看法，他认为成人湿疹临床上有内治、外治两方面，常见的可分下述几型。

（1）湿热型。

由于血热脾湿，浸淫肌肤。多见于急性湿疹、亚急性湿疹以及慢性湿疹急性发作期，具有下述症状者：皮肤起红斑水疱，瘙痒极甚，滋水淋漓，味腥而黏，或结黄痂、糜烂、脱屑。大便干，小便黄赤，舌红苔黄或腻，脉濡滑。治宜利湿清热，以龙胆泻肝汤加减。方用：生地 30g，丹皮 20g，赤芍 10g，龙胆草 10g，黄芩 10g，栀子 10g，茯苓皮 20g，泽泻 10g，木通 10g，车前子 10g。如因搔抓感染起脓疱时，加蒲公英 15g、银花 10g、连翘 10g。如发于下肢的湿疹，亦可用萆薢渗湿汤加减。

（2）脾湿型。

由于脾运失健，湿从内生，浸淫成疮。多见于亚急性湿疹或泛发性湿疹，具有下述各症者：皮肤起水疱，色黯淡不红，瘙痒出水，或有胃脘疼，饮食不多，面色萎黄，腿脚浮肿，大便溏，尿微黄等。舌淡，苔白或腻，脉缓。治宜健脾除湿。以除湿胃苓汤加减，方用：苍术 10g，陈皮 10g，厚朴 10g，茯苓 10g，泽泻 10g，白鲜皮 20g，地肤子 20g。如胃纳不佳加藿香 10g、佩兰 10g 芳香化湿。

（3）血热型。

由于内蕴湿热，外受于风，热重于湿。相当于丘疹性湿疹，具有下述症状者：遍身起红丘疹，瘙痒极甚，搔破出血，中医称粟疮或血风疮。脉弦滑，舌质红苔薄白。治宜凉血清热，祛风除湿，以凉血除湿汤加减。方用：生地 30g，丹皮 20g，赤芍 10g，豨莶草 10g，海桐皮 10g，苦参 10g，白鲜皮 20g，地肤子 20g。

（4）阴伤型。

由于渗水日久，伤阴耗血，血燥生风。多见于亚急性、泛发性湿疹及慢性湿疹具有下述症状者：皮肤浸润，干燥脱屑，瘙痒剧烈，略见出水。舌红苔光，脉细弦滑。治宜：滋阴养血，除湿止痒。予滋阴除湿汤。方用：生地 30g，玄参 10g，当归 10g，丹参 15g，茯苓 10g，泽泻 10g，白鲜皮 20g，蛇床子 20g。

唐主任指出：滋阴除湿之法，看来似有矛盾，一般以为滋阴可能助湿，利湿可能伤阴。本方用于渗水日久伤阴耗血之证，生地、玄参、当归、丹参滋阴养血不致助湿，茯苓、泽泻除湿而不

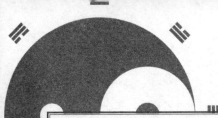

伤阴。用于反复不愈的湿疹及慢性阴囊湿疹，疗效较好。

外治法：

①中药湿敷。适用于急性湿疹渗液较多者。用黄柏或马齿苋或生地榆，选用一种，每用30g煎水取汁，置于盆中，待温热，用纱布6~7层或小厚毛巾浸汁，稍拧，然后湿敷于皮损上，每5min重复1次，每次共20~30min，每日3~5次。可达到收敛、清热、解毒作用。注意药液温度要适宜，皮损面积过大时，应分区湿敷，手足部湿疹可改用泡洗法。

②药膏（包括软膏或糊剂）。急性、亚急性期，渗水不多可用湿疹膏、氧化锌软膏、青黛膏及激素类软膏；皲裂性湿疹，可用玉红膏。

③丘疹性湿疹。可用我科肤痒舒擦剂。

附二：婴儿湿疹论治

婴幼儿湿疹在古代文献上称为胎癥疮、奶癣、胎风、胎赤等，名目繁多。《医宗金鉴·外科心法要诀》根据皮损形态及渗液情况又分为湿癥和干癥。

乳婴儿皮肤娇嫩，湿热蕴于肌肤，始则发红，有痒感，经常摩擦搔抓，继而皮肤变粗，起小粟米状丘疹，潮红，亦有灰暗色黄者、流水。根据临床特点可分为两种类型。

1.热盛型（湿癥）

局部皮色潮红，面部灼热，瘙痒不安，渗液多呈粉红色稠黏水，味腥微臭，发病急剧，患儿急躁，大便干或稀绿便，多见于肥胖乳儿。治疗以清热解毒为主，佐以利湿，方用消风导赤汤加减，发于面部者加菊花；若兼有食滞者加麦芽、神曲、莱菔子；若为母乳喂养的小儿，部分汤药可与其母代饮。局部皮损处外用湿疹膏或青黛膏。

2.湿盛型（干癣）

局部皮色黯淡，灰色不明，不热，渗液不多，或有脱屑，有时流浅黄色稀水，结痂较厚，轻微痒感，身体多瘦弱，大便次数多，灰黄不干兼有绿便。治疗以健脾利湿为主，佐以清热，方用除湿汤加减。若服用汤药不便，可服用参苓白术散。

以上两种类型，是相互交错的。有时热偏盛，有时湿偏盛，在治疗时一定要根据病情详细辨证。

防治：①忌用热水、肥皂洗澡。②乳母、患儿忌食鱼腥发物。③防止搔抓，把患儿两手包扎好或用超肘之小夹板绑好，防止患儿屈肘搔抓，头戴柔软布帽。④不要穿羊毛、化纤衣物。

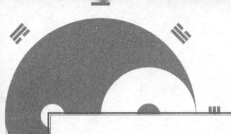

脂溢性皮炎

【例一】　花某，男，36岁，初诊日期：1999年7月8日。

主诉：头皮出皮疹伴瘙痒、流水结痂已4年。

现病史：4年来头皮经常瘙痒起皮疹，抓破流黏水、结黄痂，时轻时重，反复发作，屡治少效。

检查：头皮部大片皮损上覆脂溢性鳞屑，抓破处可见溢水、糜烂和血痂、黄痂，沿前额可见境界清晰、略有浸润、潮红、溢水之皮损。舌苔薄黄腻，脉弦滑。

中医诊断：面游风。

西医诊断：脂溢性皮炎。

证属：脾胃湿热上蒸。

治则：利湿清热。

方药：生地30g，公英15g，黄芩10g，茯苓10g，泽泻10g，木通10g，车前子10g，丹皮20g，赤芍10g。水煎服，6剂。

外用生地榆90g，分5d水煎凉湿敷，每日敷4次，每次半小时。

二诊(7月14日)：药后溢水已少，皮疹略少，痒感减轻，舌质红苔黄腻。上方加大青叶15g，服6剂。外用同前。

三诊（7月21日）：经治疗后见效，但头部两侧皮损仍红，轻微瘙痒，大便干燥，舌苔薄黄而腻。上方去丹皮、赤芍、大青叶，加生大黄（后下）6g。

四诊（7月26日）：头额部皮损已明显减轻，稍见鳞屑，微痒。舌质淡，苔薄黄腻，脉细滑。上方去生大黄，加当归10g、赤芍10g。

五诊(8月2日):皮损逐渐趋轻,已不溢水,尚觉轻度瘙痒。舌苔脉象同前。继服上方6剂。

六诊(8月9日):皮损基本治愈,偶痒。继服上方加苍耳子10g,服5剂,以资巩固疗效。

【例二】 任某,男,42岁,初诊日期:1999年2月28日。

主诉:两耳后脱屑发痒1年,加重3周。

现病史:1年来双耳后反复脱屑发痒,未行任何治疗,3周前皮损逐渐扩展至耳郭、颈项侧面,皮肤浸润,潮红脱屑,部分渗水,瘙痒颇剧,下颌亦有小片流水皮损,自服抗过敏药物瘙痒略有缓解,但皮疹未见明显改善。

检查:两耳后及耳郭部皮肤浸润,上覆薄层鳞屑,部分流水、糜烂、结痂,下颌部可见不整形小片红斑及丘疱疹。两颊及鼻部毛孔扩大,皮脂溢出,并见毛细血管扩张。脉滑,舌质红,苔薄白。

中医诊断:面游风。

西医诊断:脂溢性皮炎。

证属:脾胃湿热上蒸。

治则:凉血清热,除湿止痒。

方药:生地15g,丹皮20g,赤芍10g,生苡仁15g,黄芩10g,白鲜皮20g,地肤子15g,苦参10g,忍冬藤15g。3剂,水煎服。

二诊(3月4日):湿热仍有浸淫之势,向下延及颈项,皮肤潮红流水,刺痒难忍,小便赤,苔根薄腻。治拟导湿下行,方用龙胆泻肝汤加减。

药用:生地30g,丹皮20g,赤芍10g,龙胆草10g,栀子10g,赤苓10g,泽泻10g,木通5g,黄芩10g,知母10g,忍冬藤15g,生甘草5g。4剂,水煎服。

三诊(3月8日):焮红湿痒均见减轻,苔腻稍化,仍宗前方

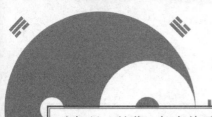

去知母、甘草，加车前子 10g，服 3 剂后，基本治愈即停药。

四诊（4 月 11 日）：称 4d 前颈后骤然皮疹发作，发红浸淫成片，瘙痒无度。自用激素软膏后转轻，现见皮肤粗糙脱屑，灼热发痒，颜面亦微红脱屑，舌尖红，苔净，脉滑。治拟利湿清热、祛风止痒。药用：龙胆草 10g，栀子 10g，海桐皮 10g，苍术 10g，黄柏 10g，赤苓 10g，泽泻 10g，豨莶草 10g，苦参 10g，地肤子 15g，忍冬藤 15g。先后服 10 剂而愈。

脂溢性皮炎发于头面部的，中医亦称面游风。病情时轻时重，缠绵难愈。唐主任认为在辨证论治上，须分别为湿重和风重两种。湿重则溢水，风重则干燥脱屑瘙痒重；亦可见时而风重，时而湿重，治疗时应根据具体情况，加以处理。以上两例前一例表现为湿重，流水较多，用利湿清热法及湿敷法，四年之疾，经月而愈。后一例前阶段为湿热俱重，用凉血清热除湿而愈。一月后又发，又见风重、脱屑而痒，加用祛风止痒，10 剂后治愈。

【例三】　余某，女，42 岁，初诊日期：2001 年 1 月 3 日。

主诉：颜面、手背瘙痒、脱屑 1 个月。

现病史：一个月来先于脸颊部皮肤潮红、脱屑、瘙痒，逐渐扩大，并延及颈部，手背。

检查：面颊、颈部、双手背可见大片潮红、浸润，并见细薄鳞屑。脉弦细，舌淡，苔薄布。

中医诊断：面游风。

西医诊断：脂溢性皮炎。

证属：风燥伤血。

治则：养血祛风。

药用：生熟地各 10g，丹参 15g，荆芥 10g，苦参 10g，白鲜皮 20g，枇杷叶 10g，桑白皮 20g，忍冬藤 15g，生甘草 5g。服 5 剂。

二诊（1 月 9 日）：药后，面颊脱屑减少，瘙痒亦见明显减轻，但双前臂又见新起斑丘疹，近日来腰疼，转侧不利。仍宗前方去忍冬藤，加川断 10g、狗脊 10g。再服 5 剂，基本治愈。

【例四】 许某，女，38 岁，初诊日期：2000 年 9 月 14 日。

主诉：头面等处瘙痒、脱屑 2 年多。

现病史：2 年来开始头皮瘙痒，抓后起小疙瘩，随后前额、脸面亦起鳞屑，半年后耳、项间亦潮红出现鳞屑。头发、眉毛易于脱落，逐渐稀疏。

检查：前发际沿前额周围可见大片潮红和细薄鳞屑、黄痂，眉间、两颊亦见类似之损害，眉毛部分脱落，明显稀疏。双耳郭、颈项亦见大片潮红浸润、脱屑。脉细弦滑，舌淡，苔薄白。

中医诊断：面游风。

西医诊断：脂溢性皮炎。

证属：脾胃积热上熏，外受于风，日久风燥伤血。

治则：养血润燥，消风止痒。

药用：生熟地各 15g，当归 10g，丹参 10g，荆芥 10g，防风 10g，蝉衣 5g，枳壳 20g，地肤子 15g，白鲜皮 20g。7 剂，水煎服。

二诊（9 月 22 日）：药后瘙痒明显减轻，鳞屑减少，胃纳较差。仍宗前方加陈皮 10g、茯苓皮 15g，服 7 剂。

三诊（9 月 30 日）：头皮，脸面已不瘙痒，耳、颈、前胸尚见轻度鳞屑，瘙痒亦轻。嘱继服前方加苦参 10g。

前后以原方加减，计服 40 余剂，基本治愈。

【例五】 毛某，男，32 岁，初诊日期：2001 年 1 月 8 日。

主诉：头皮，脸面瘙痒，脱屑 1 年多。

现病史：患者以往经常用冷水洗头，1 年来头皮经常发痒，搔后脱屑，掉皮，结痂，继之前额发际，双耳耳郭，脸颊等处亦瘙痒脱屑，经久不愈。

检查：头皮大片潮红浸润，耳郭，颈项，脸颊亦有轻度浸

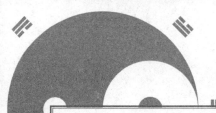

润，覆盖细薄鳞屑。脉弦滑，舌质红，苔净。

中医诊断：白屑风、面游风。

西医诊断：脂溢性皮炎。

证属：肌热当风，风邪入里，日久化燥，伤阴耗血。

治则：滋阴清热，润燥止痒。

药用：生地30g，玄参10g，茯苓10g，泽泻10g，丹皮20g，苍耳子10g，地肤子10g，麻仁10g。7剂，水煎服。

二诊（1月15日）：药后瘙痒减轻，皮损减薄，鳞屑减少。仍予前方加熟地15g，续服7剂。

三诊（1月22日）：皮损已不显，痒轻，但脸颊部仍潮红、轻度浸润，并见痤疮样损害。用初诊方加枇杷叶10g、桑白皮20g清肺经热，嘱服7~14剂。1个月后来复查，皮损基本消退。

【例六】　吴某，女，37岁，初诊日期：1999年11月11日。

主诉：头面颈项瘙痒，稍有鳞屑已1年余。

现病史：1年来头皮、颜面发痒，稍有脱屑，皮肤增厚，继之颈项周围、前胸等处，亦觉瘙痒，搔后脱屑而逐渐增厚，未见流水，曾去医院治疗，外用药不见效果，晚间痒重，影响睡眠。

检查：头皮鳞屑多，脸面、眉间略有浸润，颈项两侧及前胸皮肤浸润、潮红，可见搔痕、血痂。脉细弦滑，舌质红，苔薄白。

中医诊断：面游风。

西医诊断：脂溢性皮炎。

证属：过食五辛厚味，脾胃积热，外感风邪，日久血热风燥。

治则：凉血清热，消风止痒。

药用：生地30g，当归10g，荆芥10g，防风10g，白鲜皮20g，苦参10g，蝉衣5g，甘草5g。5剂，水煎服。

二诊（11月16日）：服上方5剂及外用药后，瘙痒明显减轻，睡眠转佳，皮损减薄，嘱继服前方 5 剂后基本趋愈。

三诊(2000 年 5 月 20 日和 6 月 2 日)：两次来诊，称颈项皮肤有时尚感瘙痒，要求继服前方，服药 3 剂后即愈。

四诊（2000 年 11 月 10 日）：5 个月后来诊，称颈项偶有瘙痒，皮损不显，仍要求服前方巩固。

按：脂溢性皮炎是由于皮脂溢出增多而引起的慢性炎症。一般多见于皮脂分泌多的部位，如头、面、颈项、胸腋等处。中医依其发生部位，而有白屑风、面游风、纽扣风之称。病程往往为慢性，可经年不愈，而且有不同程度的痒感，严重的亦可因瘙痒而使皮损肥厚。其发病原因，由于剧烈运动后，头部汗出，肌热当风；或用冷水淋头，复受外风，风邪侵入毛孔，郁久化燥；或因过食辛辣油腻，脾胃积热上蒸，复受外风，日久化燥所致。

唐主任认为：①一般初起病程不长，皮肤潮红微肿，瘙痒脱屑，脉弦滑，舌质红苔薄白或薄黄，证属血热风燥，治疗原则是凉血清热，消风润燥。选用生地、丹参、赤芍以凉血；知母、生石膏清肌热；荆芥、蝉衣、白蒺藜以消风；当归、麻仁、甘草以润燥；苦参、白鲜皮以止痒。②如病程已历数年之久，皮肤干燥、色黯、肥厚、层层脱屑、发痒挠破，大便干秘，脉弦细，舌淡苔净等，证属血虚风燥，治当养血润燥，消风止痒。选用熟地、当归、丹参、白芍、首乌、麦冬养血滋阴；枳壳、麻仁、甘草以润燥；白蒺藜、白鲜皮以消风止痒。这是一般治疗原则，但有时亦须根据具体情况因人而施。上举病例都属风重化燥之证，例三病仅一个月，而见舌淡苔净，还是血虚风燥，投养血消风而得效。例六病一年，皮肤仍见潮红，舌红苔薄白，尚有血热现象，仍用凉血消风而愈。例五病已一年余，头皮潮红、脱屑，舌绛苔净，风燥伤阴，以滋阴润燥而获效。

外治法：①头皮屑多，油多发痒，可用脂溢性洗方，方用苍

135

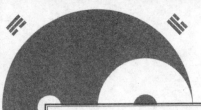

耳子 30、王不留行 30g、苦参 15g、明矾 10g，水煎洗头，每次 15min（洗头不宜太勤）。②头皮瘙痒，外搽白鲜皮酒（白鲜皮 15g、生地 30g、高粱酒 100ml 放瓶内浸 7d 后用）。③皮肤干燥，脱屑发痒，外搽玉红膏。

荨 麻 疹

一、人工荨麻疹

【例一】 陈某，女，32 岁，初诊日期：2000 年 9 月 10 日。

主诉：皮肤瘙痒，搔后起条痕，已半年有余。

现病史：半年来皮肤发热瘙痒，搔后立即呈条状隆起，尤以晚间为甚，稍有碰触，亦立刻发红隆起。

检查：周身散在抓痕，无明显原发性皮损，背部做皮肤划痕试验（＋），脉弦滑带数，舌质红紫，苔净。

中医诊断：瘾疹（血瘀型）。

西医诊断：人工荨麻疹。

证属：瘀滞阻络，血瘀生风。

治则：活血祛风。

方药：当归 10g，赤芍 10g，桃仁 10g，红花 10g，荆芥 10g，防风 10g，蝉衣 5g，丹皮 20g，银花 10g，五味子 10g，生甘草 5g。3 剂，水煎服。

二诊(9 月 14 日)：药后皮肤瘙痒已轻，搔痕已不明显。嘱继服前方加茜草 10g、白蒺藜 10g，3 剂后治愈。

【例二】 季某，女，34 岁，初诊日期：1999 年 5 月 27 日。

主诉：全身皮肤发痒，搔后随手起风团已半年。

现病史：半年来全身皮肤发痒，搔抓后起条索状风团，或散在小风团，曾服凉血清热方，诸症略减，但仍起。经血每月 2 行，量多，色红。

检查：皮肤划痕试验（＋），口舌糜烂，脉细滑，舌尖红起

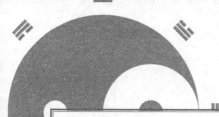

刺，苔净。

中医诊断：瘾疹（血热型）。

西医诊断：人工荨麻疹。

证属：心经有火，血热生风。

治则：凉血消风。

方药：生地 30g，当归 10g，白蒺藜 10g，荆芥 10g，知母 10g，生石膏 30g，紫草 15g，赤芍 10g，玄参 10g，甘草 5g。4 剂，水煎服。

二诊(6 月 3 日)：药后瘙痒已轻，月经将临，宗前方佐以活血祛风。

方药：当归 10g，丹皮 20g，赤芍 10g，荆防风各 10g，白蒺藜 10g，蝉衣 5g，甘草 5g，紫草 10g，桃仁 10g，红花 10g。6 剂。

三诊（6 月 10 日）：瘙痒较前明显缓解，搔抓后已很少起风团，月经已来潮，未感腹疼，仍服前方 5 剂。

2000 年 4 月底追踪复信：称前证已不起，近因服内科药，偶而皮肤略痒，自服前方有效。

【例三】 蓝某，女，20 岁，初诊日期：2000 年 8 月 23 日。

主诉：皮肤瘙痒，搔后条索状隆起已 1 年多。

现病史：1 年多来，全身皮肤瘙痒，搔后即起成片风团或隆起呈条索状，尤以晚间受热时为甚，曾服抗过敏药及中药多剂（具体不详），未见明显效果。

检查：遍体搔痕累累，皮肤划痕试验（＋）。脉沉细弦，舌质红，苔薄黄。

中医诊断：瘾疹（风热型）。

西医诊断：人工荨麻疹。

证属：风邪久郁，未经发泄。

治则：搜风清热。

方药：乌蛇10g，荆芥10g，防风10g，蝉衣5g，羌活10g，白芷10g，黄芩10g，黄连10g，银花10g，连翘10g，生甘草5g。3剂，水煎服。

二诊(8月30日)：称服药后皮肤瘙痒已减轻，搔后风团亦少起。嘱继服原方6剂。

三诊(9月9日)：共服药9剂，皮肤已不痒，风团、划痕亦完全不起。

【例四】 屈某，女，34岁，初诊日期：2001年6月13日。

主诉：皮肤发痒，搔后起风团已年余。

现病史：近一年来每日晚间，初发皮肤淫淫作痒，搔后皮肤即起条索或风团，瘙痒无度，发无虚夕，发时心烦难受。

脉弦细，舌尖红，苔净。

中医诊断：瘾疹（血热型）。

西医诊断：皮肤划痕症。

证属：心经有火，血热生风。

治则：凉血消风。

方药：生地30g，紫草15g，当归10g，荆芥10g，防风10g，白蒺藜10g，桃仁10g，知母10g，生石膏30g，蝉衣5g，生甘草5g。6剂，水煎服。

二诊（6月19日）：药后皮肤瘙痒明显减轻，搔抓后略起风团。舌质红，脉弦细。仍宗凉血清热、消风止痒之法。

方用：生地30g，丹皮20g，紫草15g，赤芍10g，知母10g，生石膏30g，生甘草5g，银花10g，连翘10g，蝉衣5g，荆芥10g。6剂，水煎服。

三诊（6月26日）：皮肤略有发痒，搔后条索、风团几近不起。舌质紫，苔净，脉沉细弦，仍宗前方，继服10剂。

10个月后追踪，荨麻疹已愈，未见再发。

按：人工荨麻疹，又称皮肤划痕症，中医称风瘾疹。上举四

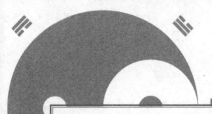

例，病程都在半年至1年以上，顽固难愈。根据中医辨证，其病因病机，各有不同。例一舌质紫红，有血瘀之证，故用活血祛风之法；例二、例四根据其舌尖红起刺，口舌糜烂，有心火之象；例二月经一月2行，亦为血热，两例均先以凉血消风，后佐用活血祛风之剂而获效。例三脉象沉弦细，舌红苔薄黄，证属风邪久郁，未经发泄，故以搜风清热而得治。说明同一病证，而治法不同，只要辨证明确，按证投药，症虽顽固，就不难迎刃而解、短期获愈。

二、急性荨麻疹、过敏性紫癜

何某，男，40岁，初诊日期：2001年5月18日。

主诉：全身出现风团1周，两小腿出现瘀斑5d。

现病史：1周前服食鱼虾后出现全身泛发风团，夜间尤甚，瘙痒无度，夜寐不安。近5d来两小腿伸侧出现紫红色瘀斑，无自觉症状，小腿部浮肿，伴有恶心呕吐。称1994年亦有类似症状，曾注射维生素C、钙剂及内服扑尔敏、芦丁片等，疗效不显。

检查：全身可见散在之风团，色红，压之褪色，皮温略高；两小腿伸侧可见密集之鲜红和黯红色瘀点，呈粟粒大小，高出于皮面。两踝部轻度浮肿。脉弦滑，舌红，苔薄布。

中医诊断：①瘾疹（血热型）；②血风疮。

西医诊断：①急性荨麻疹；②过敏性紫癜。

证属：风热伤营，血溢成斑。

治则：凉血、清热、消风。

方药：生地30g，丹参10g，赤芍10g，茜草10g，侧柏炭10g，栀子10g，大青叶15g，生石膏30g，荆芥10g，防风10g，忍冬藤15g。4剂，水煎服。

二诊（5月22日）：药后紫癜渐趋消退，风团亦不再起，前方去生石膏，加生地 15g，服 3 剂后即愈。

本例急性荨麻疹，伴发过敏性紫癜，由于风热伤营则血热，血热外溢则成斑，关键问题在于血热，治疗上应着重凉血清热，血热得清则斑自消，风团亦不起。

三、慢性荨麻疹

【例一】 李某，女，40 岁，初诊日期：2001 年 2 月 17 日。

主诉：全身反复起风团 4 年。

现病史：4 年来周身反复起风团，几乎每天发作，尤以夜间为甚，温度转暖即发，洗冷水亦起，屡治无效。

予服用玉屏风散加桂枝汤固卫御风之法。

二诊(2 月 23 日)：服前方 6 剂，风团发作加重，又值经血来潮，伴有恶心、畏寒。脉细弦，舌质红，苔薄黄。

中医诊断：瘾疹（血热型）。

西医诊断：慢性荨麻疹。

证属：风热内郁，营卫不和。

治则：散风清热，凉血和营。

方剂：麻黄连翘赤小豆汤加味。

药用：炙麻黄 10g，连翘 10g，赤小豆 20g，杏仁 10g，生甘草 5g，荆芥 10g，防风 10g，知母 10g，生石膏 30g，蝉衣 5g，僵蚕 10g，桑白皮 20g，丹参 10g，赤芍 10g。

三诊(3 月 8 日)：服前方 4 剂后，风团已少发，较前明显减轻。前方去知母、僵蚕，加忍冬藤 10g。

四诊 (3 月 15 日)：服药 5 剂后，风团已近不发，但又值经前，伴有头晕、恶心、神疲，改以平肝熄风法。

方用：当归 10g，赤白芍各 10g，半夏 10g，陈皮 10g，竹茹 10g，菊花 10g，钩藤 10g，丹参 10g，煅牡蛎 10g，白蒺藜 10g。服药 5 剂后风团即停止发作。

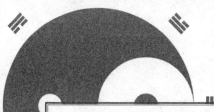

按：本例慢性荨麻疹，病程缠绵4年，不论冷热均起，初诊时用固卫御风法不应，在认证上虽值经临时伴有恶心、畏寒现象，但舌质红，苔薄黄，脉弦细，尚属风热之证。治疗方剂，以麻黄连翘赤小豆汤加味，4剂后即少发，再5剂后已几近不发；又值经前期而有头晕恶心，肝阳上旋之象，改用平肝熄风法，5剂后风团即停止发作。

【例二】 李某，男，32岁，初诊日期：2000年4月15日。

主诉：全身出现鲜红大片风团10个月。

现病史：从1999年6月开始全身起大片风团，呈鲜红色，一般下午出现，晨起才消。先后间断服中药消风清热、固卫御风、健脾除湿等方均未见效。发作与饮食无关，大便干，隔日一行。

检查：全身可见散在大块风团，呈鲜红色，皮温正常，皮肤划痕症（+）。脉浮数，舌质红，苔薄黄。

中医诊断：瘾疹。

西医诊断：慢性荨麻疹。

证属：风邪外客，郁久化热，风热相搏。

治则：搜风清热。

方药：乌蛇10g，蝉衣5g，黄连10g，黄芩10g，银花10g，连翘10g，生甘草5g，羌活10g，荆芥10g，防风10g，白芷10g，大黄6g。5剂，水煎服。

二诊(4月20日)：药后开始加重，后即明显减轻。继服上方5剂而愈。

按：本例瘾疹先后10个月，虽方药遍尝，犹发无虚夕，谅以风邪久羁，郁而化热。改进搜风清热之剂——乌蛇、蝉衣、荆芥、羌活、白芷搜剔风邪从肌表而出，故初服时加重，佐以黄芩、黄连、银花、连翘、大黄、甘草通腑泄热，亦是表里双解之法。5剂后减轻，10剂后即不复再发。

【例三】　沈某，女，25 岁，初诊日期：1999 年 7 月 12 日。

主诉：全身泛发风团 3 年。

现病史：在 1996 年 4 月感全身发痒，搔后皮肤即呈条索状隆起，3d 后才消失，以后每年发作 1 次，发作前未服过任何药物或特殊饮食。1997 年初冬，骤然全身起风团，睡在被窝内即消退，起床即发，奇痒难忍。卧床 2 周逐渐痊愈。从 1998 年 10 月 2 日起，即每日全身泛发风团，连眼结膜、口腔、阴道均发。曾先后服中药 30 剂、抗过敏药物、自血疗法、针灸、钙剂等，疗效均不著。平时怕热，喜冷饮，容易出汗，汗出后及用冷、热水洗后均易起。与饮食关系不大。

检查：全身散在大小不等之风团，色红，皮肤划痕试验阴性。脉弦滑，舌尖红，苔净。

中医诊断：瘾疹。

西医诊断：慢性荨麻疹。

证属：血热内盛，肌热腠开。

治则：凉血清热，消风固卫。

药用：丹皮 10g，赤芍 10g，蝉衣 5g，僵蚕 10g，白蒺藜 10g，防风 10g，白术 10g，黄芪 15g，忍冬藤 10g，木通 6g。4 剂，水煎服。

二诊(7 月 16 日)：服药后已起不多，接服 10 剂后，风团即不再起。

2000 年 7 月 20 日：事隔 1 年，因感冒咳嗽 3 月未愈，继发风团小片，形如麻豆。谅以肺主皮毛，卫气失固，外风又袭，先以宣肺化痰，佐以固卫祛风。

药用：荆芥 10g，蝉衣 5g，杏仁 10g，桔梗 10g，前胡 10g，黄芪 15g，炒白术 10g，防风 10g。5 剂。

三诊(7 月 27 日)：药后咳嗽已轻，汗出着水，仍起风团。舌淡，苔薄白，脉沉细。改以固卫御风。

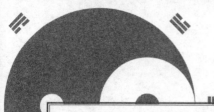

　　防风 10g，黄芪 15g，炒白术 10g，桂枝 10g，蝉衣 5g，炙僵蚕 10g，陈皮 10g，茯苓 10g，甘草 5g。3 剂后即未再起。

　　按：本例发病的规律是：起床即起风团，睡在被窝内即退。又汗出后即起，都表现有怕风现象。谅因卫外失固，汗出腠开，外风易袭所致。又以皮疹色红，舌尖红，渴喜热饮，里有血热之象，故以凉血清热，消风固卫，药后即不发。隔年又因感冒咳嗽后引起风块发作，则为肺失清肃，卫气失固。治则是先投肃肺化痰为主，后以固卫御风为主，10 剂后即治愈。

　　【例四】　韩某，男，69 岁，初诊日期：2002 年 11 月 3 日。

　　主诉：全身反复发作风团并打喷嚏已 5 年，加重 4 月。

　　现病史：5 年来全身反复出现风团，10 余日即愈。今年 7 月因吃豆角、桃子后又发风团，已历 4 月，经治未效。

　　检查：全身可见散在之风团，大小不等，融合成片，中间色白。脉细滑，舌淡，苔净。

　　中医诊断：瘾疹。

　　西医诊断：慢性荨麻疹，过敏性鼻炎。

　　证属：肺气虚，卫外失固，外风易袭。

　　治则：益肺固卫，以御外风。

　　方药：黄芪 15g，沙参 10g，防风 10g，白术 10g，柴胡 10g，陈皮 10g，茯苓皮 15g，地肤子 10g，白鲜皮 20g，大枣 5 个。嘱服 5 剂，药后即未起。

　　2003 年 9 月 4 日来诊：称去年药后风团即未发作。今年自 7 月初开始打喷嚏、流涕，略有咳嗽，在感冒后又发生风瘾疹，迄今未愈，服抗过敏药稍能控制，但仍复起。脉弦滑，舌红，苔净。

　　证属：肺失清肃，外受于风。

　　治则：固卫御风，清肃肺金。

　　方药：沙参 10g，防风 10g，辛夷 10g，黄芪 15g，炒白术

10g，桑白皮 20g，枇杷叶 10g，甘草 10g，大枣 5 个。5 剂，水煎服。

二诊(9 月 10 日)：药后风团已少起，打嚏、流涕亦已减少。苔脉如前，仍宗前方出入。上方去枇杷叶、桑白皮，加五味子 10g、柴胡 10g，5 剂，水煎服。

三诊(9 月 15 日)：前证均已不起，略有咳嗽。上方去柴胡，加前胡 10g。

四诊(9 月 22 日)：前证均轻，仍有咳嗽，舌苔净，寸脉较有力。前方去辛夷，加桔梗 10g、百合 10g 以肃肺气，5 剂后治愈。

2004 年 9 月 2 日来诊，诉从今年 8 月份开始又起过敏性鼻炎，打嚏流涕，日趋加频。脉细弦滑，舌苔争。仍予益肺固卫之剂。

药用：沙参 10g，黄芪 15g，防风 10g，辛夷 10g，苍耳子 10g，炒白术 10g，五味子 10g，桑白皮 10g，甘草 5g，大枣 5 个。5 剂后即停止发作。

按：本例原有过敏性鼻炎，常秋凉发病，称吃豆角、桃子等物易引起，发时打喷嚏、流涕、咳嗽，同时起荨麻疹，已有多年历史。唐主任认为：鼻为肺之窍，肺主皮毛，皮肤又为肺之外卫。由于肺气虚弱，卫外失固，腠理不密，风邪易袭，而致鼻炎及发风瘾疹。治疗上应重补益肺气，以固外围。药用黄芪、防风、白术固卫益气；沙参、百合、五味子补益肺气；佐以苍耳子、辛夷清肺窍；桑白皮、枇杷叶、桔梗清肃肺金等加减治之。

【例五】　郝某，男，23 岁，初诊日期：2000 年 8 月 1 日。

主诉：全身出现风团反复发作已 10 余年。

现病史：于 10 年前开始出现风团，每年发作 1 次，服药不久即愈。近年来发作频繁，每月 1 次，发时呕吐、腹痛、大便溏泄。自诉有十二指肠溃疡，至今胃纳欠佳。

检查：全身可见散在风团，色较淡。脉缓滑，舌淡，苔薄白。

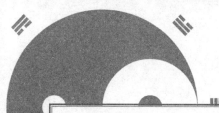

中医诊断：瘾疹（脾胃型）。

西医诊断：慢性荨麻疹（肠胃型）。

证属：脾胃湿胜，外受于风。

治则：健脾除湿，理气固表。

药用：苍术 10g，陈皮 10g，茯苓 10g，泽泻 10g，木香 10g，乌药 10g，防风 10g，羌活 10g，黄芪 15g，炒白术 10g。5 剂。

3 月后来称药后迄今前证未起。

本例为典型的胃肠型荨麻疹，中医则认为脾虚失运，湿从内生，卫气不固，风邪外受，故以健脾理湿，固表理气，服 5 剂即愈。

【例六】 郭某，男，29 岁，初诊日期：1999 年 5 月 15 日

主诉：反复起风团 4 月余。

现病史：去冬开始，每逢寒冷刺激，即于颜面、四肢裸露部位起风疹块，近 4 个月来几乎每日发作，伴有关节酸楚不适。曾服抗过敏药物，注射钙剂，内服浮萍丸、防风通圣丸及凉血消风等中药，均未奏效。脉弦细，苔薄白。

中医诊断：瘾疹（风寒型）。

西医诊断：寒冷性荨麻疹。

证属：营卫不和，风寒外袭。

治则：调营固卫，祛风散寒。

方药：当归 10g，丹参 10g，赤芍 10g，黄芪 15g，防风 10g，炒白术 10g，麻黄 10g，桂枝 10g，蝉衣 5g，羌活 10g，甘草 5g。水煎服。

二诊(5 月 19 日)：服前方 4 剂后，风团已少起，关节疼轻，脉舌同前。前方加生姜 3 片，水煎服。

三诊(6 月 1 日)：服前方 8 剂，于手臂、头面露出部位，稍有冷热不调，仍起风团。前方赤芍改用白芍 10g。服药 4 剂后，有明显好转，风团已基本不发。

唐士诚学术及临床经验集

四诊(7月1日)：于阴湿天气，两手腕处，尚起少数小片风团。原方去黄芪，加荆芥 10g、赤苓 10g。服药 5 剂后痊愈。

本例为寒冷性荨麻疹，吹风着冷即起。中医认为由于营卫不和，风寒易袭，属于风寒型。以前所服药物，如浮萍丸、防风通圣丸之类，治一般风热型荨麻疹较有效，而对此例，药未对症，因此无效。必须着重调营固卫，庶能奏效。

附：荨麻疹论治

荨麻疹是一种皮肤出现红色或苍白色风团、时隐时现的瘙痒性、过敏性皮肤病。其临床特点是皮肤上出现风团，瘙痒剧烈，发无定处，骤起骤退，消退不留痕迹。荨麻疹中医称瘾疹，俗称"鬼饭疙瘩"或"风疹块"。有些典籍如巢氏《诸病源候论》称"风瘙瘾疹"。临床上一般分为急性、慢性两大类。

唐主任在多年积累治疗本病的经验中，初步探索到一些规律。他认为荨麻疹的发生多因七情内伤，机体阴阳失调，营卫失和，卫外不固复感风邪而诱发；或因过食膏粱厚味、荤腥动风之物，脾胃滞热，再成风邪而发。他还认为荨麻疹的成因，不仅仅是外因引起，有不少是由于内因产生的；有的内因、外因相互影响，不能截然分开。一般急性期，多见风热、风湿两型，投以疏风清热或祛风胜湿之法，易于收效。至于慢性荨麻疹，多顽固难愈，必须仔细审证求因，方能得治。如风邪久郁未经发泄，可重用搜风药祛风外出；又如卫气失固，遇风着冷即起，则宜固卫御风。又有既有内因，复感外风触发者，如饮食失宜，脾虚失运，复感外风，而致胃疼、呕吐、腹痛、便泄，应予温中健脾，理气止痒。此外又有内因血热、血瘀致病者；血热生风，亦不少见，常见皮肤灼热刺痒，搔后立即起条痕，所谓外风引动内风，必须着重凉血清热，以熄内风。血瘀之证，由于瘀血阻于经络肌腠之间，营卫不和，发为风疹块，应着重活血祛风，所谓"治风先治血，血行风自灭"。更有寒热错杂之证，又当寒热兼治。总之病情比较复杂，应当详究，审证求因，庶能得治。

根据唐主任临床经验，本病大致大致可分以下几型。

1.风热型

一般多见于急性荨麻疹，亦见于慢性急性发作。由于风热外袭，客于肌腠，伤及营血。症见皮疹发红，大片焮红，瘙痒不绝，重则面唇俱肿。汗出受热易起，或有咽干心烦。脉弦滑带数，舌红苔薄白或薄黄。治宜疏风清热，佐以凉血，消风散加减。

拟方：荆芥 10g，防风 10g，金银花 10g，石膏 30g，牛蒡子 10g，丹皮 20g，浮萍 20g，生地黄 10g，薄荷 5g，黄芩 10g，甘草 5g。随症加减。

2.风寒型

相当于寒冷性荨麻疹。由于卫外失固，风寒外袭，营卫不和。症见风疹块色淡红或苍白，受风着凉后，即于露出部位发病。脉紧或缓，舌淡苔薄白。治宜固卫和营，御风散寒，以麻黄汤、桂枝汤加熟附子治之。

拟方：麻黄 10g，杏仁 10g，防风 10g，荆芥 10g，白鲜皮 15g，蝉蜕 5g，陈皮 10g，羌活 10g，丹皮 10g。

3.血瘀型

由于瘀阻经络，营卫之气不宣，风热或风寒相搏，症见：风疹块黯红，面色晦黯，口唇色紫，或风疹块见于腰围、表带压迫等处。脉细涩，舌质紫黯。治宜通经逐瘀汤加减。

拟方：地龙 10g，川芎 10g，桃仁 10g，赤芍 10g，茯苓皮 10g。风热加银花、连翘，风寒加麻黄、桂枝。

4.血热型

多见于人工荨麻疹（皮肤划痕症）。由于心经有火，血热生风。一般身起风块较少，每到晚间皮肤先感灼热刺痒，搔后随手起红紫条块，越搔越多，发时心中烦躁不安。脉弦滑带数，舌红苔薄黄。治宜凉血清热，消风止痒。方用凉血消风散加减。

拟方：生地 10g，当归 10g，荆芥 10g，蝉蜕 5g，苦参 10g，白蒺藜 10g，石膏 30g，知母 10g，甘草 5g。

5.滞热受风型

多见于胃肠型荨麻疹。风团、风疹持续不已，反复发作，疹块色白或赤，奇痒难眠，并伴有中脘痞满、纳呆、胸闷、嗳腐吞酸、嘈杂恶心或腹痛等不适。大便干燥或稀溏，脉沉细，舌质白厚或腻。治宜表里双解。

拟方：防风 10g，地肤子 15g，厚朴 10g，茯苓 15g，赤芍 10g，白豆蔻 10g，威灵仙 10g，金银花 10g，甘草 5g。

药　疹

一、剥脱性皮炎型

何某，女，56岁，初诊日期：2000年10月5日。

主诉：输液后全身皮肤潮红，脱屑已半月。

现病史：半月前因感冒而到某私人诊所治疗，输液治疗3d感冒好转（头孢类抗生素，具体用药及剂量不详）。2d后全身皮肤弥漫潮红，起红色粟粒疹，随之皮肤如麸皮样脱落，手足部皮肤成片脱落如脱掉手套、袜子一样。经服激素后，病情有所控制。

检查：颜面部、躯干、四肢皮肤弥漫性潮红并轻度脱屑，手足部仍可见未完全脱落之厚皮，口干思饮。脉细滑带数，舌质红，苔光剥。

中医诊断：中药毒。

西医诊断：剥脱性皮炎。

证属：毒热入营，伤阴耗液，肤失所养。

治则：滋阴增液，清营解毒。

方用：生地30g，玄参15g，石斛10g，赤芍10g，炙龟板10g，炙鳖甲10g，丹皮20g，地骨皮10g，茯苓皮20g，银花10g，生甘草5g。水煎服。

二诊（10月11日）：服前方5剂后，皮肤潮红明显减轻，脱屑亦少，瘙痒程度见缓，口干缓解，脉细弦，舌苔渐润。宗前法增减，佐以养血熄风止痒之剂。

方拟：生地30g，玄参10g，麦冬15g，炙鳖甲10g，丹参

20g，丹皮 20g，茯苓皮 15g，白鲜皮 20g，珍珠母 30g，生甘草 5g。水煎服。

三诊(10 月 16 日)：服前方 5 剂后，皮肤潮红脱屑已不明显，略有瘙痒，舌苔薄润，脉细弦滑。法拟滋阴熄风，养血润肤。

方用：生熟地各 15g，白芍 10g，丹参 15g，炙鳖甲 10g，茯苓皮 15g，珍珠母 30g，麻仁 10g，生甘草 5g。水煎服 5 剂后，皮损全消而愈。

按：本例因静脉输注头孢类抗生素后引起剥脱性皮炎，中医认为系中药毒，毒热入于营血，症见皮肤潮红，又因阴液大伤，肤失所养，而见大片皮肤层层剥落，口干引饮，舌红光剥。故进大剂滋阴增液如生地、玄参、麦冬、石斛、龟板、鳖甲之品以润其肤；丹皮、地骨皮、茯苓皮以皮行皮；银花、甘草解其药毒。药后潮红、脱屑减轻，尚感瘙痒，加以珍珠母熄风止痒；最后皮肤已趋正常，仍有干燥发痒之感，加以熟地、白芍、丹参、麻仁等养血润燥之剂而获愈。

二、湿疹皮炎样型

【案一】　崔某，男，36 岁，初诊日期：2000 年 6 月 8 日。

主诉：因肌肉注射青霉素后，颜面、手臂突然红肿 3d。

现病史：3d 前因患急性扁桃体炎，在当地卫生院肌注青霉素 80 万单位，2h 后颜面、双手背、前臂及阴部突然红肿，出现水疱，瘙痒无度。患者称以前曾注射过青霉素未有反应，且此次皮试为阴性。发病后经肌注苯海拉明和静注葡萄糖酸钙、维生素 C，未能控制。

检查：颜面部灼热红肿，双目合缝，双手背及前臂下 1/3 皮肤起浮肿，可见集簇之丘疱疹，阴部亦红肿，起小水疱，部分渗出。体温 38℃。脉弦滑带数，舌质红，苔薄布。

中医诊断：风毒肿。

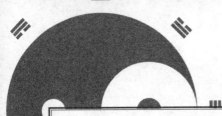

西医诊断：药物性皮炎。

证属：内中药毒之气，发为风毒肿。

治则：凉营，清热，化毒。

方药：生地30g，丹皮20g，赤芍10g，银花10g，连翘10g，竹叶10g，木通10g，知母10g，生石膏30g，生甘草5g。3剂，水煎服。

外用：生地榆90g、马齿苋90g、蒲公英90g，各分成3份，每日用1份，水煎400ml，待凉后用干净小毛巾沾液，分别湿敷面部、手臂、阴部等处，每日4~5次，每次湿敷20~30min。

二诊(6月11日)：3d后复诊，颜面、手背红肿基本消退，阴部尚未完全消肿，略见渗水。嘱继服前方3剂，阴部继续湿敷。3d后皮疹全部消退而愈。

【案二】 陈某，女，59岁，初诊日期：2000年12月27日。

主诉：颜面部红肿流水3d。

现病史：3d来颜面部突然红肿，尤以双眼睑、鼻部为明显，焮红灼热，发痒流水，结痂。未接触特殊物品，患者因高血压（血压为200/90mmHg），一直服降压药（药名不详），大便干，尿略黄。

检查：颜面部红肿以眼睑、鼻部明显，大片红斑上可见密集之丘疱疹，部分渗出、糜烂、结黄痂，双手和前臂亦呈较轻之类似损害。舌苔黄腻，脉细滑。

中医诊断：中药毒。

西医诊断：药物性皮炎。

证属：湿热上壅。

治则：清热解毒，凉营利湿。

方药：生地30g，丹皮20g，赤芍10g，黄芩10g，公英15g，赤苓10g，泽泻10g，车前子10g，木通10g，大黄6g。5剂，水煎分服。

外用：生地榆 30g、马齿苋 30g，水煎湿敷患处，每日 2 次，每次 20 ～ 30min。

先后服药 10 剂，红肿逐渐消退而愈。

二诊(2001 年 10 月 29 日)：3d 前因吃鱼块后颜面又红肿，未见渗出，大便秘结。脉弦细，舌红，苔略黄腻。

证属：脾蕴湿热。化为火毒。

治则：凉营、清热、泻火。

方用：生地 30g，丹皮 20g，赤芍 10g，知母 10g，生石膏 30g，竹叶 10g，银花 10g，连翘 10g，生甘草 10g，大黄 5g。服 6 剂后消退。

2002 年 8 月 22 日，第 3 次发作，原因不明，昨日颜面又突然红肿，大量丘疱疹发痒。嘱服前方加白鲜皮 20g，服 6 剂后全部消退。2003 年 5 月追踪，再未复发。

三、荨麻疹样型

【案一】 江某，男，46 岁，初诊日期：2000 年 7 月 4 日。

主诉：全身出现皮疹伴瘙痒 2d。

现病史：患者于 5d 前因患腹泻口服痢特灵和复方穿心莲片，服药后 3d，周身出现大片风团和红色粟粒样皮疹，瘙痒甚剧，烦躁不安。精神尚可，大便正常，食纳可。

检查：全身可见大小不等之风团，皮温略高，压之褪色，并见大片潮红麻疹样皮疹。脉滑数，舌尖红，苔薄黄。

中医诊断：中药毒。

西医诊断：药物性皮炎。

证属：内中药毒之气，热盛生风。

治则：凉血清热，解毒消肿。

方药：生地 30g，丹皮 20g，赤芍 10g，知母 10g，生石膏 30g，银花 10g，连翘 10g，竹叶 10g，茯苓皮 15g，冬瓜皮 10g。

3剂，水煎服。

二诊(7月8日)：药后上半身皮疹减轻，风团较前为少，皮疹颜色较前变淡，下半身皮疹未见明显变化，仍觉剧痒。脉细弦滑，苔薄黄腻。

上方去茯苓皮、冬瓜皮加白鲜皮20g、地肤子20g，3剂水煎服。

三诊(7月11日)：皮疹已基本消退，稍痒，前方继续服3剂。

四诊(7月15日)：皮疹已全部消退。

【案二】　贾某，女，33岁，初诊日期：2001年11月10日。

主诉：因患痢疾，服药后反复出现风团1月余。

现病史：1月前因患急性痢疾，口服痢特灵后治愈。但于1周后全身泛发风团，瘙痒，每日起，至今不愈。曾服抗过敏药不见效。

检查：来诊时未见风团，周身散在抓痕。脉细弦滑，苔质红，苔薄白。

中医诊断：风瘾疹。

西医诊断：药疹（荨麻疹型）。

证属：中药毒之气，血热生风。

治则：凉血消风，清热解毒。

方药：生地30g，丹皮20g，黄芩10g，银花10g，连翘10g，竹叶10g，蝉衣5g，赤芍10g，生甘草5g。水煎服。

二诊(11月14日)：服药3剂后，风团已少起，继服原方。

三诊(11月18日)：服药5剂后复诊，已不起风团，嘱继服5剂以巩固疗效。

四、麻疹猩红热样型

【例一】　谢某，女，46岁，初诊日期：2001年9月3日。

主诉：全身出现大片潮红皮疹3d。

现病史：患者诉 3d 前因左前臂无明显原因疼痛，口服鲁米那（以往左前臂疼痛时，服用安眠药鲁米那，即能止痛，但药后全身会出现大片潮红水肿之皮疹，刺痒甚剧，但未在意，皮疹 2～3d 后自行消退），次日即发全身潮红，剧烈瘙痒，发热、口渴思饮，不思饮食，夜寐不安，二便如常，形寒微热，有时干呕头晕。

检查：全身可见散在弥漫性潮红如猩红热样皮疹，大部融合成片，明显灼热感。脉细带数，舌红，苔薄白。

中医诊断：中药毒。

西医诊断：药物性皮炎。

证属：内中药毒，热入营血。

治则：凉血，清热，解毒。

方药：生地 30g，丹皮 20g，赤芍 10g，玄参 10g，知母 10g，生石膏 30g，菊花 10g，银花 10g，连翘 10g，竹叶 10g，生甘草 5g。3 剂，水煎服。

二诊(9 月 7 日)：药后复诊，红斑完全消退，尚觉轻度瘙痒。脉弦细，舌苔薄布，继予前方去知母、生石膏，3 剂后治愈。

【例二】 袁某，女，65 岁，初诊日期：2002 年 9 月 13 日。

主诉：服药后周身出皮疹 1d。

现病史：患者于 9 月 7 日患痢疾，即服痢特灵 2 片，2d 后又服 1 片，于前日下午曾肌注黄连素 1 支，昨日起背部及四肢出现大片潮红针尖大小皮疹，并发气喘，晚间在某医院静脉点滴 5% 葡萄糖溶液加氢化可的松 100mg，输液 5min 后即感气喘加甚及憋气，停止输液，立刻输氧后，才逐渐缓解。

检查：被动体位，体温 39℃，脉搏 126 次/min，呼吸 28 次/min，全身可见潮红麻疹样皮疹，尤以胸背、四肢为多。脉滑数，舌苔黄厚。

中医诊断：中药毒。

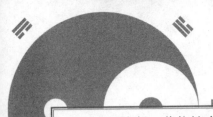

西医诊断：药物性皮炎。

证属：内中药毒之气，风毒发肿。

治则：凉血清热，败毒消肿。

方药：生地 30g，丹皮 20g，赤芍 10g，知母 10g，生石膏 30g，杏仁 10g，黄连 10g，黄芩 10g，银花 10g，连翘 10g，生甘草 5g。3 剂，水煎服。

二诊(9 月 16 日)：患者行动不便，未来复诊，家属代诉药后全身皮疹大部已消退，气喘较缓，咯痰不爽，难于着枕，体温 38℃左右。

治拟：清解余毒，化痰平喘。

药用：麻黄 5g，杏仁 10g，生石膏 30g，黄连 10g，黄芩 10g，银花 10g，连翘 10g，郁金 10g，桔梗 10g，远志 10g，茯苓 10g。继服 3 剂。

三诊(9 月 19 日)：皮疹已完全消退，气喘缓解，但咳嗽尚频(原有慢性支气管炎)，着重治咳化痰。

药用：麻黄 5g，杏仁 10g，黄芩 10g，马尾连 10g，薄荷 5g，桑白皮 10g，川贝 10g，生石膏 30g，远志 10g，百部 10g，花粉 10g，枇杷叶 10g。服 5 剂。

药后家属来诉，皮疹完全消退，精神好转，食纳可，气喘亦较前明显缓解。

按：本例因服痢特灵引起的麻疹样药疹，唐主任认为系中药毒之气所致，来势较猛。治疗着重大剂凉血、清热解毒，急解药毒，师清瘟败毒饮之意。方中犀角地黄汤（摒除用贵重药犀角）凉营清热；白虎汤中知母、生石膏以解肌热；舌苔黄厚用黄芩、黄连除湿清热；用银花、连翘以化药毒；参用麻杏石甘汤，以清宣肺热，平喘止咳。服药 3 剂后，周身皮疹即见消退，药物性皮炎很快得以控制。一般用痢特灵引起的药物性皮炎（荨麻疹型），持续时间较长。本例因开始用氢化可的松静脉点滴有反应，单用中药治疗，3d 后大部皮疹即见消退。

五、固定红斑型

【案一】 盛某，男，21 岁，初诊日期：2000 年 11 月 22 日。

主诉：服去痛片后，口周和手臂出现红斑、水疱 3d。

现病史：5d 前因腿痛，服去痛片后 2d，口唇周围及前臂出现红斑、水疱，略感瘙痒，以前也发生同样情况 2 次，逐次加重，但未考虑到与服药有关。

检查：口唇周围、下颏、前臂远端、两手背，可见钱币大红斑皮疹，中心见有水疱，境界清晰，呈对称性。口腔黏膜糜烂。脉细滑，舌质红苔剥。

中医诊断：中药毒。

西医诊断：药疹（固定红斑型）。

证属：药热入于营血，化为风毒。

治则：凉营、清热、解毒。

方药：生地 30g，丹皮 10g，赤芍 10g，银花 10g，连翘 10g，竹叶 10g，知母 10g，生石膏 30g，生甘草 5g。5 剂，水煎服。

二诊（11 月 28 日）：服药 5 剂后皮损明显减轻，红斑渐退，水疱干涸结痂。嘱继服前方 5 剂。

三诊(12 月 5 日)：手背、前臂皮损已消退，口唇周围皮损趋轻，留有色素沉着，仍服前方 5 剂后治愈。

【案二】 陈某，女，36 岁，初诊日期：2002 年 11 月 7 日。

主诉：口服阿司匹林后，会阴部红肿、流水 3d。

现病史：患者 4d 前因感冒服阿司匹林 2 片，1d 后会阴部突然红肿起水疱，瘙痒甚剧，破后结黑痂。既往服阿司匹林后无此反应，仅感会阴部灼热，略有小片红斑，未在意。

检查：整个会阴部轻度红肿，有散在丘疱疹，稍有渗出，可见指甲大小黑色痂皮，周围有红晕。舌质紫黯，苔薄黄，脉沉

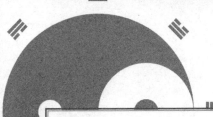

滑。

　　中医诊断：中药毒。

　　西医诊断：固定红斑型药疹。

　　证属：火毒下注，热胜肉腐。

　　方药：生地30g，丹皮20g，赤芍10g，银花10g，连翘10g，竹叶10g，知母10g，生石膏30g，生甘草5g。3剂，水煎服。

　　外用：生地榆30g、马齿苋30g、蒲公英15g煎水300ml，凉湿敷会阴部，每日敷2次，每次30min。

　　二诊（11月10日）：会阴部红肿较前明显减轻，黑痂脱落，见有1分硬币大小溃疡面，无脓性分泌物，苔脉同前，继服前方及湿敷3d。

　　三诊（11月14日）：会阴部红肿全部消退，溃疡面较前缩小。仍服前方去知母、生石膏，加当归10g、玄参10g、桃仁10g，6剂，水煎服，溃疡面外用我院自制药养阴生肌散。

　　四诊（11月25日）：溃疡面基本愈合，局部略红肿，继服前方5剂巩固疗效。

附：药物性皮炎、接触性皮炎论治

1.药物性皮炎

　　凡经内服、注射、外用、滴入、插入等途径给药后引起的皮肤炎症反应，皆为药物性皮炎。中医称为"中药毒"、"风毒肿"，因其来势迅速，如风暴之突然而起，或外受风毒而肿而得名。《巢氏病源》早有类似本病的记载，如说"风毒肿者夕其先赤痛飙（注：暴风）热，肿上生瘭浆（注：水疱渗出），如火灼是也。"又本书有"石火丹"的记载，则与西医学之固定型药疹相类似。

　　一般因内服药引起的不良反应，中医称为中药毒，药毒可能包括因服药物过量而引起的中毒性反应，如《巢氏病源》中有

《解诸药毒候》、《解诸毒候》，唐·孙思邈《千金方》中有《解百药毒篇》等皆是。

由于人禀性不耐，内服或外涂某些药物，中其药毒，毒入营血，外走肌腠，内传于脏腑而发病，本病多发于面部，故有面游风毒之称。如《疡医准绳》说："面游风毒……此积热在内，或多食辛辣厚味（指食物过敏）或服金石刚剂太过（指服矿物药引起过敏）以致热壅上焦，气血沸腾而作……"

根据长期、大量的临床实践观察，中草药引起的药物性皮炎较之化学合成的药物远为少见。中草药多为自然界动、植、矿物，临床上应用之方剂除一部分为单方、验方外，大部分为复方，故很少引起皮炎。可见到的因中药引起的药物性皮炎，多为在成药中配有汞剂（如红粉、轻粉、朱砂）及砒剂（如雄黄、信石）等成分。而临床上较常见的易引起药疹的西药有：磺胺类、解热镇痛类、抗生素类、巴比妥类、血清制剂等。

唐主任认为，药物性皮炎可按血热型、毒热型、阴伤型进行辨证论治。

（1）血热型。

多见于药物性皮炎轻症，如麻疹样或猩红热样型、荨麻疹样型等。症见：舌红，苔薄黄，脉细滑带数。治宜凉血清热解毒。方用皮炎汤加减。药用：生地30g，丹皮20g，赤芍10g，知母10g，生石膏30g，竹叶10g，银花10g，连翘10g，生甘草5g。

（2）毒热型。

多见于药物性皮炎重证，如剥脱性皮炎、大疱性表皮松解型药疹等。症见：高热，头痛，恶心，烦躁，舌红，苔黄燥，脉数。治宜清营败毒，以清瘟败毒饮加减。

方用：犀角末（冲）3g，生地30g，丹皮20g，赤芍10g，黄连10g，黄芩10g，知母10g，生石膏30g，竹叶10g，银花30g，连翘10g，生甘草5g。

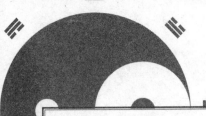

(3) 阴伤型。

多见于剥脱性皮炎型恢复期。由于起大疱，大量渗液，层层脱皮，热伤阴液。症见：口干，舌绛光，脉细数。治宜滋阴增液，清热解毒。拟方：生地30g，丹参15g，赤芍15g，玄参10g，麦冬20g，沙参10g，石斛10g，花粉20g，银花10g，连翘10g，生甘草5g。

外治法：出现水疱或水疱破溃后局部糜烂渗液，每日用生地榆、马齿苋30~60g，煎水300~500ml待凉，用纱布叠成7~8层，浸药液湿敷患处，一次20~30nin，日敷2次，连续敷2~3d，可使渗液减少，糜烂平复，红肿消退。

如皮损呈弥漫潮红之麻疹样或猩红热样损害，或见荨麻疹样皮疹，瘙痒剧，可外用我科肤痒舒擦剂。总之外用药，力求药味简单易行，防止交叉过敏。

2.接触性皮炎

接触性皮炎是指皮肤或黏膜因接触某些外界致敏物质，在接触部位发生的一种急性炎症反应。在中医文献中没有一个统一的病名来概括接触性皮炎，而是根据接触物质的不同及其引起的症状特点而有不同的名称。中医古代典籍中有类似接触性皮炎的记载，如《巢氏病源·卷五十》说："人无问男女大小，有禀性不耐漆者，见漆及新漆器，便着漆毒，令头面身体肿，起隐胗色赤，生疮痒痛是也。"

这里指出人体的素质禀性对漆过敏（不耐），所以接触漆及其制品后引起漆性皮炎，中医称漆疮。认为人的皮毛腠理不密，感受外界辛热毒气而成。现在因各种接触物如外用药膏以及接触染料、塑料制品等，都可引起接触性皮炎，中医统称风毒。亦可按上述分型，辨证施治。

唐主任指出中医所称"风毒肿"，不仅限于上述的药物性皮炎及接触性皮炎，还包括植物—日光性皮炎在内。在北方可因吃灰菜，在南方可因吃红花草引起，此外亦有人因吃野苋菜、马齿苋、芥菜等引起。由于多食发风动气之物，脾胃运化失健，湿热内生，复因外受风热日晒，风湿热蕴于肌腠，化火化毒，突然发病。

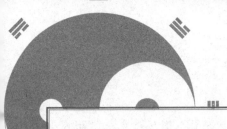

泛发性神经性皮炎

【案一】　李某，男，41岁，初诊日期：2000年8月24日。

主诉：全身泛发皮疹1年余。

现病史：1年来先后于颈后、两肘伸侧、下肢等处起成片皮疹，瘙痒无度，昼轻暮重，难以入眠，屡治无效。平素工作压力较大，睡眠欠佳，食纳尚可，二便正常。

皮肤检查：颈后、双肘伸侧、胸前、下肢等处，有较为对称成片轻度苔藓化皮损，呈淡红色，搔痕累累，若有血痂，稍见溢水。脉弦细，苔黄腻。

中医诊断：牛皮癣。

西医诊断：泛发性神经性皮炎。

证属：血热内盛，风胜化燥。

治则：凉血清热，消风止痒。

方药：生地20g，丹参15g，夏枯草20g，赤芍10g，荆芥10g，防风10g，茜草10g，黄连10g，黄芩10g，苦参15g，苍耳子10g，白鲜皮10g，地肤子15g。水煎分服。外用我科皮炎擦剂、玉红膏涂擦患处，2次/d。

二诊(8月31日)：服前方7剂后，大部分皮损显著变薄，略见脱屑，瘙痒减轻。继以前方加红花10g以活血消风。服药10剂后，病情略见起伏，此后断续治疗约2个月，在前方中加熟地10g、何首乌10g，以养血润燥、消风止痒，酸枣仁10g、龙骨10g以安神定志，外用药同前而治愈。

【案二】　李某，女，27岁，初诊日期2000年5月9日。

主诉：全身泛发皮疹，痒甚2年。

现病史：2年前先在项后出皮疹，继之两肘伸侧亦起同样皮损，自觉局部皮肤增厚粗糙，剧痒，曾用多种外用药膏，起初见效，后基本无效。后来有人介绍用土方，其中有斑蝥等药，外用后局部立即起疱、糜烂，同时前胸、腰腹、两侧腹股沟等处泛发皮疹，瘙痒更甚，再三求医，无明显疗效。患者彻夜瘙痒，影响睡眠，精神委靡，面色无华，大便干秘。

检查：后项偏左侧有一片约8cm×10cm大小皮损，局部肥厚浸润，呈慢性苔藓样损害，双肘伸侧各有一片手掌大小类似皮损。前胸两侧及腋下可见大片红色扁平丘疹。腰部、腹部两侧，腹股沟和大腿部，可见大片深褐色苔藓化损害，抓痕血痂累累。脉弦细，舌质红，苔薄白。

中医诊断：牛皮癣。

西医诊断：泛发性神经性皮炎。

证属：风热郁久，伤血化燥。

治则：凉血清热，养血润燥。

药用：生熟地各15g，丹参20g，茜草10g，蛇床子15g，银花10g，苍耳子10g，苦参10g，白鲜皮20g，地肤子15g，麻仁10g，蜂房10g，生甘草5g。5剂，水煎服。较厚皮损处外用皮炎擦剂及玉红膏，2次/d。

二诊(5月14日)：药后瘙痒有所缓解，颈后皮损略微趋薄，前胸红色丘疹颜色渐淡。两腿皮损未见明显改善。苔脉同前，上方去茜草，加乌蛇10g、黄芩9g、夏枯草20g，5剂，水煎服。

三诊(5月20日)：瘙痒较前进一步减轻，颈项及两腿皮损渐有减薄，前胸、腰腹部丘疹趋于消退。大便已通畅。改拟养血润燥，祛风止痒。

方拟：生熟地各15g，丹参20g，当归10g，红花10g，乌蛇10g，荆芥10g，赤芍10g，苦参10g，白鲜皮20g，地肤子20g，麻仁10g，枳壳10g，甘草5g。嘱服7剂。

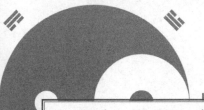

四诊(5月28日)：瘙痒显著减轻，前胸腹部皮损基本消退，项后、腿部皮损亦已明显转轻，大便畅通，嘱服前方去乌蛇，又经2周后痊愈。

【案三】　姜某，男，49岁，初诊日期2001年9月13日。

主诉：周身泛发皮疹伴瘙痒1年余。

现病史：去年8月在两腋下出现两片皮疹伴瘙痒，用过各种外用药膏未见明显好转。因一次饮酒后引起剧痒，同时在前胸、腰腹、后背、两胳膊、两小腿部泛发大片焮红皮疹，瘙痒甚剧，彻夜不眠，曾多方治疗，未见效果，迄今已1年。皮肤变厚呈深褐色，瘙痒难忍，精神不振，纳食减少。

检查：从颈以下，胸、腹、后背、四肢可见大片慢性苔藓样损害，搔痕血痂累累。脉弦细。舌质红。苔薄黄。

中医诊断：风癣。

西医诊断：泛发性神经性皮炎。

证属：风湿郁滞。日久化燥。

治则：搜风败毒，除湿止痒。

方药：乌蛇10g，蝉衣10g，当归10g，茜草10g，荆芥10g，防风10g，蛇床子10g，苍耳子10g，白鲜皮20g，地肤子10g，苦参10g，生甘草5g。7剂，水煎服。

二诊(9月21日)：药后瘙痒显著减轻，皮损较前变薄，嘱继续服前方7剂。

三诊：家属来代诉，周身皮损变薄色淡，瘙痒大轻。要求继服前方。嘱用原方7～14剂。

四诊（10月25日）：服药将近20剂，原来皮损大部分已转薄，接近正常皮肤，痒已不甚，但这几天不明原因，在胸前腹部等处又出现新的红色丘疹，瘙痒，心中烦躁。脉弦滑，舌质红，苔黄。

证属：心火血热，生风化燥。

治则：凉血清热，熄风止痒。

药用：生地30g，丹皮20g，赤芍10g，茜草10g，蝉衣5g，白鲜皮10g，银花10g，地肤子15g，生甘草5g。5剂，水煎服。

五诊(11月5日)：服10剂后减轻，新起皮损已消，偶感瘙痒。前方去茜草，加苍耳子10g，嘱服5剂巩固疗效。

【案四】 张某，男，38岁，初诊日期：2001年2月17日。

主诉：颈项皮疹反复发作3~4年。

现病史：3年前颈后长一片皮疹，发痒，皮损越搔越厚。不久两臂肘伸侧亦起皮疹，曾涂多种药膏、贴膏，均不见效，皮疹时轻时重，晚上瘙痒剧烈，影响睡眠，半月前于前胸遍起红色皮损，瘙痒更甚。

检查：颈后偏左可见手掌大小境界清晰，浸润肥厚呈苔藓样皮损，双肘伸侧亦见类似皮损，前胸腋下可见散在之红色小丘疹。脉弦滑，舌质红，苔薄白。

中医诊断：牛皮癣。

西医诊断：泛发性神经性皮炎。

证属：血热生风，日久化燥，肌肤失养。

治则：凉血清热，消风止痒。

方药：生地30g，当归10g，赤芍10g，黄芩10g，白蒺藜10g，白鲜皮20g，地肤子10g，苦参10g，苍耳子10g，甘草5g。水煎服。

二诊(2月28日)：服药6剂后未见效果，仍然刺痒。改拟凉血清热，祛风除湿。

方用：生地30g，丹皮20g，赤芍10g，地肤子10g，白鲜皮20g，苍耳子10g，茜草10g，红花10g，夏枯草20g，蜂房10g。服6剂。

三诊(3月17日)：药后稍能止痒，但效果不显，改拟搜风清热法。

药用：乌蛇 10g，黄连 10g，黄芩 10g，羌活 10g，蝉衣 5g，银花 10g，连翘 10g，丹皮 20g，荆芥 10g，夏枯草 20g，蜂房 10g，生甘草 5g。服 6 剂。

四诊(3 月 31 日)：药后瘙痒明显减轻，前胸皮损逐渐趋退。前方继服 6 剂。

五诊(4 月 8 日)：前胸皮疹已退，项后及两肘皮损明显变薄，痒已不甚，仍服前方，6 剂后皮损全部消退。

按：神经性皮炎相当于中医的牛皮癣，因其皮损状如牛领之皮，厚而且坚，故名。由于它往往顽固难愈，故统称为"顽癣"。临床上由于皮损形态的不同又有牛皮癣（与银屑病有别）、风癣、刀癣等不同名称（见《医宗金鉴·外科心法要诀》）。此外如《巢氏病源》记载："摄领疮如癣之类，生于颈上，痒痛，衣领拂着即剧。"不但说明了项后为本病好发部位，而且指出发病与物理摩擦的关系。

本病以内因为主，由于心绪烦扰，七情内伤，内生心火而致。初起皮疹较红，瘙痒较剧，因心主血脉，心火亢盛，伏于营血，产生血热，血热生风，风盛则燥，属于血热风燥；病久，皮损肥厚，纹理粗重，呈苔藓化者，此因久病伤血，风盛则燥，属于血虚风燥。

临床分为限局性和泛发性两大类型。例如：牛皮癣，状如牛领之皮厚而坚；风癣，即年久不愈之顽癣也，搔则顽痹，不知痛痒；刀癣，轮廓全无，纵横无定，后者类似泛发性神经性皮炎。限局性以外治法为主，泛发者以内治法为主。

唐主任认为该病可分三型论治。

1.肝经化火证

多见于初发不久之皮损。由于肝主疏泄，情志不畅而致肝气疏泄不利，气机郁滞久则化火，暗伤阴血，以致血不养肤。症见：皮损色红，心烦易怒，失眠多梦，口苦咽干，舌边尖红，脉弦数。治宜清肝泻火、养血疏风。

拟方：白芍 15g，夏枯草 20g，首乌 10g，珍珠母 20g，丹皮 20g，生地 10g，柴胡 10g，元参 15g，煅牡蛎 20g，黄芩 10g，佛手 10g，刺蒺藜 15g。

2.血虚风燥证

多见于日久泛发性皮损。由于日久风燥伤血，血虚肌肤失养。症见：瘙痒无度，皮肤浸润肥厚，呈苔藓化，舌淡苔净，脉细滑。治宜养血润燥，消风止痒。以当归饮子加减治之。

药用：熟地 15g，当归 10g，白芍 10g，丹皮 20g，莪术 10g，荆芥 10g，苦参 10g，何首乌 10g，白蒺藜 10g，苍耳子 10g，白鲜皮 10g。

3.风盛型

多见于弥漫性皮肤浸润肥厚的皮损。证属：风邪郁久，未经发散，蕴伏肌腠。症见：几年至几十年顽固之症，周身剧痒，状如牛领之皮，脉弦，舌质红，苔黄。治宜搜风清热。

药用：乌蛇 10g，蝉衣 5g，荆芥 10g，防风 10g，羌活 10g，白芷 10g，黄连 10g，黄芩 10g，银花 10g，生甘草 5g。

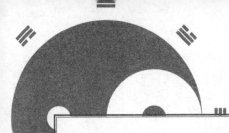

皮肤瘙痒症

【案例一】 王某，女，73岁，初诊日期：2000年10月21日。

主诉：周身皮肤瘙痒4月余。

现病史：4月前无明显诱因出现全身皮肤瘙痒，甚剧，搔抓后皮肤发红，不起风团，尤以夜间为甚，彻夜少眠。曾服凉血清热，祛风除湿之剂（具体不详），未见减轻。大便秘结，5d1行。

检查：全身皮肤干燥松弛，可见搔痕，细薄鳞屑，血痂累累。脉弦滑。舌质紫，苔光剥。

中医诊断：风瘙痒。

西医诊断：老年性皮肤瘙痒症。

证属：血虚阴伤，皮肤失养，风胜则燥，风动则痒。

治则：养血润燥，活血祛风。

药用：当归10g，白芍10g，熟地30g，玄参10g，麦冬10g，丹皮20g，红花10g，荆芥10g，白蒺藜10g，麻仁10g，甘草5g。6剂，水煎服。

二诊(10月31日)：药后皮肤瘙痒明显好转，晚间已能安睡。脉弦，舌质紫红，苔净。继服前方6剂。

三诊(11月16日)：药后瘙痒曾已减轻，近日无明显诱因瘙痒加重，搔后并起小红疙瘩，大便干。脉弦细，舌紫苔光，中心薄黄。

方拟：当归10g，赤芍10g，桃仁10g，红花10g，玄参10g，荆芥10g，白蒺藜10g，丹皮20g，麻仁10g，甘草5g。服6剂。

四诊(2001年1月9日)：皮肤瘙痒已轻，胸、腹、腰围、后背尚感刺痒。脉弦，舌光剥，中薄黄。

嘱继服 10 月 21 日初诊方，6 剂。2002 年 5 月追踪回信，称病已痊愈。

【案例二】 杨某，女，70 岁，初诊日期：2001 年 2 月 4 日。

主诉：上半身皮肤瘙痒 5 个月。

现病史：5 个月来胸、背、上肢皮肤瘙痒颇剧，夜间尤甚，抓至出血仍不解痒，夜不能寐，胃纳呆滞，精神委靡，二便如常。

检查：上肢及胸背部皮肤干燥，搔痕血痂累累，稍见溢水。脉弦细，舌苔白腻。

中医诊断：风瘙痒。

西医诊断：老年性皮肤瘙痒症。

证属：脾经蕴湿，外受于风。

治则：健脾除湿，疏风止痒。

药用：荆芥 10g，防风 10g，羌活 10g，白芷 10g，陈皮 10g，茯苓皮 15g，银花 10g，甘草 5g。水煎服。

二诊(2 月 11 日)：服前方 5 剂后皮肤瘙痒明显减轻，食纳仍不佳，食后腹胀，脸面微肿。证属脾失健运，脾湿蕴滞。治拟健脾除湿为主。

药用：苍术 10g，陈皮 10g，茯苓皮 15g，泽泻 10g，冬瓜皮 10g，滑石 10g，甘草 5g。

三诊（2 月 17 日）：服前方 3 剂后胃纳转佳，腹胀、脸肿均消，皮肤尚感微痒。治拟养血消风之法。

药用：当归 10g，丹参 10g，荆芥 10g，防风 10g，陈皮 10g，茯苓皮 15g，银花 10g，甘草 5g。服 3 剂。

2002 年追踪来信，称 1 年多来，皮肤瘙痒未见复发。

【案例三】 何某，男，39 岁，初诊日期：1999 年 2 月 28 日。

主诉：全身皮肤瘙痒 1 年余。

现病史：1 年多来无明显诱因出现全身皮肤瘙痒，不论风

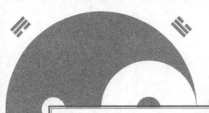

吹、外受寒热、汗出见湿，均觉瘙痒无度，曾用中西药治疗，未见明显效果。大便有时稀薄，每日 1~2 次。

检查：全身皮肤可见抓痕血痂累累，部分皮肤浸润和散在色素沉着斑，未见原发损害。右脉弦，左脉弦细，舌质紫黯，苔净。

中医诊断：风瘙痒。

西医诊断：皮肤瘙痒症。

证属：血瘀生风，风动则痒。

治则：活血化瘀，消风止痒。

药用：当归 10g，赤芍 10g，蝉衣 5g，荆芥 10g，丹皮 20g，桃仁 10g，紫草 10g，苦参 10g，白蒺藜 10g，甘草 5g。水煎服。

二诊（3 月 7 日）：服前方 7 剂后皮肤瘙痒略减轻。脉小弦，舌质紫，苔薄。宗前法加减。上方去苦参、桃仁，加白鲜皮 20g。

三诊（3 月 14 日）：服上方 7 剂后，皮肤瘙痒逐渐减轻。诉头晕目眩，有高血压史，自觉无力，苔脉同前。上方加生龙牡各 30g、苍耳子 10g。

四诊（4 月 11 日）：服上方 7 剂后，曾停药 2 周。下肢又感瘙痒。脉弦细，舌中剥。拟以上方去苍耳子，加地肤子 10g、牛膝 10g。

五诊（5 月 16 日）：服前方 10 剂后，因患肠炎改服他药。续诊时大便仍稀，关节附近皮肤尚痒，他处皮肤已恢复正常。

改拟健脾除湿祛风法：苍术 10g，陈皮 10g，茯苓 10g，泽泻 10g，荆芥 10g，羌活 10g，白蒺藜 20g，煅龙牡各 30g。

服 7 剂后来称，病已痊愈。

【案例四】　赵某，女，40 岁，初诊日期：2000 年 3 月 8 日。

主诉：周身皮肤瘙痒 4 年余。

现病史：从 1996 年冬季开始出现皮肤瘙痒，由两小腿渐至周身皮肤。初起口服抗过敏药尚能控制，以后服药亦不起作用，搔破皮肤犹不能解痒，甚至彻夜不寐，影响白天工作。精神差，食纳可，二便如常。

检查：皮肤干燥，搔痕累累，搔破处血迹斑剥，体无完肤。脉弦细，舌苔薄白。

中医诊断：风瘙痒。

西医诊断：皮肤瘙痒症。

证属：风湿之气久羁，蕴滞肌腠之间。

治则：祛风除湿，清热止痒。

药用：荆芥 10g，防风 10g，羌活 10g，白芷 10g，陈皮 10g，茯苓皮 15g，银花 10g，生甘草 5g。6 剂，水煎服。

二诊(3 月 7 日)：药后皮肤瘙痒转轻，夜能入睡。嘱服前方 6 剂。

三诊(3 月 29 日)：皮肤瘙痒继续趋轻，搔痕明显减少，适值月经来潮，量少、腹痛。宗前方加以调经活血之剂。

上方加当归 10g、川芎 10g、赤芍 10g，6 剂，水煎服。

四诊(4 月 3 日)：皮肤偶感瘙痒，月经未净。脉弦细滑，舌质紫，苔薄净。

上方去川芎、当归，改归尾 9g，服 6 剂。

五诊(5 月 27 日)：近两月来皮肤基本不痒，前日起吃了鱼腥发物，又感瘙痒。脉弦细，舌红，苔薄黄。证属蕴湿已化，风邪发泄未尽，又因饮食失宜而触发。改拟搜风止痒，清热败毒。

药用：乌蛇 10g，羌活 10g，荆芥 10g，防风 10g，白芷 10g，黄连 10g，黄芩 10g，银花 10g，连翘 10g，生甘草 5g。服 6 剂。

六诊 (7 月 28 日)：称上次药后，皮肤已不作痒，近日小腿尚感微痒，月经将临，为防微杜渐计，要求继服汤药。

拟方：乌蛇 9g，羌活 9g，荆芥 9g，防风 6g，蝉衣 6g，当归 9g，赤芍 9g，白鲜皮 9g，银花 9g，甘草 6g。6 剂。

2月后追踪回信，皮肤已不瘙痒，临床治愈。

【案例五】 江某，女，42岁，初诊日期：2001年5月7日。

主诉：阴部瘙痒4个月。

现病史：4个月来突感阴部瘙痒，白带不多，涂片检查未发现滴虫。晚间瘙痒加重，必须用热水烫后，稍能止痒。平素略感腰困，精神欠佳，双目干涩，饮食二便尚可。

检查：阴部未见原发皮损，可见搔痕和血痂。脉细滑，舌质淡，无苔。

中医诊断：阴痒。

西医诊断：女阴瘙痒症。

证属：肝肾阴虚，风从内生。

治则：滋阴，熄风，止痒。

药用：生地30g，茯苓10g，泽泻10g，玄参10g，白鲜皮20g，丹参10g，白蒺藜10g，生牡蛎15g，甘草5g。服7剂。

外洗方：苦参30g，蛇床子15g，石榴皮15g，明矾10g、水煎洗，每日早晚各洗1次，每次10～15min。外洗后将黄柏9g、冰片1.5g共研细末，以香油调搽患处。

二诊（5月14日）：1周后复诊，称发痒已轻，继用前方1周即完全不痒。

按：风瘙痒是一种无原发性皮肤损害，但觉皮肤瘙痒，搔之不止的皮肤病。中医古代文献中称"风痒"、"痒风"，若搔破皮肤，血痕累累，称为"血风疮"。西医称为皮肤瘙痒症，包括老年性皮肤瘙痒症。风瘙痒的特点是外观正常的皮肤阵发性瘙痒，搔抓后皮肤常出现抓痕、血痂，日久出现色素沉着和皮肤苔藓样变等继发损害。风瘙痒有泛发性瘙痒和局限性瘙痒两种

引起瘙痒的因素比较多，因此治疗较为困难。唐主任认为，风瘙痒总的原因不离乎风。风可分为外风、内风。外风可有风热、风湿。内风可有血热生风、血虚生风及血瘀生风。壮年多见

血热生风，一般常见于夏季瘙痒症，老年多为血虚生风，尤以冬季瘙痒症为多见。

例一为老年性皮肤瘙痒症，年过七旬，血虚阴伤，肤失所养，风胜则燥，风动则痒。大便秘结，舌紫苔光，证属血虚型，故治以养血熄风，滋阴润燥，后加活血去风而获效。例二同为年老患者，见舌苔白腻、纳呆神疲，辨证为风湿型。初诊以祛风除湿而痒轻，二诊以健脾除湿而肿消腹胀除，三诊佐以养血祛风而见功。例三舌质紫黯，脉象弦细，辨证为血瘀型，治以活血祛风而见功，取"治风先治血，血行风自灭"之意。例四病延4年，辨证为风重型，由于风湿久羁，留滞不去，初以祛风除湿而痒轻，后以搜风清热而获治。例五女阴瘙痒，阴部属肝肾两经循行之处，阴虚则肝失涵养而生内风，故以滋阴熄风而得治。

附：皮肤瘙痒症论治

1.内治法

皮肤无原发损害，但见瘙痒，称皮肤瘙痒症，中医详名为风瘙痒（见《巢氏病源》）。常因搔破皮肤，血痕累累，又称血风疮。有的只局限于一处，如阴囊、女阴、肛门等处，又称阴痒。据唐主任临床经验，大致可分下列诸型进行辨证论治：

（1）血热型。

由于心经有火，血热生风。症见：皮肤瘙痒发红，搔破呈条状血痕，受热易痒，或有口干、心烦。多为夏季发病。脉弦滑带数，舌绛或舌尖红，苔薄黄。治宜凉血清热，消风止痒。

方用：生地30g，丹皮10g，赤芍10g，丹参10g，玄参10g，白鲜皮20g，煅龙牡各15g，白蒺藜10g，生甘草5g。

（2）血虚型。

多见于老年瘙痒证，秋冬易患。由于气血两虚，血不养肤，

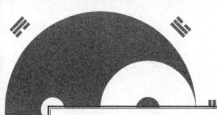

肝风内生，风胜则痒。症见：皮肤干燥，瘙痒血痕遍布，面色无华或见头晕、心慌、失眠。脉弦细，舌淡，苔净。治宜养血润燥，消风止痒。方用当归饮子加减。

药用：生熟地各15g，何首乌10g，当归10g，白芍10g，荆芥10g，白蒺藜10g，黄芪15g，麻仁10g，麦冬15g，甘草5g。失眠加酸枣仁15g、茯苓10g、合欢皮10g。

(3) 风湿型。

由于湿热内蕴，外受于风。症见皮肤瘙痒，搔后起水疱、丘疹或流水等湿疹样改变。脉弦滑，舌苔白腻或薄黄腻。治宜祛风胜湿，清热止痒。以局方消风散加减。

方用：荆芥10g，防风10g，羌活10g，蝉衣5g，陈皮10g，茯苓皮15g，白芷10g，枳壳10g，银花10g，甘草5g。水煎服。

(4) 风重型。

由于风邪郁久，化热化燥。症见：周身皮肤瘙痒，经年累月，皮肤肥厚苔藓化，顽固不愈。脉弦细，舌红苔薄黄。治宜搜风清热。

药用：乌蛇10g，羌活10g，荆芥10g，防风10g，白芷10g，黄连10g，黄芩10g，银花10g，连翘10g，生甘草5g。

2.外治法

(1) 周身皮肤瘙痒，忌用热水及肥皂勤洗，瘙痒时外擦我科止痒擦剂或炉甘石洗剂。

(2) 皮肤干燥发痒，外用玉红膏或油质护肤品。

(3) 阴囊瘙痒（肾囊风），外用蛇床子20g、苦参30g、地肤子15g、白鲜皮15g，水煎外洗患处，每次15min，每日1~2次。

(4) 女阴或肛门瘙痒，外用苦参30g、蛇床子15g、石榴皮15g、明矾10g，水煎外洗患处，每日1~2次。

(5) 肛门如有蛲虫，可用百部30g煎汤灌肠或外洗。

扁平苔藓

【案例一】 黄某，男，36岁，初诊日期：2000年1月26日。

主诉：全身出现紫黯色小斑片，伴有深褐色色素沉着6年。

现病史：从1994年开始于背部出现两小片集簇状粟米大小皮疹，稍痒，抓后即呈深褐色色素沉着，逐渐扩大增多，继之颈部、前胸、腹部、上臂和股部亦出现类似之损害，晚上瘙痒明显，有时在睡梦中痒醒。病程慢性，此愈彼起，反复发作。

检查：颈、上臂、胸、背、腹和股部可见散在为黄豆大小之紫红斑，略见浸润，局部刺激后潮红较明显，可见散在之色素沉着斑，伴有轻度萎缩。口腔、双颊黏膜可见灰白色网状沟纹，取腹部绿豆大小皮肤行病理组织检查提示为扁平苔藓。脉弦滑，舌质正常，苔薄白。

西医诊断：扁平苔藓。

证属：风湿热郁于肌腠、气滞血瘀。

治则：祛风、除湿、清热。

药用：乌蛇10g，羌活10g，白芷10g，荆芥10g，防风10g，蝉衣5g，黄连5g，黄芩10g，银花10g，连翘10g，生甘草5g。7剂，每日1剂，水煎服。

二诊(2月20日)：皮肤斑驳，状似乌癞，已逐渐趋轻，自觉咽干口渴。舌质红，苔净。脉弦滑带数。拟用消风清热法。

药用：生地30g，当归10g，荆芥10g，防风10g，蝉衣5g，乌蛇10g，白蒺藜20g，知母10g，生石膏30g，苦参10g，生甘草10g。服10剂。

三诊(3月5日)：身上斑驳、色素逐渐趋淡，仍见淡褐色色

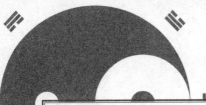

素沉着，口渴已解。宗前方去知母、生石膏，加桃仁10g、红花10g活血化瘀。

四诊(3月13日)：症情日趋好转，色素渐淡，略有微痒。脉细滑，舌部尚留紫斑，治拟活血祛风。

药用：当归尾10g，赤芍10g，桃仁10g，红花10g，乌蛇10g，羌活10g，荆芥10g，防风10g，白蒺藜20g，生甘草5g。水煎服。

2002年3月26日来院复查，称2年前服药后身上皮损消退，色素亦大部消失，已基本痊愈。今年春稍起新的皮损，在肋间、腹部和后背均有三四小片呈黯紫色斑片，约二分钱币大，舌苔薄黄，脉细滑。嘱继续服前方。

【案例二】　张某，女，30岁。初诊日期：2000年8月4日。

主诉：全身出现紫红色斑片，下肢出现水疱或血疱，伴有瘙痒1年多。

现病史：从1999年4月开始，全身骤然出现紫红色斑片，呈蚕豆大小，以两下肢为多。瘙痒较甚，部分尚起水疱或血疱，日益增多。曾用氯喹及激素治疗，药后明显减轻，但停药3d后又加重，故来我院门诊治疗。

检查：全身可见散在之紫红色斑片，如蚕豆大小，以两下肢为多。口腔颊黏膜和舌边亦见紫色损害。病理检查诊断为扁平苔藓。脉弦细，苔薄白。

西医诊断：扁平苔藓（急性泛发性）。

证属：风湿热郁于肌腠，气滞血瘀。

治则：先以祛风、除湿、清热。

药用：乌蛇10g，蝉衣10g，羌活10g，荆芥10g，防风10g，白芷10g，黄连10g，黄芩10g，银花10g，连翘10g，生甘草5g。嘱服7剂。

二诊(9月8日)：药后皮损曾见趋退，停药后又有少起，而感瘙痒，脉苔同前。仍宗前法加减，前方去连翘，加全蝎 10g、桃仁 10g，活血祛风，服 5 剂。

三诊（2002 年 8 月 10 日）：称药后 2 年未犯，近半月来，全身又起散在之类似损害。仍嘱服上方 6 剂。

四诊（8 月 24 日）：药后减轻，皮损已少，痒已不甚，继服前方 6 剂。

2003 年 4 月追踪来院复查，前证迄今未复发。

【案例三】 李某，女，20 岁，初诊日期：2000 年 1 月 10 日。

主诉：口腔发干发紧不舒服，口唇粗糙、干燥皲裂 3 个月。

现病史：3 月前无明显诱因自觉口腔发干，发紧，口唇粗糙，干燥皲裂，经会诊，诊断为扁平苔藓。

检查：口唇内黏膜可见紫褐色网状斑，唇缘粗糙皲裂，尤以下唇为甚。口颊内侧黏膜及上腭可见乳白色隆起的皮损。脉细滑，舌质红，苔薄腻。

西医诊断：口腔黏膜扁平苔藓。

证属：脾胃湿热熏蒸。

治则：祛风化湿，清热解毒。

药用：乌蛇 10g，蝉衣 10g，羌活 10g，白芷 10g，荆芥 10g，防风 10g，银花 10g，连翘 10g，黄连 10g，黄芩 10g，生甘草 5g。

以后曾加桃仁 10g、红花 10g，先后陆续服药 54 剂。药后口唇内紫褐色网状斑疹、左颊黏膜皮损已不明显，上腭左颊内侧皮损尚可见。

2001 年 6 月 18 日检查：口唇左颊黏膜及上腭皮损均已消退，颊黏膜尚有小片如蚕豆大皮损未消，仍感轻度不适，因患者服药不方便，改拟丸药方：

乌蛇 30g，黄连 30g，黄芩 30g，银花 30g，连翘 30g，羌活 15g，白芷 15g，荆芥 15g，防风 15g，甘草 15g。共研细末，蜜丸每丸 9g 重，日服 2 丸。

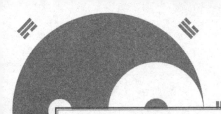

　　按：扁平苔藓是一种原因不明的皮肤病。可单发于口腔黏膜，也可全身泛发。一般认为发病原因可能与神经过度紧张有关。临床上典型损害可见多角形、表面常有光泽之紫红色扁平丘疹，其大小从针头大至黄豆大小，往往多发，皮疹成片呈苔藓化。有的排列呈带状或环状，好发于口腔黏膜、唇、舌、手腕屈侧及小腿内侧、阴茎等处。临床类型很多，可为急性泛发性或慢性限局性。发于口腔的类似中医"口蕈"。慢性限局性有下述特殊类型：萎缩性、大疱性、疣状、线状、环状、毛囊性等。

　　唐主任认为扁平苔藓属于中医"乌癞风"或"紫癜风"范畴。其发病机理由于风湿蕴聚，郁久化毒，阻于肌腠，气滞血瘀所致。治疗原则以搜风燥湿、清热解毒为主。以乌蛇、蝉衣搜风化毒为主药，佐以荆芥、防风、羌活、白芷祛风止痒，并以黄连、黄芩、银花、连翘、甘草清热解毒为辅，亦可加用活血化瘀之桃仁、红花、茜草等药以活血消风。

结节性痒疹

【例一】 肖某，女，37岁，初诊日期2001年9月7日。

主诉：四肢、胸背出现散在之小结节，痒甚已1年。

现病史：于1年前，左小腿被蚊虫咬后即开始发痒，抓破出血，渐成小硬结，继而别处亦起小红丘疹逐渐变成小硬结节，日趋增多，剧痒难忍，夜寐不安，经治疗效不佳。

检查：四肢、躯干可见大批散在之绿豆及黄豆大小之小硬结，呈灰褐色，约百余个，以上肢伸侧和胸背为多。脉滑，舌红，苔薄白。

中医诊断：马疥。

西医诊断：结节性痒疹。

证属：风湿结毒，凝聚皮里肉外。

治则：搜风除湿，清热解毒。

药用：乌蛇10g，羌活10g，白芷10g，荆芥10g，防风10g，黄连10g，黄芩10g，银花10g，连翘10g，生甘草5g。5剂。

二诊(9月17日)：瘙痒较前略缓解，小硬结节未变，前方加入当归10g、赤芍10g，继服5剂。

三诊(9月22日)：局部瘙痒较前已显著减轻，仅寝前稍痒，时间亦短，结节亦见平复。嘱服前方加苦参10g，服5剂。

四诊(2002年2月12日)：中断治疗已5个月。称去年治后大部硬结节已平，痒亦不显，左小腿遗留几个硬结。近期又见瘙痒，呈湿疹化，仍服上方5剂，外用止痒洗方：

透骨草30g，苦参15g，红花15g，明矾15g。水煎洗，每日2～3次，每次15min。

唐士诚学术及临床经验集

五诊（3月8日）：小硬结已平，偶觉瘙痒，服前方7剂而愈。

【例二】姚某，女，32岁，初诊日期：1999年7月3日。

主诉：两下肢出现散在豌豆大小硬结，剧痒3年。

现病史：3年来双下肢出现多个小硬结节，逐渐增多，瘙痒甚剧。以前曾用玉红膏未见效果，上药后起水疱破皮，但结节未消，且有扩大之势。

检查：两下肢可见多数为豌豆大小孤立之小硬结，稍高于皮面，呈黯褐色。脉滑，舌红，苔薄白。

中医诊断：马疥。

西医诊断：结节性痒疹。

证属：风湿结毒，凝聚成疮。

治则：搜风解毒，除湿止痒。

药用：乌蛇10g，蝉衣10g，白芷10g，羌活10g，荆防风各10g，黄连10g，黄芩10g，银花10g，连翘10g，桃仁10g，红花10g，生甘草5g。6剂，水煎服。

二诊(7月12日)：药后瘙痒明显减轻，有时不痒，继服前方12剂，症情已轻，后因肝炎住院，前药停服。

三诊(2000年2月17日)：瘙痒又重，在前方加以消肿软坚之药炒三棱10g、炒莪术10g，3剂。

瘙痒显著减轻，后又接服20剂。结节已平，瘙痒已止。

按：结节性痒疹，为高出皮面的绿豆大至蚕豆大褐黑色硬结节，表面不平滑，孤立散在，奇痒难忍。发病多与蚊虫叮咬及局部刺激有关，多发生于四肢，一般多从小腿伸侧面开始发生，逐渐增多，延及四肢躯干。本病多发生于成年妇女，顽固难治，有的消失后还可复起。中医因其剧痒，属于疥的一类，如《巢氏病源·疥候》："马疥者，皮内隐嶙（不平）起作根摭，搔之不知痛。"马疥即类似结节性痒疹。

唐主任认为本病的发生，主要是体内蕴湿，兼感外界风毒，或昆虫咬伤，毒汁内侵为患。湿邪风毒凝滞，经络阻隔，气血凝滞，形成结节而作痒。湿为重浊有滞之邪，湿邪下注，故发病往往先发于下肢小腿；湿性黏腻，故缠绵不愈。治疗总的原则是除湿解毒、疏风止痒、活血软坚。多用虫药如全虫、乌蛇类搜风止痒，并配合活血化瘀药物即可奏效。

银 屑 病

【例一】 夏某，女，32 岁，初诊日期：2001 年 7 月 2 日。

主诉：全身起大片皮疹，脱屑伴瘙痒 20 余年。

现病史：20 多年来，全身泛发大片红色皮疹，曾在本地区及外地等医院多方治疗，诊断为"银屑病"，口服中西药并输液治疗（具体不详），病情时好时坏，仍不分季节，历久不退。初起皮疹不多，近几年逐渐增多，几乎遍及全身，大便干秘。

检查：肥胖体型，除双手以外，头皮、颜面、躯干、四肢均见地图状紫红色皮疹，表面覆盖银白色较厚之鳞屑，用手刮之，底面则现筛状出血点。脉细带数，舌质绛。苔薄。

中医诊断：白疕。

西医诊断：银屑病（进行期）。

证属：风热郁久，伤阴化燥。

治则：凉血清热，滋阴润燥。

药用：生地 30g，生槐花 30g，紫草 15g，丹皮 10g，赤芍 10g，麻仁 15g，枳壳 10g，麦冬 15g，大青叶 10g。10 剂，水煎服。

二诊（7 月 12 日）：药后无明显新发皮疹，腿部皮损逐渐消退，它处鳞屑，亦显见减少。

继服前方改麻仁 10g、大青叶 15g，服 10 剂。

三诊(7 月 24 日)：躯干、上肢皮损均趋消退，下肢皮损消退后，新起点状皮疹。口干思饮，舌苔薄黄。

继服前方加黄芩 10g、花粉 10g，服 10 剂。

隔 1 个月后追踪，只留头皮几小片皮损未完全消退外，余均平复。

按：本例大面积地图状牛皮癣，病历 20 多年，经多方治疗，历久不退，除两手外，皮损几乎周身密布，舌绛便秘，证属风热郁久，营阴耗伤，化燥化火之象。故用大剂生地、槐花、丹皮、赤芍、紫草凉营清热；麦冬、枳壳、麻仁滋阴润燥；大青叶重在清火。10 剂后皮损逐渐消退，继服前方加重大青叶 10 剂后，四肢皮损大部已退，尚有口干、思饮、舌红苔黄，加花粉、黄芩增液清热。嘱服 10 剂后未来复诊，隔 1 个月后追踪. 只留头皮小片皮损，基本痊愈。

【例二】 闫某，女，30 岁，初诊日期：2000 年 7 月 16 日。

主诉：全身出现红色斑块，伴有鳞屑已 5 个月。

现病史：于今年 2 月初患感冒咽疼，半月后周身泛发红色点状皮疹，稍有鳞屑，逐渐扩大成片，瘙痒不甚。在本地县医院治疗始终未消而来门诊求治。

检查：头皮、胸、背、四肢泛发钱币状红色斑块。上盖银白色鳞屑，基底浸润潮红，部分融合成片呈荷叶状，轻度瘙痒。脉沉细弦，舌质红，苔薄。

中医诊断：白疕。

西医诊断：银屑病。

证属：风热伤营，血热风燥。

治则：清肌热，凉营血。

药用：生地 30g，丹皮 20g，赤芍 10g，知母 10g，生石膏 30g，大青叶 15g，生槐花 30g，白鲜皮 20g，生甘草 5g。10 剂，水煎服。

二诊(8 月 4 日)：患者来称服药 10 剂后，皮疹大部分消退，只有小块皮损未消。

嘱续服前方 5 剂，临床治愈。

按：本例发病 5 个月，病前半月，曾有感冒咽痛，起时泛发

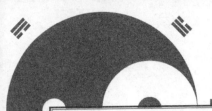

点滴状皮损，渐扩大成钱币状及地图状大片潮红脱屑，尚在进行期，舌质红，中医认证属血热型。故以生地、丹皮、赤芍、生槐花清其血热；知母、生石膏清其肌热；大青叶清火热。10剂后皮疹已大部消退，继服5剂即全退。

【例三】 厉某，男，40岁，初诊日期：2001年5月31日。

主诉：周身泛发鳞屑性皮疹已3年，加重2月

现病史：3年前无明显诱因全身遍见红斑和银白色鳞屑，曾在外地医院治疗，未见疗效。近2月来皮疹明显增多，瘙痒难忍。

检查：头皮、手臂、双下肢播散性大片皮损，呈对称性分布，浸润肥厚，基底黯红色，覆盖鳞屑。在躯干、前臂等处，可见大批点滴状红色皮疹，上有轻度鳞屑。脉弦滑，舌质紫红，苔薄白。

中医诊断：白疕。

西医诊断：银屑病（进行期）。

证属：风热郁久，化火伤营，复受外风。

治则：凉血清热，活血祛风。

药用：生地30g，生槐花30g，当归15g，知母10g，生石膏30g，紫草30g，桃仁10g，红花10g，荆芥10g，防风10g，蝉衣5g。水煎服。

二诊(6月5日)：服5剂后部分皮损已明显消退，痒感亦显著减轻，未见新起皮疹。

嘱服前方10剂。

2003年8月随访，未见复发。

按：本例泛发皮疹3年，察其皮损基底黯红，浸润肥厚，舌质紫黯，有血热瘀滞之征，除重用凉血清热之药外，加以当归、桃仁、红花活血化瘀之药；病2个月来加重，且有新起皮疹，舌红苔薄白，考虑为复受外风新邪而触发，故佐荆芥、防风、蝉

衣，疏风清热。服本方5剂后，皮损明显消退，继服10剂后即愈。

【例四】 朱某，女，17岁，初诊日期：2000年12月2日。

主诉：周身鳞屑性红斑已2年，全身皮肤大片潮红3个月。

现病史：1998年冬季，头皮出现两块皮疹，略感瘙痒，以为头癣，用硫磺软膏涂擦后基本消退，后躯干四肢出现相同皮疹，在当地医院以"银屑病"服中药治疗，始终未见消退。2000年9月曾在某诊所治疗，输液（具体不详）后很快出现全身皮肤大片潮红，大量脱屑，痒感增剧。又经某医院治疗，潮红面积仍日见扩大，层层脱屑，呈红皮病征象，大便干。

检查：全身皮损约占体表面积90%，基底潮红，上盖银白色片状鳞屑及大量痂皮。剥落后则裸出潮红面，以头皮颜面、胸背、两腿为重。面部可见搔痕及少量渗出。舌质红绛，苔光，脉细滑。

中医诊断：白疕。

西医诊断：红皮病型银屑病。

证属：血热生风，风燥伤阴。

药用：生地30g，丹皮20g，赤芍10g，麦冬10g，玄参10g，丹参10g，麻仁10g，大青叶10g，山豆根10g，白鲜皮20g。7剂，水煎服。

二诊(12月10日)：药后四肢皮肤潮红减轻，头皮躯干仍见较多脱屑，潮红而痒。上方去丹参、山豆根、麻仁，加紫草15g、地肤子10g，10剂。

三诊(12月21日)：全身皮肤潮红明显减轻，脱屑痂皮亦渐减少，尚痒。宗上方加苍耳子10g，继服10剂。

四诊(12月31日)：躯干部皮损，基本趋平，亦不潮红，头皮鳞屑亦少，舌尖红，脉细滑。继服上方加麻仁10g，10剂。

五诊(2001年1月11日)：躯干头皮上肢皮肤已趋正常，两

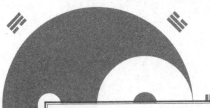

腿尚见鳞屑发痒。继服上方去苍耳子，加天冬9g，10剂。

六诊(1月21日)：小腿臀部尚留小片皮损，发痒不甚，大便略干。上方去丹皮、赤芍，继服15剂。

七诊（2月8日）：基本痊愈，只留小腿稍有脱屑，舌尖红，苔净，上方去大青叶，10剂后全退而愈。

按：此例红皮病型银屑病，皮损占体表面积90%，大片潮红，有大量脱屑，层层剥落，瘙痒剧甚，舌绛苔光，大便秘结，显是血热伤营，风燥耗阴之征。重用大剂生地、丹皮、赤芍、丹参、紫草等以凉血；玄参、麦冬、麻仁等以滋阴润燥；大青叶以清热；参用白鲜皮、地肤子、苍耳子等以止痒。经治2个月，始终以上方为基础增减，病情逐渐减轻，直至痊愈。

附一：银屑病论治一

银屑病是一种慢性有复发倾向的红斑鳞屑性皮肤病，病因不明确。中医列入风门或癣门，统称白疕。由于皮损轮廓清晰，脱屑层层，又有"松皮癣"、"白壳疮"之称。

《医宗金鉴》言到："白疕之形如疹疥，色白而痒多不快，由风邪客于皮肤，亦由血燥难荣于外。"不但描写了白疕的主要症状是皮肤干燥，有白颜色的皮屑，伴有奇痒的临床特点，而且还阐明了其发生的原因是由于风邪客于肌肤，或阴血枯燥不能营养于外而致。唐主任认为，就其病因，血热为本病的主因，由于平素血热，外受风邪，而致血热生风，风盛则燥，故皮损潮红、脱屑；风燥日久，伤阴伤血，而致阴虚血燥，肌肤失养，故皮肤干燥，叠起白屑。

1.血热型

多见于银屑病进行期。由于血热内盛，外受风邪，伤营化燥。症见：皮损发展较快，呈鲜红色，不断有新的皮疹出现，心烦、口渴、大便干。脉弦滑，舌质红紫，苔黄。治宜凉血、清热、解毒为主。

药用：生地 30g，紫草 15g，生槐花 30g，土茯苓 30g，草河车 15g，白鲜皮 15g，大青叶 15g，山豆根 10g，忍冬藤 15g，生甘草 5g。

2.血燥型

多见于银屑病静止期。证属风燥日久，伤阴耗血。症见：病久不退，皮肤干燥，呈淡红色斑块，鳞屑层层，新的皮疹已出现不多。脉弦细，舌淡，苔净。治宜养血活血，滋阴润燥。

药用：生熟地各 15g，当归 10g，丹参 15g，桃仁 10g，红花 10g，玄参 10g，天麦冬各 10g，麻仁 19g，甘草 5g。

3.风湿型

多见于关节病型银屑病。由于风湿阻络，伤营化燥。症见：周身泛发皮损，并见关节疼痛，尤以两手指关节呈畸形弯曲，不能伸直。脉弦滑，苔薄白腻。治宜通络活血，祛风除湿。

药用：桂枝 10g，当归 10g，赤芍 10g，知母 10g，桑寄生 10g，防风 10g，桑枝 15g，怀牛膝 10g，忍冬藤 15g，络石藤 10g，鸡血藤 30g，甘草 5g。

4.毒热型

多见于脓疱型银屑病及红皮病型银屑病。证属风湿热之邪，郁久化毒。症见：身发皮损，两手掌皮肤深层起脓疱，或见周身皮肤潮红脱屑，脉弦滑数，舌红，苔薄黄。治宜理湿清热，搜风解毒。

药用：乌蛇 10g，秦艽 10g，漏芦 10g，大黄 10g，黄连 10g，防风 10g，生槐花 15g，土茯苓 30g，苦参 10g，苍白术各 10g，白鲜皮 30g。

附二：银屑病论治二

银屑病是一种以红斑、丘疹鳞屑为主要表现的皮肤病。目前

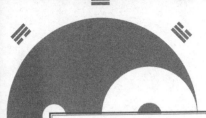

其病因尚不十分明了，其中有遗传、感染、代谢障碍、内分泌失调、免疫失调等多种因素。本病易于复发，难于根除，且其发病率近些年来有逐渐上升趋势。

中医在本病治疗中有许多独到之处，特别是应用中医中药的毒副作用小、复发率低、药物价廉、服用简便等优点，是许多西药所不能比拟的。中医学文献对本病的记述较早，如隋代《诸病源候论·干癣候》记载："干癣，但有匡郭，皮枯索痒，搔之白屑出是也。"明代《疡科准绳·卷五》记载："干癣者，但有匡阑，皮枯索痒，搔之白屑起是也。"清代《外科大成·白疕》亦记载："白疕，肤如疹疥，色白而痒，搔起白疕，俗呼蛇虱。由风邪客于皮肤，血燥不能荣养所致。"其他如《外科证治全书》、《医宗金鉴》、《疮疡经验全书》、《疯门全书》等医典籍中记载的"马皮癣"、"松皮癣"、"银线癣"等，都有许多与本病近似之处。从目前国内文献的许多报道及古代记载的症状来看，大多都以寻常型银屑病为主。目前日本医学界对银屑病仍沿用中医古代的病名，称为"干癣"。世界各国有关其他各型银屑病治疗的报道相对较少。本文就寻常型银屑病、关节型银屑病、脓疱型银屑病及红皮症型银屑病的辨证施治，分别加以探讨。

1.寻常型银屑病

本类型最为常见，占各类型银屑病的90%～95%以上，男女之间患病率基本相等。发病年龄可以从两个月左右婴儿至80岁老人，其中以青壮年为多。从我国发病情况来看，北方多于南方，冬季高于夏季，城市多于农村。发病率有逐年上升的趋势。皮损为全身性。多见于头皮、四肢伸侧、躯干等处对称发生。亦能局限于身体某处而长久静止不变。基本损害为红斑或斑丘疹，表面附以银白色鳞屑，其下可有呈现半透明的湿润薄膜。刮去薄膜，可有血露现象。发于头皮者，毛发可呈束状，但少有脱发。甲板常有凹点呈顶针状。根据其症状特点，可按中医辨证分型治疗。

（1）血热风燥证。

症状特点：本证多见于本病的进行期，由于平素血热内蕴，外受风邪，血热生风，风盛化燥。皮损常波及耳、乳、脐、阴部及躯干、四肢伸侧、头皮等处。其特点为皮损多呈点滴或钱币状，基底鲜红，鳞屑较厚，周边绕以炎性红晕，进展较快，不断有新起皮损，伴心烦口渴。便秘溲赤，舌红苔黄，脉象弦数或滑数。

治法：清热解毒，祛风凉血。

处方：土茯苓汤化裁。

用药：土茯苓、白鲜皮、生槐花、北豆根、草河车、生甘草等。伴咽喉肿痛者，加连翘、金银花；口渴尿赤者，加栀子、白茅根、生石膏；大便干结者，加生川军、大青叶；瘙痒剧烈者，加白芷、威灵仙；皮损基底鲜红者，加丹皮、赤芍；鳞屑干厚者加虎杖、牛蒡子。

此间治疗应以清热解毒的气分、卫分药物为主，一般不用外治法，仅以内服为主。个别需用外治法时，应以性情平和的止痒润肤剂，如玉红膏等。治疗期应避免外受风寒侵扰；饮食以清淡为宜；戒除烟酒；勿食羊肉、狗肉；扁桃体经常发炎者，应切除；忌食辛辣刺激食物；少用热水烫洗；不涂刺激性药物。一般经过8~10周可以达到临床痊愈。既使临床痊愈后，也应在饮食、生活起居等上述方面加以注意。避免复发。一般皮损消退后可再服5~10周药物加以巩固疗效。

（2）血虚风燥证。

症状特点：本证常见于本病静止期或消退期。由于风燥日久。伤阴耗血。或平素血虚，外受风邪，伤营耗血，或初起血热，病久耗伤营血，乃致阴虚血燥，肌肤失养，叠起白屑。皮损多为钱币状、斑块状，基底色淡、皮肤干燥。叠起白屑，此时新皮损不多，原皮损自颈胸向下渐愈，斑块状皮损自内向外渐退。

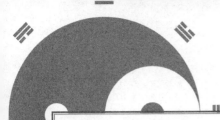

伴舌淡苔净，脉象弦细。

治法：养血活血，滋阴祛风。

处方：三参汤化裁。

用药：生熟地、丹参、玄参、桃仁、当归、麦冬、火麻仁、北豆根等。瘙痒甚者加白鲜皮，威灵仙；血虚便秘者，加肉苁蓉，倍用当归、玄参；口渴便赤者，加天花粉、白芍。此时治疗仍应以内服药为主。避免感冒；忌用热烫洗；忌食辛辣刺激；皮损干燥皲裂，脱屑层层者，可外涂润肌膏。

（3）血燥证。

症状特点：本证常见于本病进行期或静止期。皮损呈大斑块状，鳞屑较多，基底鲜红或淡红，甚则干裂出血。根据《素问·病机气宜保命集·病机论》的记载："诸涩枯涸，干劲皱揭，皆属于燥。"本证又有血热化燥及血虚化燥之别。

①血热化燥：因于平素血热内蕴，外受风热毒邪，外发肌肤。皮损呈大斑块状，多分布在躯干、四肢伸侧。基底色红，触之灼手，甚则招动出血，干裂疼痛，伴口燥咽干，便秘溲赤，舌红苔干，脉象弦数。

治法：清热解毒，凉血化斑。

处方：化斑汤加减。

用药：水牛角、生地、丹皮、赤芍、白鲜皮、土茯苓、玄参、知母、生石膏。皮损干裂出血者，加紫草、槐花；大便干结者，加生川军、芒硝；口渴思饮者，倍用生石膏，加天花粉。外治可用紫草膏。此时患者内热炽盛，切忌酒酪油腻、辛辣炙爆；饮食应以素食为主，多吃鲜嫩多汁的水果、蔬菜；不宜过多洗烫；保持室内空气新鲜。

②血虚化燥：多由素禀血虚之体，外受风毒之邪，或血热风燥久病不已。化燥伤营，肌肤失养，津液不能敷布等，皆能致病。皮损为大斑块状，主要分布于躯干、四肢伸侧，基底色淡，

抚之干燥粗糙，迭起细碎鳞屑，抚之即落，甚则皲裂，时作瘙痒，舌淡苔净，脉象弦细。

治法：养血祛风，润燥止痒。

处方：养血润肤饮加减。

用药：当归、丹参、生熟地、白鲜皮、桃仁、白芍、蝉衣、首乌。血虚便秘者，加当归、肉苁蓉；口渴者加天麦冬、天花粉；瘙痒者，加皂刺、白鲜皮。此时外治可用玉黄膏、润肌膏、止痒润肤霜，或外用猪脂膏以保护皮肤。

除治疗外，可进行适当洗浴；饮食可进食含蛋白较多的食品，如海参、鸡蛋、木耳、核桃、芝麻等，以助养血润燥；不宜食用辛辣炙爆，以防伤阴化燥。

(4) 血瘀证。

症状特点：病程长久，反复不已，多年不愈，皮损紫黯，肥厚如革，状似牛领之皮，爪之韧实，鳞屑较厚，或似蛎壳，伴舌黯瘀斑，脉象涩滞。

治法：活血化瘀，祛风止痒。

处方：活血祛风汤化裁。

用药：当归尾、白蒺藜、桃仁、红花、赤芍、丹皮、槐花、白鲜皮。瘙痒不绝者，加皂刺、王不留行；病久不愈者，加莪术、炒三棱；舌黯瘀斑甚者，加莪术、水蛭。

除治疗外，应注意调摄适宜。严防感冒引起复发；戒除烟酒、生葱、辣椒等；适当沐浴，切忌过度烫洗，尽管浴后可去掉鳞屑，但过度烫洗，反而使脉络充盈，皮损变红。不利于皮损消退，温度以不超过体温为宜。

2.关节炎型银屑病

本型发病约占银屑病的 1.25%，往往在寻常型银屑病久治不愈之后，或反复发作、症状恶化时表现出，除了有典型银屑病损害之外，常伴有关节改变，特别是手指小关节疼痛肿胀，甚则关

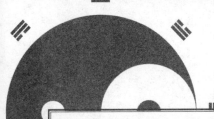

节变形，并有骨质损坏。这与中医的痹症十分近似。风、寒、湿三气合而为痹，又根据《素问·痹论》的记载："所谓痹者，各以其时重感于风寒湿之气也。""痹在于骨则重，在于脉则血凝而不流，在于筋则屈不肿，在于肉则不仁，在于皮则寒。"此种证型亦可与脓疱型合并发生。多由正虚于内，又外受湿热之邪。或内有湿邪，蕴热化毒。内不能疏泄，外不得透达，热郁于肌肤腠理之间。又因湿邪重浊滞腻，湿热胶结，如油入面，则更是缠绵不愈，如《素问·生气通天论》记载："地之湿气，感则害人皮肉筋脉。"因此，在治疗之时。应以祛湿为主，因临证表现之不同可分为两种证候。

(1) 湿热久羁证。

症状特点：关节红肿疼痛，屈伸不利，或伴有典型银屑病皮损，或有脓疱型银屑病皮损特点，伴舌红苔黄腻，大便不调，脉象濡数。

治法：清热化湿，解毒通络。

处方：宣痹汤化裁。

用药：薏苡仁、滑石、防己、丝瓜络、白鲜皮、白术、茯苓。疼痛较甚者，加姜黄、海桐皮；关节红肿甚者，加赤芍、知母；肢体浮肿者，加防己、冬瓜皮；屈伸不利者，加生苡仁、泽兰；上肢病甚加桑枝、桂枝，下肢病甚加川牛膝、鸡血藤。

此时除治疗外。当慎避风寒；睡卧时抬高患肢；治疗银屑病用药不宜过于苦寒，治疗关节痛不宜过于温燥。调摄饮食，寒温适宜，忌食辛辣温燥之品。

(2) 肝肾不足证。

症状特点：皮损色淡，鳞屑不多，除腰酸腿软，筋骨萎弱，周身乏力外，多有关节变形，骨质破坏，伴舌淡脉细，因久病不愈，内舍于肝肾，则骨痹筋挛。

治法：调补肝肾，兼祛湿邪。

处方：健步壮骨丸化裁。

用药：陈皮、锁阳、豹骨、熟地、山萸肉、龟板、伸筋草、鸡血藤。腰膝酸软者，加狗脊、肉苁蓉；关节变形者，加补骨脂、伸筋草；少气懒言者加生山药、黄精；筋骨萎弱者，加杜仲、川断。

此时治疗应突出补益肝肾，强壮筋骨，兼以祛邪。饮食上应适时给予血肉有情之品，使得补而不燥，滋而不腻。生活起居之中应慎避风寒。注意保暖；适当洗浴温泉、药浴。保持经脉畅达，气血循行不悖，庶可有痊愈之望。

3.脓疱型银屑病

本型多见于中年人，可发病即起脓疱，小如针尖。大若赤豆，成片集簇，可互相融合成片，反复不已。常因外受湿热之邪，或内有湿邪。蕴久化热生毒，湿热毒邪，外发体肤而成。若病久不已。亦可由湿热转为寒湿。

（1）湿热蕴毒证。

症状特点：皮损为针尖至粟米大小黄色脓疱，起病急骤，集簇成片，基底色红。伴发热口渴，关节肿痛，损及甲板者，可有肥厚污浊，扭曲变形皮肤皱褶处湿烂脓痂，舌红苔腻，脉象濡数。

治法：清热祛湿，解毒凉血。

处方：除湿胃苓汤化裁。

用药：苍术、黄柏、厚朴、陈皮、生甘草、金银花、连翘、丹皮、赤芍、苡仁。高热不退者加生石膏、水牛角粉；胸脘痞闷，舌苔厚腻者加藿香、佩兰；大便不调者加白扁豆、厚朴；脓疱迭起者，加生苡仁、冬瓜仁；腹胀便结者，加枳实、生大黄；胃纳不佳者，加砂仁、木香；脓疱溃后出脓黄黏者，加草河车、虎杖。

除治疗外，应注意卧床休息，保持室内空气新鲜及皮损表面的洁净，适当用生理盐水擦拭，保持潮润；忌用热水洗烫；忌食辛辣油腻、肥甘炙爆；可多饮绿豆汤、苡米粥；饮食以清淡为

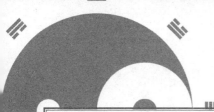

宜；不滥用外涂药物。

（2）脾虚湿盛证。

症状特点：皮损多在掌跖，基底淡红，上有针尖至粟粒大小脓疱，疱壁坚实，不易溃破，伴甲板变形，食不甘味，大便不调，舌淡苔水滑，脉象濡缓。

治法：健脾除湿，清解余毒。

处方：防己黄芪汤加减。

用药：防己、黄芪、白术、茯苓、白扁豆、金银花、连翘、生姜、泽泻。脾虚腹胀者，加党参、厚朴；脓疱渗溢者，加薏苡仁、冬瓜仁；食不甘味者加陈皮、鸡内金；脓疱集簇成群者，加野菊花、地丁；腿脚浮肿者，加泽泻、生苡仁；伴咳喘者，加麻黄、杏仁。

此时治疗当以健脾除湿，扶正祛邪。保持皮损干净，忌接触肥皂、碱、洗涤剂等；饮食上除忌食辛辣厚味，辛辣炙爆外，可多吃山药、苡米、绿豆、赤小豆、莲子等，以扶脾胃之气。

4.红皮症型银屑病

本症型约占1.5%，多由寻常型银屑病治疗不当引起，如滥用激素类药物；或过用刺激性药物；或食入油腥海味、辛辣炙爆，使血热蕴毒，外发肌肤而成。这与卫气营血学说的热入营血有近似之处。但热入营血之发斑为血溢脉外，红斑压之不退；此种为气分之热波及营血，红斑触之灼手而压之可退，因此在治疗时，尤其需注意"透热转气"，即在清热凉血之时，务须加入卫分、气分之药，以使营血之热外出。

症状特点：周身皮肤呈弥漫性红色，触之灼手，上有鳞屑层层，或焮赤肿胀，鳞屑干燥、皲裂，伴有高热烦渴，便秘溲赤，舌质红绛。脉象细数。

治法：清气凉营，解毒化斑。

处方：化斑解毒汤加减。

用药：生地、丹皮、赤芍、紫草、生石膏、连翘、金银花、水牛角、玄参、知母。便秘溲赤者，加生大黄、麦冬；神昏谵语者，加莲子心、栀子，送服安宫牛黄丸；口渴引饮者，加麦冬、芒硝；皮损焮赤者，加生地、知母；小溲赤少者，加鲜芦、茅根；壮热不退者，加服紫雪。

此时已属急重之症。忌食辛辣油腻、肥甘酒酪；多吃鲜嫩多汁的水果、蔬菜；饮食以清淡为宜；可多饮绿豆汤、银花露；水果蔬菜中以冬瓜、西瓜、苦瓜、苋菜为宜；适当涂以护肤油脂，保持皮肤潮润；重症卧床不起者，要注意保护眼、口、鼻等处黏膜；保持室内空气清新。

若病日久，伤营耗血，或经治好转，皮损多呈淡红，脱屑层层，瘙痒时作，时短气乏力，舌淡脉细者，又当养阴益血，润肤祛风法。可选用养阴益荣汤化裁。药用当归身、丹参、赤芍、白芍、生地、白鲜皮、苦参、玄参、地骨皮。大便秘结者，倍用火麻仁，加肉苁蓉；口渴喜饮者，加麦冬、石斛；午后低烧者，加地骨皮、知母。

此时可适当外用护肤油脂，但刺激性不宜过强。加强饮食调养，如银耳、核桃、西瓜、梨、桃、葡萄、西红柿、胡萝卜等皆可选用；保护皮肤、忌用热水洗烫；免受风寒，防止复发；忌食辛辣厚味。

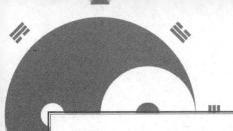

玫瑰糠疹

【例一】 海某，男，21岁，初诊日期：2000年8月2日。

主诉：躯干、四肢出现皮疹伴瘙痒2周。

现病史：2周前先于腋下发现两片斑疹，渐在前胸、后背及腹部亦出现同样小片皮损，轻度瘙痒，继之四肢出现成批小片斑疹，发痒较重，曾在附近医院医治，内服抗过敏药，外用炉甘石洗剂，未见明显效果。

检查：躯干、四肢可见多数类圆形或椭圆形大小不等之斑疹，附有细薄鳞屑，皮疹排列与皮肤纹理一致。脉细数，舌质红，苔薄。

中医诊断：风热疮。

西医诊断：玫瑰糠疹。

证属：血热内蕴，外受于风。

治则：凉营清热，活血消风。

药用：生地30g，赤芍10g，当归10g，荆芥10 g，防风10g，蝉衣10g，桃仁10g，红花10g，白蒺藜10g，知母10g，生石膏30g，生甘草5g。4剂，水煎服。

家属来诉服药4剂后皮疹基本消退，瘙痒不显，继服原方5剂即愈。

【例二】 任某，男，32岁，初诊日期：2001年3月1日。

主诉：躯干部出皮疹伴发痒1周。

现病史：1周前感冒后发现在胸前有两片钱币状红色皮疹，稍有鳞屑，轻度痒感。2d后很快在上半身前胸后背，密布同样皮损，瘙痒明显，晚间影响睡眠。曾在本单位医务室服扑尔敏，未见减轻，遂来我院门诊求治。

检查：胸、腹及背密集分布大小不等的红色斑疹，呈椭圆形或类圆形皮疹，长轴与皮肤纹理一致，表面附有糠秕样鳞屑。脉弦滑，舌质红，苔薄白。

中医诊断：风热疮。

西医诊断：玫瑰糠疹。

证属：血热内盛，外受风邪，闭塞腠理。

治则：凉血清热，消风止痒。

药用：生地 30g，当归 10g，赤芍 10g，紫草 15g，生石膏 30g，荆芥 10g，苦参 10g，地肤子 10g，蝉衣 5g，白蒺藜 10g，生甘草 5g。

二诊(3月3日)：药后上半身皮疹红色趋淡，脱屑，发痒减轻；但双大腿又起少数皮疹。嘱继服前方3剂。

三诊(3月6日)：3d后胸、背皮损逐渐消退，但两大腿皮疹反加重，瘙痒甚剧。舌质红，苔薄布，脉弦细滑。仍予以前方3剂加白芷10克。

四诊(3月9日)：上半身皮疹已全消失，皮肤稍痒，大腿皮损未再新起，仍觉瘙痒，大便较干。前方3剂加大青叶15g。

五诊（3月13日）：药后来诊，两大腿渐见脱屑，痒感已轻，继服前方3剂后治愈。

按：玫瑰糠疹是一种红斑鳞屑性皮肤病，发生原因不明。初起往往发生于躯干、颈部或四肢某处的较大皮疹称为母斑，1~2周后，相继成批发出较小皮疹，并有不同程度瘙痒。本病多发于春秋两季，以中、青年人较多。一般认为病程经3~4周不治亦能自退，有自愈性，但亦有历五六个月犹不退者。中医认为多由于血热受风而成，称风热疮或称血疳。该病瘙痒程度亦因人而异。中医认为剧痒者，乃风重之故，治疗原则着重凉血清热，佐以活血消风，以消风散加减即可。唐主任认为病程

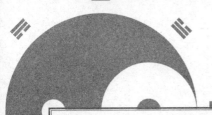

超过4周以上，一般多因挟湿而致，治疗时佐以土茯苓、威灵仙、泽泻、薏苡仁等清利湿热的药物。临床证明该病如配合内服中药，可以起到缩短病程、减轻瘙痒、促进皮损较快消退等作用。

多形性红斑

【例一】 于某，女，21岁，初诊日期：2000年2月28日。

主诉：每年秋冬颜面部或手背出现红斑已5年。

现病史：5年前因住校环境不佳，冬天开始于颜面前额部出现两片红斑，经1个月后自行消退。以后每年秋冬二季即复发，多发于颜面及手背部，有时每年发作2~3次。病情时轻时重，皮损局部有轻微痒感，遇热略感灼热刺痒。

证属：心经血热，脾经蕴湿，复受风邪。

治则：凉血清热，健脾利湿。

方药：生地30g，丹皮10g，赤芍10g，苍术10g，茯苓皮10g，泽泻10g，木通10g，连翘10g，生甘草5g。4剂，水煎服。

二诊（3月17日）：额部红斑犹未消退，苔腻已化，脉如前，改拟通络和营。

药用：当归10g，连翘10g，赤小豆20g，茯苓皮15g，大枣5枚，路路通10g。4剂，水煎服。

三诊（3月24日）：前额红斑渐趋色淡消退，左颈皮损又较明显。前方加桂枝10g，服4剂。

四诊（3月29日）：前额红斑此退彼起，苔薄黄，脉滑数。治拟活血消风，清热解毒。

药用：当归10g，赤芍10g，红花10g，升麻10g，羌活10g，白芷10g，防风10g，银花10g，连翘10g，生甘草5g。7剂，水煎服。

五诊（5月13日）：隔月余来诊，称药后皮疹已完全消退，近4d来又见复发。嘱仍服前方，服5剂消退而愈。

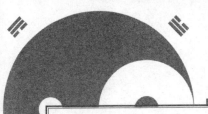

2001 年 5 月追踪，尚有间断复发，发病后仍服上方后即消退。

按：多形性红斑好发于春秋两季。常于二、八月雁来时发病，中医有"雁疮"之称。亦有冬季发病者，类似冻疮，中医又称"寒疮"。典型的皮损常为紫红色斑，中心有水疱略凹陷，呈虹膜样，中医亦称"猫眼疮"。好发于颜面，手足背及四肢伸侧，重者可波及全身。病程缠绵不断，反复发作。临床辨证可分下述两型：

1. 风热型

证属风热伤营，血郁成斑。多于春秋发病，发于脸面及四肢，斑色鲜红或起水疱，略见瘙痒。脉弦滑，苔薄黄。治宜散风清热，活血消斑。方用升麻消毒饮加减，

方用：升麻 10g，防风 10g，牛蒡子 10g，羌活 10g，白芷 10g，当归 10g，赤芍 10g，红花 10g，银花 10g，连翘 10g，甘草 5g，桔梗 10g，栀子 10g。

2. 风寒型

证属风寒外袭，寒凝血瘀，多发于寒冬之季，病发于肢端、耳边等处，斑色紫红或黯红，类如冻疮。脉缓苔薄白。治宜温经通络，活血和营。以当归四逆汤加减，方用：

当归 10g，桂枝 10g，赤芍 10g，细辛 5g，路路通 10g，赤小豆 20g，甘草 5g，大枣 7 枚。

红 斑 狼 疮

【例一】　董某，男，29 岁，初诊日期：2000 年 4 月 15 日。

主诉：颜面部出现散在紫红色斑片，起鳞屑已 1 年。

现病史：于 1 年前，先于左下颌出现小片紫红色斑片，叠起鳞屑，不易剥落，有轻微痒感。3 个月后，于鼻背偏右又出现 2 片紫红斑，互相融合成片，表面附有干燥鳞屑，周边见紫红晕。又隔 3 个月，口唇右外方又起小片类似之皮损，伴午后低烧，体疲肢倦，困乏无力。

检查：在鼻右侧可见一片境界清晰 5cm × 2cm × 0.5cm 大小深红斑，表面附有鳞屑，用力剥后，鳞屑背面可见角化栓。在上唇右侧及右颌部，各有一片 0.5cm 大小的表面附有鳞屑之萎缩性红斑。病理诊断：盘状红斑狼疮。脉弦带数，舌质正常，苔薄布。

中医诊断：红蝴蝶疮。

西医诊断：盘状红斑狼疮。

证属：肝脾失和，气滞血瘀。

治则：舒肝和脾，活血化瘀。

方药：当归 10g，赤白芍各 10g，柴胡 10g，茯苓 10g，炒白术 15g，丹参 10g，紫草 10g，红花 10g，丹皮 20 元，甘草 5g。5 剂，水煎服。

二诊(4 月 20 日)：药后低烧已去，仍宗前方继服 10 剂。

三诊(5 月 8 日)：局部已不痒，精神振作，体重增加，皮损边缘明显缩小。患者要求拟方带回东北继服中药治疗。从前方加香附 10g、桃仁 10g。

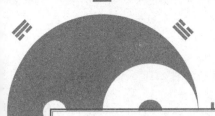

因患者在外地，7月4日来信，称鼻部皮损逐渐缩小，周围红晕已退，仍嘱继服前方，以竟全功。

【例二】 蔺某，女，34岁，初诊日期：2000年5月24日。

主诉：鼻翼两侧出现红斑1年。

现病史：患者因长期从事户外工作，1年前发现在鼻翼两侧有2小块红斑，未予重视，逐渐扩大至指头大，晒太阳后又有扩大之势，自觉心悸气短，身倦无力，伴有自汗。

检查：鼻翼两侧可见两片境界清晰黯紫红色斑片，约2cm×3cm×0.5cm大小，略有脱屑，压之不退色，两颊亦有黄豆大小之类似红斑，轻度萎缩。脉沉细，舌质淡，苔薄白。自身抗体检查示抗ANA阳性。

中医诊断：红蝴蝶疮。

西医诊断：盘状红斑狼疮。

辨证：肝郁伤脾，心脾两虚。

治疗：补养心脾为主。

方剂：归脾汤加减。

方药：黄芪15g，炒白术15g，党参10g，当归10g，远志10g，莲子肉10g，炒枣仁15g，茯苓10g，木香5g，炙甘草5g，生姜3片，大枣7枚。7剂，水煎服。

二诊(6月2日)：脸鼻红斑较前为淡，体疲乏力、心悸诸症略见好转。脉软滑，舌淡苔薄布。

前方去枣仁，加龙眼肉10g、白芍10g，水煎服，14剂。

三诊(7月6日)：鼻背部红斑色淡，皮肤渐趋萎缩。嘱继服前方。

四诊(9月24日)：患者回老家服前方14剂后病情稳定，鼻背红斑角化皮损已趋消退，左颊眉间留小片红斑萎缩性损害未全消退。有时尚感心悸气短。嘱可间断续服前方，并配合服人参归脾丸，以竟全功。

【例三】　童某，女，24 岁，初诊日期：2001 年 2 月 22 日。

主诉：低热、乏力半年，颜面部红斑 2 月余。

现病史：患者自 2000 年 10 月底无明显原因开始不断发热，体温波动在 37.5℃～38.5℃之间，时高时低，一直不退。12 月初颜面部出现红斑，在金昌公司职工医院检查自身抗体阳性，血中找到狼疮细胞，确诊为"系统性红斑狼疮"，予"强的松 60mg/d"口服 2 周后体温渐正常，但不能减量，略减体温即升。患者家属想求中医治疗，遂来我院。目前口服"强的松 30mg/d"，仍有低热，自觉周身乏力，手足心发热，自汗，关节酸痛，头晕，精神较差，食纳一般。

检查：体温 37.5℃，颜面部有典型蝶形红斑，肝脾、心脏正常，血常规示白细胞 4.8×10^9/L，血沉 24mm/h。脉沉细无力，舌质淡，苔白腻。

中医诊断：红蝴蝶疮。

西医诊断：系统性红斑性狼疮。

证属：阴血虚亏，毒热未清。

治则：养阴补血，凉血解毒。

方药：黄芪 30g，鸡血藤 15g，秦艽 10g，乌蛇 10g，丹参 20g，当归 10g，玉竹 10g，女贞子 10g，熟地 15g，黄连 10g，甘草 5g。

按上方曾加减使用过枸杞、山药、山萸肉等，1 月后，关节疼痛渐止，低烧渐退，自汗已止，唯自觉有头晕，在上方基础上曾加减使用钩藤、川芎等药连服 7 剂，头晕明显缓解。后复查血沉基本正常。服中药 3 个月后，强的松每日只服 5mg，病情稳定，继续观察治疗。2003 年回访已恢复正常工作。

按：红蝴蝶疮是一种累及皮肤和全身多脏器的自身免疫性结缔组织病。临床主要分为盘状红蝴蝶疮和系统性红蝴蝶疮。相当于西医的红斑狼疮。盘状红斑狼疮以皮肤损害为主，颜面部常发

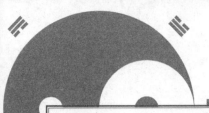

生蝶形红斑，病变呈慢性局限性，预后较好。系统性红斑狼疮以皮肤损害＋全身多系统多脏器损害为特征，病变呈进行性经过，预后较差。本病女性患者占绝大多数，男女之比为1∶9。发病年龄多在15～45岁。

盘状红斑狼疮，类似鸦陷疮（名见《疮疡经验全书》）。由于肝郁气滞，血瘀凝聚成斑。多见于颜面部，如鼻翼两侧、面颊、耳、唇部、头皮等处。初起为蚕豆大小一片或数片红斑，黏着鳞屑，日久呈黯红斑片，后期皮损中间萎缩而现色素沉着。

系统性红斑性狼疮近于中医所称温毒发斑之类。病因为心经有火，脾经积热或由肾阴不足，水亏火旺，热盛成毒，毒热走于营血而致。症见壮热不退，历节酸楚，困乏无力，颜面、手部出现红斑（部分病人亦可不出现皮肤症状），病情延久，常致内损五脏。

中医辨证论治可按病期先后，以及内损脏腑分型：

1.毒热型

相当于急性及亚急性期。

证属：毒热入于营血，血热络损，血溢成斑。

症见：壮热连日不退，皮肤出现红斑，面赤如妆，手足或见瘀斑，烦躁咽干，渴喜凉饮，关节疼痛，重则鼻衄吐血，神昏谵语，动风抽搐等。脉细数，舌绛，苔薄黄或光剥。

治则：凉营清热，消斑解毒。

方剂：犀角地黄汤合化斑汤加味。

药用：犀角末（冲）10g，丹皮20g，赤芍10g，鲜生地30g，生石膏30g，知母10g，生甘草5g，玄参15g，银花30g，连翘10g，鲜白茅根30g，紫草15g。

加减：舌苔黄加黄连10g、黄芩10g；舌绛苔光加天麦冬各10g、花粉10g。

方义：热入营血，壮热不退，故以犀角、生地、丹皮、赤芍加紫草凉营清热；血热成斑，故以知母、石膏、玄参、生甘草清肌热而化斑；佐以茅根、芦根凉血止血，银花、连翘清热解毒。

2.虚热型

多见于亚急性期，病情尚有波动。

证属：阴虚内热，水亏火旺。

症见：长时期断断续续低烧，稍活动即热度增高；面颧潮红，红斑隐约，腰酸腿痛，足跟疼痛，肢倦发落，或有盗汗。脉细带数，舌红苔光。

治则：滋肾养阴，凉血清热。

方剂：知柏地黄汤加减。

药用：生地 30g，丹皮 20g，茯苓 10g，泽泻 10g，知母 10g，黄柏 10g，玄参 15g，王竹 10g，女贞子 10g，旱莲草 10g。

方义：肾阴亏损则阴虚潮热，阴虚阳亢则面颧潮红。故以知柏地黄滋阴降火，并以青蒿、鳖甲、地骨皮养阴清热。腰为肾之府，肾虚则腰腿、足跟痛。肾其华在发，肾亏则发落，故以玄参、玉竹、女贞子、旱莲草等滋肾。

3.心伤型

检查心电图有异常，或见心肌炎、心内膜炎、心包炎等。

证属：内伤心气，气血两虚。

症见：发热控制后，体羸肢倦，面色苍白无华，胸闷气短，心悸心慌，失眠自汗。脉细弱无力，或见结代，舌淡苔薄白。

治则：养心安神，气血双补。

方剂：养心汤加减。

药用：人参（先煎）3g，黄芪 15～30g，丹参 15g，炒白术 10g，熟地 15g，当归 10g，茯苓 10g，五味子 10g，远志 10g，酸枣仁 15g，浮小麦 15g，炙甘草 5g。

方义：毒热损伤心气，则心悸心慌，胸闷气短，故以人参、黄芪、白术补养心气。血不养心则失寐，故以熟地、丹参、当归、茯苓、远志、枣仁养血安神。气虚则自汗，故以五味子、浮小麦、炙甘草补心气以敛汗。

4.阳虚型

检查肾功能不正常，尿中有蛋白、颗粒管形等。

证属：病久损伤脾肾，脾肾阳虚。或因久热阴损及阳，而致阴阳俱虚，气血两虚。

症见：阳虚之证，面色苍白，脸面手足浮肿，偶见升火。腰痛腹胀、尿少、便溏，周身无力，畏寒肢凉，或现紫绀等症。舌淡而胖，或有齿痕，脉沉细尺弱。

治则：温肾壮阳，健脾利水。

药用：黄芪 15g，茯苓 10g，山药 10g，炒白术 15g，菟丝子 10g，鹿角胶 10g，怀牛膝 10g，川断 10g，仙灵脾 10g，巴戟天 10g，车前子 10g。

方义：脾肾阳虚，水气上泛则浮肿，虚阳上浮则升火，阳气不达四肢则肢凉紫绀，重用鹿角胶、菟丝子、仙灵脾、续断、巴戟等药温肾壮阳。脾虚失于健运则便溏肢倦，佐以白术、茯苓、山药补脾。命门火衰，不能蒸化，水湿内停则尿少腹胀，故以牛膝、车前子使水湿下达。

加减：如见阴阳俱虚之证，加龟甲、知母、黄柏之类；肾虚不能固摄则尿频，去车前子、牛膝，加以固摄之品，如桑螵蛸 10g、五味子 10g。

5.肝郁型

盘状红斑狼疮多属于此型。

证属：损伤肝脾，气滞血瘀。

症见：颜面部出现红斑，或见胁痛、胸痞纳呆、腹胀、头晕、妇女月经失调或痛经等症。

治则：疏肝和脾。

方剂：逍遥散加减。

药用：当归 10g，赤白芍各 10g，丹参 15g，白术 10g，陈皮 10g，柴胡 10g，茯苓 10g，郁金 10g，延胡 10g，川楝子 10g。

方义：肝脾失调，气滞血瘀则肝脾肿大，皮肤出现红斑，故以当归、赤白芍、柴胡、郁金、延胡、川楝子疏肝和血为主；肝胃失和则胁痛腹胀，胸痞纳呆，故以陈皮、白术、茯苓健脾和胃为辅。

加减：肝脾肿大，体实者酌加三棱、莪术；面生红斑可加茜草、红花、紫草活血化瘀；妇女月经失调，可加月季花、玫瑰花之类。

除上述分型论治外，亦可随证增减：如红斑明显，加凌霄花、鸡冠花；关节痛加乌蛇、秦艽、桑寄生；皮肤有瘀斑，加仙鹤草、藕节炭；腰痛加狗脊、杜仲；盗汗加黄芪、糯稻根；咳嗽加沙参、款冬花、紫菀；头晕加枸杞子、菊花；纳呆加谷芽、砂仁之类。

斑秃、全秃

【例一】 李某，女，23岁，初诊日期：2000年11月20日。

主诉：局部脱发1年，现大部分已脱光。

现病史：患者于1999年10月突然发现头发片状脱落三四处，无明显原因，此后心情着急，接着头发大片脱落。不到2个月头发全部脱光，眉毛亦然。称头发未脱之前，头皮有1片白发。

检查：头发、眉毛全部脱落，头皮发亮，可见散在之少数小白毳毛。在原长白发处可见一片5cm×7cm大小的白斑。脉弦细，舌质淡，苔薄白。

中医诊断：油风。

西医诊断：全秃。

证属：气血不和，发失所养，风动发落。

治则：滋养肝血，活血消风。

丸方：生熟地各120g，黑芝麻120g，当归90g，茜草60g，紫草60g，姜黄60g，白鲜皮60g。上药研极细末，炼蜜为丸，每丸9g，日服2~3丸。

二诊(2001年1月17日)：服上方后，头发已完全生长，发根已黑，头发顶端尚白，头皮白斑处亦见部分转黑。嘱仍服前丸药方加侧柏叶30g，继续为丸服用。

三诊(3月3日)：药后头发长得密而粗，有光泽头发顶端转黄。前方去白鲜皮，加何首乌60g、黄芪30g，研末做蜜丸继续服用。

四诊(6月24日)：头发顶端尚未完全转黑，仍前方加旱莲草30g、女贞子30g，为蜜丸继服。

【例二】　许某，男，30岁，初诊日期：2001年8月15日。

主诉：头发全部脱落1月余。

现病史：1月前头发突然大片脱落，占全头1/3，以后继续脱发，布及全头。患者未有忧、思、悲、恐、惊等因素，胃纳、睡眠一般，无家族史。

检查：头发全部脱落，略有白色毳毛。眉毛、腋毛、阴毛未见明显脱落。脉弦细，舌质淡，苔薄白。

中医诊断：油风。

西医诊断：全秃。

证属：气血不足，发失所养。

治则：益气养血。

药用：黄芪15g，炒白术10g，党参10g，当归10g，白芍10g，首乌10g，茯苓10g，菟丝子10g，生甘草5g。每日1剂。

每日配合服补中益气丸1包。

药后1月余逐渐长出黑发，以后间断服药，从前方增减（先后用川芎10g、熟地15g、羌活10g、木瓜10g、首乌15g）。半年后，发已大部长出。

附：脱发、白发论治

圆形脱发，又称"斑秃"，俗称"鬼舐头"、"鬼剃头"。《医宗金鉴》名为"油风"。表现为毛发成片脱落，头皮色白而光亮，有时有痒感或无任何自觉症状。其实油风之症，亦包括脂溢性脱发在内。

1.病因病机

（1）《内经》说。

血气盛则肾气强，肾气强则骨髓充满，故发黑；血气虚则肾气弱，肾气弱则骨髓枯竭，故发白而脱落。此由于血气虚、肝肾虚所致。

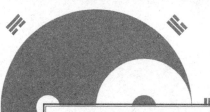

(2) 《儒门事亲》说。

"年少发早白落或白屑者,此血热而大过也。"此指脂溢性脱发及少年白发。又青少年血气方刚,性情易于激动,易致斑秃,亦属于血热生风。

(3) 《医宗金鉴·外科心法要诀》说。

油风"由毛孔开张,邪风乘虚袭入,以致风盛燥血,不能荣养毛名之"而致,此指斑秃。

2.症状

(1) 早年脱发。

下述两种类型较多:①脂溢性脱发多见于青、壮年,亦属于"油风"之类,头皮油多、头皮屑多,痒如虫行,头发稀疏,头顶及前额发渐稀疏,成为秃顶。②妇女产后、大病之后或大失血后,脱发之多,属于气血两虚。

(2) 白发。

青壮年头发变白,属于血热。老年白发属于正常生理现象。

(3) 斑秃。

突然头发成片脱落一块或几块,脱发处头皮光亮,经一段时间头发可再长。初见白毳,渐渐变黑,亦有长后又掉。严重时所有头发全部脱落,甚至眉毛、腋毛、阴毛全掉,称为"全秃"。

3.辨证论治

(1) 血热型。

多见于青少年白发或斑秃。证属血热生风。症见少年发白或突然掉发(斑秃)。脉弦细带数,舌红绛或舌尖红,苔薄黄。治宜凉血清热。

药用:生地60g,当归60g,丹参60g,白芍60g,女贞子30g,桑椹子30g,旱莲草30g,黑芝麻60g。研末,炼蜜为丸,每丸9g,每日早晚各服1丸。

(2) 阴血虚型。

多见于脂溢性脱发。证属肝肾阴虚或血虚生风。症见头皮痒、屑多或见腰酸腿软。头发日渐稀落。脉弦细，舌质红，无苔。治宜滋阴补肾，养血熄风。

药用：生熟地各60g，何首乌90g，菟丝子30g，女贞子30g，当归60g，白芍60g，丹参60g，羌活30g，木瓜30g。研末，炼蜜为丸，每丸9g，早晚各服1丸。

（3）气血两虚型。

见于病后、产后脱发。证属气血大亏，血不上潮，发失所养。症见头发脱落，头顶发稀疏，面色萎黄、唇舌淡白或头晕眼花、心悸气短、失眠等症。脉细无力，舌质淡。治宜大补气血。药用：人参养荣丸，十全大补丸，补中益气丸，八珍益母丸，任选一种即可。

（4）血瘀型。

见于斑秃或全秃。证属瘀血不去，新血不生，血不养发。症见斑秃日久不长或全秃，须眉俱落，或见头疼。脉细涩，舌质紫黯。治宜活血祛瘀。以通窍活血汤加减，或改成丸药。

药用：当归60g，赤芍90g，桃仁30g，红花30g，紫草60g，黄芩30g，炒栀子30g。研末，炼蜜为丸，每丸9g，每日早晚各服1丸。

唐士诚学术及临床经验集

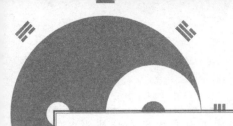

过敏性紫癜

【例一】 苏某，男，12 岁，初诊日期：2001 年 9 月 11 日。

主诉：双下肢出现紫红色瘀点瘀斑 1 月余。

现病史：患者于 1 月前感冒后发现双侧小腿下 1/3 处出现红色瘀点，起初散在发生，不久即变成紫红色瘀斑，几日后渐消退，但又反复发生，并逐渐增多，大腿部亦出现相同皮疹，稍感关节酸痛，两腿无力，容易疲倦。大便间日一行。

检查：双侧小腿部可见密集蚕豆大小紫红色瘀点、瘀斑，压之不退色。大腿及上肢亦见散在之少许瘀点。血常规示血小板及出凝血时间正常均正常。脉细滑，舌质红，苔薄黄。

中医诊断：紫斑。

西医诊断：过敏性紫癜。

证属：湿热内蕴，热伤营血，血溢成斑。

治则：利湿清热，凉血止血。

药用：赤芍 10g，生苡仁 15g，黄柏 10g，丹皮 10g，栀子 10g，黄芩 10g，知母 10g，忍冬藤 10g，滑石 10g，甘草 5g。3 剂，水煎服。

外用：忍冬藤 30g，豨莶草 30g，地肤子 20g，桑枝 15g。煎水温洗患部。

二诊(9 月 15 日)：紫斑渐退，留有黄褐色色素沉着。脉细滑带数，舌质红，苔薄布。证属湿渐化而热未清，治以凉营清热。

方药：生地 30g，丹皮 10g，赤芍 10g，知母 5g，大青叶 10g，黄芩 10g，栀子 5g，苍术 10g，黄柏 10g，生甘草 3g。服 5 剂。

三诊(9月20日)：紫斑消退后偶有新起但不多，大便仍间日一行，前方去赤芍、黄芩、栀子，加瓜蒌仁 10g、侧柏叶 10g、板蓝根 15g。服 3 剂。

四诊（9月26日）：药后未再新起皮疹。

【例二】 宫某，男，9 岁，初诊日期：2001 年 4 月 9 日。

主诉：双侧小腿出皮疹 1 周余。

现病史：患儿 1 周前扁桃体红肿发炎，伴有高烧，测体温39℃，继之两小腿出现瘀点，四肢关节肿胀酸痛，腹痛阵作。

检查：双侧小腿可见密集如针头大小之瘀点，以胫前部为多，略高于皮面，压之不退色。腹软，无压痛点，舌红，苔薄白，脉细滑带数。血小板正常。

中医诊断：紫斑。

西医诊断：过敏性紫癜。

证属：风热入营，血溢成斑。

治则：清热凉血祛风。

药用：生地 15g，丹皮 10g，赤芍 10g，蝉衣 5g，荆芥炭10g，大青叶 10g，知母 10g，忍冬藤 10g，紫草 10g，生甘草 5g。服 3 剂。

二诊(4月16日)：双小腿部瘀点已大部消退，四肢关节轻度肿胀，稍有压痛，苔脉同前。原方 3 剂继服。

三诊（4月19日）：昨晚发烧39℃以上，并起风团发痒，现已消退，偶有腹痛，大便干，舌质红，苔净，脉细滑数。治拟疏风清热。

药用：生地 15g，赤芍 10g，荆芥 10g，防风 10g，白蒺藜10g，蝉衣 5g，浮萍 10g，木香 5g，生甘草 5g。服 3 剂。

2002 年 3 月 26 日追踪复查：谓去年 4 月份双侧小腿部出现紫癜以后，先后曾服中药 9 剂而愈，至今未复发。

【例三】 郑某，男，36 岁，初诊日期：2001 年 11 月 14

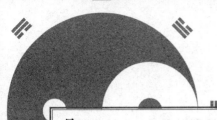

日。

主诉：双下肢反复起瘀点瘀斑1年余。

现病史：1年来，双下肢反复出现瘀点瘀斑，时轻时重，同时伴有腹痛，便溏，肢凉，活动后加重。

检查：双小腿可见散在紫红色瘀点，部分集簇片，面色萎黄，血弱失华。查血小板计数在正常范围。脉细滑，舌质淡，苔薄白。

中医诊断：紫斑。

西医诊断：过敏性紫癜。

证属：脾肾阳虚，火不生土，运化无权，脾不统血，血溢成斑。

治则：温阳健脾，补火生土。

药用：黑附片（先煎）10g，炮姜炭10g，炒白术10g，仙灵脾10g，仙茅10g，茯苓10g，炙黄芪15g，升麻10豆，大枣7枚，煨肉蔻5g。水煎服。

二诊(11月29日)：服前方4剂后，原有皮损色渐趋淡，但陆续有新皮疹出现。近日因感冒发热，下肢紫癜趋多，腹痛阵作。脉滑，舌苔薄白。仍从前方增减，原方加香附10g、荆芥炭10g。

三诊(12月7日)：服前方5剂后，皮疹大部消退，但仍有少数新皮损。并见咽部红肿疼痛，证属虚火上炎之象。在前方基础上加用银花炭10g、茜草炭10g、藕节5个、白茅根15g，水煎服。

四诊(2002年2月22日)：在此期间，病情基本稳定，但尚见少数出血点，并感全身乏力。劳累后皮疹即见加多。仍宗前方加减，原方加艾叶10g、木香5g、乌药5g、仙鹤草10g、党参15g、续断10g。

五诊(3月8日)：服药后，病情稳定，偶起少数紫癜，经追询病史，患者有慢性痢疾史，经常大便不成形、纳食不香，从前方加砂仁（后下）3g、焦神曲10g、陈皮10g、改为间日服药1剂。

六诊(2003年5月4日)：此后间断服药，病情基本痊愈，改服四神丸，以巩固疗效。

【例四】　岳某，男，28岁，初诊日期：2000年8月2日。

主诉：双下肢出现紫红色皮疹2周。

现病史：患者2周来于双侧大腿下端和小腿部出现成片紫色斑点，初为紫红色，逐渐色素加深呈褐色，轻度瘙痒，曾服通络活血之剂，未见效果。

检查：双侧大腿下端及两小腿部可见针头大瘀点瘀斑，紫红或褐色，压之不退，并见色素沉着。表面皮肤粗糙，有轻度鳞屑。脉细滑，舌质红，苔净。血小板正常。

中医诊断：紫斑。

西医诊断：进行性色素性紫癜性皮病。

证属：风热入络，络伤血溢。

治则：凉血止血，清热解毒。

药用：生地30g，赤芍10g，荆芥炭10g，旱莲草10g，大青叶10g，草河车10g，白鲜皮20g，藕节5个。6剂，水煎服。

二诊(8月29日)：药后两腿部紫癜消退，未见新起紫斑，但觉皮肤干燥，瘙痒明显。

三诊（9月17日）：证如前述，仍见干燥发痒。治以养血、润燥、消风、止痒。

生熟地各15g，当归10g，玄参10g，白蒺藜10g，荆芥10g，麻仁10g，甘草5g。服3剂。

2001年6月4日追踪复查，称去年治疗，服第一方后紫斑全部消退，以后即未见再起。服第二方后发痒减轻，尚见皮肤干燥。日久色素渐消，皮肤润滑而愈。

按：过敏性紫癜，一般认为是某些过敏性物质作用于血管壁细胞引起的一种变态反应，局部血管通透性增加、红细胞渗出而形成紫癜，可由感染、风湿、胃肠道功能障碍等引起。中医认为由于风热或湿热入络，热伤血络，血溢脉外（如例一、例二），以及运化失健、脾不统血（如例三）。大多数病人有舌质红、脉细滑数等，属于血热，故以凉血清热治之。少数病例，如例三，伴有腹痛便溏，肢凉疲倦，面黄纳呆，脉沉细，苔薄白，一派脾肾阳虚现象，故治疗上以温阳健脾、补火生土为主，使脾运得健，脾能统血，紫癜亦得治。中医治疗此病着重辨证论治，不是见到紫癜，就以血热一律看待，体现了中医同病异治的特点。

眼、口、生殖器综合征(白塞氏病)

季某，女，32 岁，初诊日期：1999 年 4 月 25 日。

主诉：双下肢出现红色结节 3 周。

现病史：3 周前在两小腿内侧出现结节，皮色发红，疼痛肿胀，渐见结节增多，伴有畏寒、发烧、髋关节、膝关节、踝关节疼痛，胃纳不香，渴不思饮，在某医院诊断为结节性红斑，服药未效。

检查：两大腿下端及小腿内侧可摸到 1～3cm 大小不等之结节 10 余个，略高于皮肤，呈紫红色，按之不退色，有压痛，足踝浮肿。

初诊予清热、通络、活血之法，服药 4 剂。

二诊(4 月 29 日)：追询病史，有口腔糜烂和阴部溃疡，反复发作已 1 年。

检查：咽不红，扁桃体不大，颈、下颌及腹股沟淋巴结不肿大，心肺无异常，肝脾未触及，上下齿龈黏膜潮红，可见点状和小片糜烂，间有浅在小溃疡。大阴唇可见 4 个黄豆及豌豆大小较深之溃疡，边缘不整齐，无明显红晕，表面可见坏死白膜覆盖。做涂片检查为革兰氏染色阳性球菌，未发现杆菌。脉弦数，舌质红，苔黄腻。

中医诊断：狐惑病。

西医诊断：眼、口、生殖器综合征（白塞氏病）。

证属：湿热化浊，上下相蚀，湿热阻络，气滞血瘀。

治则：苦辛通降，清化湿热。

方剂：甘草泻心汤加减。

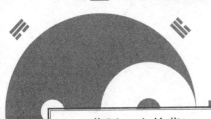

药用：生甘草 10g，川连 5g，黄芩 10g，干姜 5g，大枣 5个，制半夏 10g，白花蛇舌草 20g。

三诊（5 月 5 日）：服药 5 剂后，齿龈糜烂已轻，溃疡缩小，大阴唇部 4 个溃疡明显缩小，结节尚无改变，畏寒、发烧症状已祛，仍觉口干不思饮，大便不干，腕关节疼痛。嘱仍服前方 6剂，口腔、阴部撒养阴生肌散。

四诊（5 月 11 日）：双小腿结节渐趋消退，尚有压痛，皮色黯褐，浮肿见消，口糜及阴部溃疡均已愈合，只左颊又出现一小脓疱。胃纳欠佳，二便正常。脉弦细，舌质正常。前方干姜改生姜10g，7 剂，水煎服。

五诊（5 月 22 日）：称继服上方共 9 剂，两小腿结节大部消退，小腿屈侧尚各留有 1 个 1.5cm 大小结节，黯红色，稍有压痛，行走时有酸胀感。口腔、阴部均未发生溃疡，纳食尚佳，服药时略有恶心，苔脉如前。嘱仍服前方 6 剂，隔日 1 剂，以资巩固疗效。

六诊（6 月 6 日）：复查时已基本治愈。隔 4 个月后来内科门诊治胃脘痛，称前症未复发。

按：白塞氏综合征又称口、眼、生殖器皮肤综合征，是一种原因不明的皮肤黏膜综合病象。本病相当于《金匮要略》所载的狐惑病，所谓狐惑，是说明其症状狐疑惑乱不定，而且又有"蚀于喉为惑，蚀于阴为狐"之区别。本病主要表现为口腔溃疡、生殖器溃疡、视网膜炎及虹膜睫状体炎，故称眼、口、生殖器综合征。常伴有结节性红斑、关节痛、周期性发烧等。但有些病不一定诸症俱备，只要有两种以上症状，即有诊断意义。方用甘草泻心汤加减。唐主任认为，本病初起不久，如及早认证明确，此方辄应；若旷日时久，反复发作，则根治较难。本方以黄连、黄芩苦寒清化湿热，干姜、半夏辛温开通散结，并以甘草、大枣补脾和中，苦降辛通，寒热并用，上下得治。

多形性日光疹

王某，女，34岁，初诊日期：2000年7月10日。

主诉：5年来入夏即于颜面及前臂起皮疹。

现病史：1995年起每于暑夏时，日晒后即于双前臂、颈外侧、颜面部等暴露部位起成片红色斑丘疹，瘙痒无度。近2周加重，出汗后易起。

检查：右颈外侧成片红色斑丘疹，轻度浸润。双前臂皮肤可见成片红色粟粒疹。脉滑数，舌质略红，苔薄黄。

西医诊断：多形性日光疹。

证属：腠理不密，外受暑毒。

治则：凉血清热，解毒祛暑。

药用：生地30g，丹参10g，赤芍10g，地丁10g，忍冬藤15g，连翘10g，赤苓10g，泽泻10g，滑石10g，苍术10g，黄柏10g。水煎服。

二诊（7月17日）：服前方4剂后，称皮疹消退后又复起，改以清暑解毒法。前方去赤苓、泽泻、苍术、黄柏，加青蒿15g、山栀10g、竹叶10g、佩兰10g，水煎服。

三诊（7月22日）：服前方5剂后，皮疹不复再起，曾游泳日晒一次亦未见复发，再予前方5剂，以巩固疗效。

按：多形性日光疹，好发于夏季，冬季消失，于日光照射身体裸露部位后，出现多形性皮疹，如红斑、丘疹，亦可呈斑块样损害，有轻度痒感，好发于成年女性。唐主任认为此为患者素体腠理不固，外受暑毒，发为斑疹。用凉血清热、祛暑解毒之剂而愈。

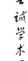

唐士诚学术及临床经验集

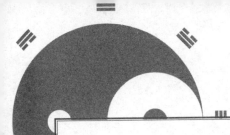

剥脱性唇炎

关某，男，10岁，初诊日期：2001年3月13日。

主诉：嘴唇皲裂脱皮反复发作1年余。

现病史：患儿1年多来口唇部经常干燥、脱屑，甚而皲裂出血，小片糜烂、结痂，灼热疼痛，张口不利，难以进食。大便略干。

检查：下口唇黏膜脱屑、皲裂、结痂、溢血，脉小滑，舌苔薄布。

中医诊断：唇风。

西医诊断：剥脱性唇炎。

证属：脾胃湿热，久郁化火，伤阴化燥。

初诊先投以凉血清热之剂。服药5剂，未见进退。

二诊(4月18日)：改拟甘露消毒饮加减，以养阴益胃、清热润燥。

药用：生熟地各10g，黄芩10g，枇杷叶10g，枳壳10g，石斛10g，桑叶5g，玄参10g，茵陈10g，甘草5g。

外用黄柏、苦参各10克，研极细末香油调搽患处，2次/d。

三诊(4月22日)：服5剂后复诊，病情明显改善，唇部已不脱皮、裂口，亦无糜烂，尚见干燥，嘱继服前方5剂。

四诊(4月28日)：症状继续好转，基本上已无暴皮，尚见干燥。前方去黄芩、茵陈，加当归10g，红花10g。外用玉红膏涂擦。服7剂基本治愈。

按：剥脱性唇炎为发生于口唇黏膜的慢性皮炎，主要见于口唇部皮肤黏膜干燥、脱屑、糜烂、结痂，发生皲裂时有轻度疼痛。唐主任认为本病属中医"唇风"。脾开窍于口，其华在唇。脾气健运则口唇红润光泽，脾经湿热内蕴，郁久化火，伤阴化燥，症见唇干、皲裂、迭起皮屑，故以滋阴养胃、清热利湿，方用甘露消毒饮加减治之有效。

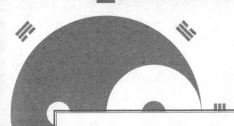

皮肤病中西医比较

一、基础理论方面的中西医学比较

1.基本特点的中西医认识比较

(1) 历史发展的比较

中国医学发展史表明，中医皮肤科学的起源是比较早的。在原始社会里，人们为了生存，经常与自然环境、凶禽猛兽、毒蛇做斗争。各种形式的创伤、凶禽猛兽、毒蛇的咬伤，肌肤疮疡的发生是不可避免的。人们为了减轻自己的痛苦，从不自觉到自觉地想方设法去进行各种简单的处理，经过不断地重复和长期的实践，逐渐积累了一些有效的治疗方法，如用石针刺开排脓治疗外伤感染所致的痈肿；用热熨火烘防治冻伤等。

殷商时期出土的甲骨文就有了皮肤病的记载。1974 年湖南长沙马王堆出土的《五十二病方》，记载了多种皮肤病及其治法，用复方治疗疽病，并根据不同的疽病调整用药量，这是外科（包括皮肤病）疾病采用辨证施治方法的经验总结。如治疗疣病用破旧的蒲席或编席的片弱（蒲子）搓成绳状，点燃绳端，用以灸灼疣病患处。还介绍了用雄黄水银治疗疥癣。在《黄帝内经》这部不朽的著作中有外科专论"痈疽篇"，对外科疮疡的发生发展和病理变化作了比较系统的论述，认为外科疮疡与人体气血的运行失调有着密切的关系。并指出痈疽的进一步发展就是脓肿，而脓肿形成的病理则是"热胜则肉腐，肉腐则为脓"，一旦脓肿已成，则要使其毒泻于外。"金元四大家"在辨证论治的治疗方法上更加完善，对许多皮肤病的治疗，尤其是内治方面开拓了思路。

金·刘完素所撰写的《素问玄机原病式》、《宣明方论》，对感染性皮肤病的治疗，提出了"托里、疏通、行营卫"三法，为后世中医外科"消法、托法、补法"三大治法的建立、完善起了决定性的作用。

中医皮肤病学到了明清时代发展鼎盛，已达到成熟阶段，出现了许多系统著作，形成了许多学术流派。薛己通过《外科发挥》、《外科枢要》、《外科心法》、《正体类要》、《疬疡机要》等著作，从各个方面阐述皮肤科临床的整体观念，主张"治疡必求其本"，倾向以内治为主的思想，提出在表宜汗，在里宜下，以荣卫以和解，溃后收敛以调整脾胃，助气血入手。陈实功在《外科正宗》中，重视开刀腐蚀等外治方法，一改过去偏于消托补的内治轻于刀针腐蚀的保守疗法。总论中内容为论因论、预后论、调理须知、杂忌知等，对每一种皮肤病，大都分总论看法、治法、治验（实例）及治方，作了较为系统的叙述，这是中医皮肤病学著作最为完善者。清代医书关于皮肤病的论述更多，治法各有特色与创新，如清·吴谦等编《医宗金鉴·外科心法要诀》记载了近百种皮肤病的治疗，很多治疗方法和用药至今仍经常应用，疗效优良。如《医宗金鉴·外科心法要诀》中已具外治消、腐、收三大法则。其中"肿疡敷帖方"相当于外治的消法，"去腐类方"相当于外治的收法，并明确指出外治须辨明阴阳、寒热等。

明代以后中医著作中，皮肤病的论述大量增多，特别是外科专著从只论述痈疽疮疡（细菌感染性皮肤病）向多类皮肤病发展。如申斗垣《外科启玄》论述了日晒疮、火斑疮、汗淅疮、水渍手（脚）、丫烂疮、担肩瘤……主张先察虚实，病在何经，何经先受病，以及有无兼证等。然后采用标本兼治，外治与内治结合的方法而治之。《外科正宗》在卷之四杂疮毒门论述了数十种相当于现代医学所述的脂溢性、落屑性、角化性、霉菌性、过敏性、色素沉着或脱失性、寄生虫性皮肤病。而且提出了整体治

唐士诚学术及临床经验集

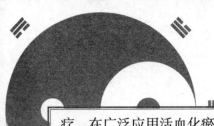

疗，在广泛应用活血化瘀、清热解毒的同时，注重托补。创立托里清中、托里和中、托里透脓、托里安神、托里生肌诸法。研究与皮肤病有关的各家学说，我们认为在《黄帝内经》中已有皮肤生理学说，至《诸病源候论》已形成皮肤病理学说。历史上针对皮肤病特点，曾一度重视外治疗法，另一些医家从强调外治的整体辨证，转而重视内治。刘河间创制防风通圣散兼治"风热疮疥……瘾疹"，属于寒凉派；汪机《外科理例》属于温补派；高秉钧《疡科心得集》属于温病学派；王清任《医林改错》用活血化瘀法治"头发脱落，糟鼻"等，则属于活血化瘀学派。吴师机将辨证论治原则应用于外治法，使外治理论得到发展，显示了历代各派医家对皮肤病研究的杰出贡献。

西医对皮肤病的认识，在埃及公元前 1600 年的历史文献即有不少皮肤病的记载。希波克拉底把皮肤发疹解释作假想的整个有机体平衡障碍引起的一种皮肤反应，他强调病因学，认为皮肤病有两类，一类完全是局限性的，另一类则是全身性疾病表现于局部的。他描述了许多皮疹如黄癣、色素脱失、雀斑、疥疮等。皮肤病分为由于内因、外因引起的疾病，内因就是体液（黑胆汁、黄胆汁、血液和黏液）的变质。纪元之初，罗马的杰出医师A.K.Celsus 强调形态学，他记述了很多种皮肤病：如疖、痈、蜂窝织炎、尖锐湿疣、鸡眼、丹毒、须疮、癌瘤和象皮病。在第10 及 11 世纪之交，医学家阿维森纳《医典》中，记载了天疱疮、荨麻疹、脓疱性湿疹，并提出了疥疮和痒疹的鉴别诊断，其很多观点一直到现在仍然有很大的现实指导意义。后来，英国学派的 R.Villan 将损害形态学分类以及生理、病理及病因的分类法进行了修改和综合整理，使每一种皮肤病的病名、症状、原因及其与其他组织或器官的关系，更为明确而清楚，为皮肤病学奠定了基础。

19 世纪中叶，Hebra 根据在皮肤上发生的病理过程的特征，将所有皮肤病分为 12 组：充血、贫血、分泌异常、渗出性疾病、出血、肥大、萎缩、良性肿瘤、恶性肿瘤、溃疡病变、寄生虫疾患和皮肤神经病。他详细研究皮肤各病态表现的发展演化、互相移行的问题，提出了与体液学说相反的学说——外因刺激说。认为来自外界各种性质的刺激，诸如化学、物理刺激等对皮肤所起的有害作用，在皮肤病的发生上有着首要的意义。

19 世纪后半叶，在显微镜改进完善和玻片染色技术发展后，促进了皮肤学的发展。表现在：组织病理染色切片研究的发展；真菌的发现。R.Sabouraud 于 1894 年发明真菌培养基，为真菌的鉴定奠定了坚实的基础，特别是后半期，欧洲皮肤病学人才众多，著作斐然，出版多种杂志，成立学会，开办学术会议，使各国皮肤病学新成就很快互相交流，使世界皮肤病学获得迅猛的发展。进入 20 世纪，由于医疗手段的改进，相关学科的不断发展，皮肤科学进入了一个全新的阶段。早期就对泛滥全球的梅毒有三大发现，梅毒苍白螺旋体，梅毒血清补体结合实验，使梅毒得以相当控制，贡献较大。1954 年美国 S.Rothman 著的《皮肤的生理和生化》在皮肤病界引起极大轰动，产生了深远的影响，揭示出了：只重视形态学和组织病理，不从生理、生化等基础科学去研究和了解皮肤病的病因学和发病机理，而想应用新的疗法解决皮肤病的防治问题是不可能的。

近些年来，皮肤病学中的新创新、新发现层出不穷，如 T 细胞亚群、单克隆抗体、郎格罕氏细胞的免疫作用、表皮细胞培养系统的应用、角蛋白和胶原基因的转化、天疱疮和类天疱疮抗原的特性、人类表皮角蛋白的类型分离和特性、角朊细胞在改进免疫调整分子中的作用等等。其他诸如角朊细胞免疫学、表皮基底膜带、皮肤免疫系统的组织与细胞、皮肤结缔组织代谢、细胞因子、黑素细胞代谢、皮肤光免疫等方面的研究在当代亦取得了一些骄人的成绩。我们完全可以期待，在不久的将来，人类可以战

唐士诚学术及临床经验集

胜许多以前无法根治的皮肤疾患，皮肤病学的研究也必将呈现出一个新的面貌。

（2）病因、发病机制的中西医理论探讨

中医治疗皮肤性病的基础研究方面已有很多的突破和进展。

①总结出了八纲辨证、卫气营血辨证、气血辨证、脏腑辨证、皮肤损害辨证、自觉症状辨证等多种辨证论治方面相参相助的一整套完整理论体系。

②血证理论在皮肤科的应用不断深入，常以活血化瘀治疗银屑病、带状疱疹的气滞血瘀型、结节性红斑、瘢痕疙瘩、硬红斑、结节病、淋巴结节、慢性盘状红斑狼疮血瘀期；清热凉血法治疗变态反应性、炎症性疾病如急性湿疹、过敏性皮炎、接触性皮炎、过敏性紫癜、结节性红斑、多形红斑以及皮肌炎、系统性红斑狼疮等结缔组织疾病均取得良好疗效。

③脏象学说在临床的应用不断完善，如认为痤疮的发病多与肾阳不足、冲任不调有关；肾的本质研究在结缔组织疾病中的广泛应用；温肾阳的方法治疗慢性湿疹；养心阴法治疗慢性荨麻疹；脾胃论指导小儿皮肤病的治疗，并同时提高小儿免疫力，预防复发。

④中医与免疫关系的研究不断深入，如发现血热型银屑病患者的循环免疫复合物升高、淋巴细胞转化率降低、T淋巴细胞群异常率高达90%以上，与红斑狼疮等自身免疫病相似。

⑤虚症在皮肤科领域中的应用，经络与皮肤病的研究以及辨证论治和辨病论治研究均已取得了一批成果。

西医方面，当前国内外开展的皮肤病学研究普遍集中在分子生物学、细胞免疫学和生物化学等方面。在很多领域取得了令人瞩目的成就，为治疗学的突破性进展奠定了基础。证实角朊细胞不只是免疫反应的靶细胞，也主动地参与整个过程，甚至在某些反应过程中发挥主导作用。这些认识将对一些免疫相关皮肤病的病理生理方面产生有益的启迪。许多自身免疫性和遗传性大盘疱性皮肤病都与一种或几种表皮基底膜结构成分的异常有直接关系，表皮基底膜结构成分的研究对这类疾病的正确诊断和有效治疗都有重要的指导意见。皮肤免疫的研究证实皮肤固有的细胞群中包含有启动炎症和免疫反应的必要成分。大量研究揭示真皮细胞在皮肤免疫生物学中有十分重要的意义。对一些遗传性疾病如先天性大疱性表皮松解症，后天性瘢痕疙瘩等的发生机制加深了认识，某些疾病还可通过基因分析而进行产生前诊断。

由于现代实验技术的推广，细胞因子的临床研究几乎与基础研究呈平行进展，且两者相互促进。基因重组细胞因子已应用于临床，进入临床验证的干扰素主要用于病毒感染、肿瘤、银屑病、异位性皮炎等炎症性皮肤病。黑素细胞为研究各种细胞的生长和分化过程提供了极好的模型，对于黑素系统的研究，也充分说明了基础科学能帮助我们理解疾病。针对皮肤肿瘤大量表达CAMS可造成肿瘤浸润和转移，开发 CAMS 拮抗剂，可发挥其抑制肿瘤转移的作用，为皮肤肿瘤的诊治带来突破性进展。随着选择性光热分离概念的提出，使人类更好地掌握了激光对组织的作用，同时亦推动了激光光源、激光控制释放系统和操作系统的发展，如（鲜红斑痣、大面积色素性病变和文身等），在治疗上取得卓越疗效。同时新型激光的不断推出，亦为临床治疗提供了更多的选择手段。新理论的提出、新激光的问世、治疗方法的改进将使激光治疗在皮肤科中的应用更有效、更安全可靠。

近 20 年来，抗真菌新药的研究有了较快的发展，现已研制出一批具有抗菌谱广、起效快、疗效强、作用时间长、副作用小等优点的新药供临床选用，使得真菌病（尤其是甲真菌病、念珠菌和某些系统性真菌病）的治疗有了长足的进展。总的来讲，口服药治疗甲癣的用药量和方法仍需继续探讨，如何缩短疗效、提高顺应性也是要解决的一大课题。采用了分子生物学和分子遗传

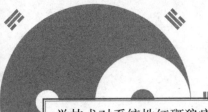

学技术对系统性红斑狼疮进行了多方面的研究，从 MHC、TCR、Ig 基因结构与表达，局部组织和细胞中各种细胞因子基因的表达等分子生物学角度对系统性红斑狼疮进行研究，将最终为阐明其机理和寻找治疗方法提供巨大帮助。免疫抑制剂可非特异抑制免疫功能，抑制抗体的形成，可单用于病情较轻的病例及激素治疗抵抗或减药过程中的病例，作为天疱疮治疗的主要辅助药物之一；因一些蛋白溶解酶参与天疱疮的发生，故酶抑制剂在治疗天疱疮方面有一定的潜力。止血芳酸类药物可抑制或部分抑制天疱疮、水疱的形成，促进水疱的吸收和创面的愈合，与强的松并用可以减少强的松的用量，减轻其副作用，长期应用安全有效。

肿瘤的基因治疗是当前研究非常活跃的领域，随着皮肤肿瘤中分子水平上对癌变机制的研究，将会极大地丰富对细胞生长调控和肿瘤病因的认识，揭示肿瘤发生的本质，将成为皮肤恶性肿瘤基因治疗的发展方向。

2.中西医临床治疗学的比较

（1）中医治疗皮肤性病的基本方法

整体观念是中医学基本特点之一。中医认为人体是一个有机的整体，在生理上，脏腑与脏腑之间，脏腑与皮、肉、脉、筋骨等器官组织，以及目、舌、口鼻、前后阴等五官九窍之间，都是有机联系的。它们相互协调、相互为用。在病理上，脏腑之间的病变可以相互影响、相互转变，内脏病变可以通过经络等反映到体表，体表的病变也可以通过经络影响到内脏。皮肤病的治疗除重视局部处理外也应注意全身治疗，才能提高疗效。

中医治疗皮肤病常分为内治法、外治法和针灸疗法等。内治法最常应用的，即用药物通过口服，经由消化器官吸收，弥散到四肢百骸、腠理毛窍，以扶正祛邪，调节机体气血阴阳，恢复健康的治法；外治法是运用药物或有关操作，直接施于患者机体外表或病变部位，以达到治疗目的。针灸疗法以经络学说为指导，除传统的体针、耳针及灸治外，还包括与穴位有关的其他疗法。

中医历来注重宏观和微观、整体和局部的结合，认为皮肤病不仅是局部或全身浅表病变，还是内脏疾患在局部或全身浅表的反映。如糖尿病患者可发生皮肤瘙痒症、念珠菌病、疖病等，精神因素可引起多汗症、斑秃、神经性皮炎等，代谢障碍可发生黄色瘤、黄褐斑、痛风、皮肤淀粉样变、皮肤钙沉着症，营养不良可发生陪拉格、肠病性肢端皮炎等。而局部和全身浅表的病变，往往又可反映全身状况，如带状疱疹、单纯疱疹、白色念珠菌感染的发生，多与全身免疫功能低下有关；而有些皮肤病，如顽固性的皮肤瘙痒、黑棘皮病等甚至和肿瘤有密切关系。局部和全身浅表的皮肤病变，也可波及整体，如细菌性皮肤病、病毒性皮肤病、真菌性皮肤病的治疗多根据病情的需要恰当地选用内治法、外治法或两者配合，以取得更好疗效。

临床上中医根据皮肤病致病因素及病机的变化，内治法分为祛风法、清热法、祛湿法、温通法、活血法、补益法、补肾法、软坚法、润燥法。

皮肤病的中医外治法是运用药物或有关操作，直接施于患者机体外表或病变部位，以达到治疗目的的方法。大致可归纳为薄贴法、围敷法、敷贴法、熏洗法、涂搽法、掺药法、药捻法、吹烘法、热熨法、烟熏法、湿敷法、摩擦法、擦洗法、浸渍法、蒸汽法、点涂法、梳法、移毒法等18种。

薄贴法即用膏药外贴穴位或患部，可固定患处，保护创面，加温后可促进局部血液循环。临床应用于急性化脓感染性皮肤病、淋巴结核、银屑病、神经性皮炎、慢性湿疹等。围敷法又称箍围消散法，是把药散与药液调成糊状，敷贴患处，能使阳性肿疡初起得以消散、化脓时使其局限、溃破后束其根盘，截其余毒。临床应用于急性化脓感染性皮肤病、丹毒、毒虫咬伤等。敷贴法是将药物研成细末，并与各种不同的液体调成糊状制剂，敷贴于一定的穴位或患部。能使药力直达患部，或循经络传到脏腑以调节脏腑气血阴阳，扶正祛邪。临床应用于急性化脓感染性皮肤病、复发性口腔炎、丹毒等。熏洗法是用药物煎汤，乘热在患处熏蒸、淋洗和浸浴的一种治疗方法。可使腠理疏通、气血流畅。临床应用于急性化脓感染性皮肤病、湿疹、皮肤癣病、皮肤瘙痒症、神经性皮炎等。掺药法将药粉掺布于膏药上外敷，或直接撒布于创面，达到解毒消散、提脓祛腐、生肌收口、收敛止痒的功效，临床应用于痱子、无渗液性急性或亚急性皮炎等。药捻法把腐蚀药加赋形剂制成细条的药捻，插入细小的疮口或瘘管、窦道内，以达化腐引流的作用。临床应用于化脓感染性皮肤病溃破后，疮口小，引流不畅，或已成瘘管、窦道者。吹烘法在病变部位涂药后，或在病变部位敷用吸透药的纱布后，再加热烘，可使患处气血流畅、腠理开疏以达活血化瘀、祛风止痒的作用。临床应用于皲裂型手足癣、慢性湿疹、神经性皮炎、瘢痕疙瘩、皮肤淀粉样变、指掌角皮症等。热熨法是将药物炒热或煮热，用布包裹敷于患处或穴位上，以行气活血、祛风止痒、散风除湿，临床应用于淋巴结核、冻疮、疥疮、神经性皮炎等。烟熏法将药物点燃后，在不完全燃烧过程中，发生浓烟，利用烟熏患处，达到活血消肿、祛风止痒、润燥杀虫的功用。临床应用于神经性皮炎、皮肤淀粉样变、慢性溃疡、结核性溃疡等。湿敷法用纱布吸收药液，敷放于患处，以消除患处渗液及坏死组织，控制感染扩散，消肿脱痂，并有收敛止痒功能。临床应用于皮损渗出较多或脓性分泌物较多的急慢性皮肤病。摩擦法是医者用手掌或其他物品蘸药物在患处表皮摩擦以治疗皮肤疾患的方法，可达到疏通经络、促进气血运行、调整脏腑功能的作用。临床应用于花斑癣、手癣、白癜风、疥疮、神经性皮炎、斑秃等。擦洗法、浸渍法是以药煎液、鲜药汁、药酒、药醋、药稀糊等浸渍患处，促进腠理疏通、气血流畅、毒邪外出，临床应用于各种疣、花斑癣、皮肤瘙痒症、角化型手足癣。涂搽法是把药物制成煎剂、油剂、酊剂、洗剂、软膏等涂搽于病变部位。蒸汽法通过药液加热蒸发，生成含有药物的蒸汽，对皮肤病进行治疗，也可利用药汽直接渗透或口鼻吸入，达到祛风止痒、温通经络、散寒除湿的作用。主要用于肥厚、皲裂、干燥性慢性皮肤病、皮肤瘙痒症、白癜风、脱发等。点涂法把药膏或药液等涂点在体表某一特定点上，不加覆盖。临床应用于寻常疣、扁平疣、跖疣、鸡眼、小痣、小息肉。梳法用梳子作摩擦工具，梳患处或头发，可疏通经络气血、散结除滞。主要用于脂溢性皮炎、斑秃、白发等的治疗。

其他外治疗法包括滚刺疗法、划痕疗法、开刀疗法等，是运用各种器械和手术操作，以促使脓液排出，腐败组织脱落，或消除赘生物。临床主要用于疖、痈、毛囊炎、甲沟炎及一些皮肤赘生物、部分色素痣等。针灸治疗皮肤病除一般传统的体针疗法、艾炷灸、艾条灸外，还有多种与穴位有关的方法，均归属针灸疗法的范畴。主要有体针疗法、梅花针疗法、三棱针疗法、耳针疗法、火针疗法、挑治疗法、穴位注射法、穴位埋线疗法、划耳疗法、割治疗法、放血疗法、艾灸疗法、拔罐疗法、磁穴疗法及发泡疗法，主要用于皮肤瘙痒症、慢性湿疹、神经性皮炎、硬皮病、斑秃、带状疱疹后遗神经痛、各种疣、脂溢性皮炎等皮肤病的治疗。

（2）西医治疗皮肤性病的基本方法

西医治疗皮肤病首先重视卫生防治知识的宣传，在诊治绝大多数皮肤病中，感染性抑或是非感染性的，都需要有一定的预防观念，这对防止某些皮肤病的发生、发展和减少其复发机会都是非常重要的。治疗皮肤病和治疗其他疾病一样，要有整体观念，除外用局部治疗外，必要时应根据病情和病因给予全身治疗。在皮肤病领域里所采用的全身治疗的药物种类很多，重点介绍以下各类药物。

①抗组胺类药物：抗组胺类药物根据其和组胺竞争的靶细胞受体不同而分为 H_1 受体拮抗剂和 H_2 受体拮抗剂两大类。适用于各种变态反应性疾病如荨麻疹、血管性水肿、药疹、湿疹和过敏性接触性皮炎等。但他们的副作用以嗜睡、眩晕和头昏多见；其次为口干、喉干和胃肠道反应如恶心、呕吐、纳差等，对老年患者、孕妇及哺乳期妇女要慎用，肝肾功能差者禁用。②脱敏疗法：分特异性和非特异性脱敏疗法两种。③自血疗法：可分全血和溶血疗法两种，适用于慢性荨麻疹、皮肤划痕征和慢性湿疹，对高度过敏患者不宜使用，局部注射处可发生硬块。④维生素类药物。⑤激素类：在皮肤科领域里所用的激素种类较多，有促肾上腺皮质激素、皮质激素、男性激素、女性激素、同化激素等。⑥抗生素：对感染性的皮肤病运用青霉素、链霉素、庆大霉素、红霉素、先锋霉素、磺胺类抗生素，此类药物种类繁多，且性质稳定，杀菌谱广，使用简便，故常采用。按作用时间长短，可分为短效、中效和长效三种，对革兰氏阳性菌、革兰氏阴性菌和抗酸杆菌均有抗菌作用。⑦抗真菌药：近20多年来，真菌病尤其是深部真菌病的发病，人类日益增多，所以常见的抗真菌药物制霉菌素、克霉唑、益康唑、氟康唑、伊曲康唑等广泛应用于临床由真菌引起的头癣、手足癣、花斑癣及皮肤念珠菌病的治疗。但此类药物有轻微的副作用，常见的有恶心、轻度腹痛、腹胀、腹泻、食欲减退等，对有严重肝、肾功能障碍者禁用，对哺乳期、妊娠期妇女一般不使用。⑧抗病毒药物：抗病毒的药物无环鸟苷、阿糖腺苷等抗病毒药及左旋咪唑、干扰素、转移因子等免疫调节剂广泛应用于病毒感染性皮肤病的治疗。⑨免疫抑制药物：能抑制机体免疫反应，它的品种繁多，常用的有烃化剂、抗代谢类、肾上腺皮质激素、生物碱、抗疟药等适用于自身免疫性疾病如红斑狼疮、天疱疮、过敏性紫癜、硬皮病、皮肌炎等皮肤病的治疗，但此类药物长期使用副作用较多，如致感染、致癌、致畸形、引

起不育症、骨髓抑制、皮疹等，对孕妇、肝肾功能不全者忌用。⑩免疫促进剂能提高机体免疫功能，如转移因子、胸腺肽、植物凝集素、菌苗制品等近年来也广泛适用于原发性免疫缺陷皮肤病、复发性慢性感染性皮肤病和自身免疫皮肤病的治疗。

外用药物在皮肤病的治疗上也起着重要的作用。皮损局部正确用药，不仅可减轻患者的自觉症状，亦可促使皮损迅速好转甚至痊愈。使用外用药物疗法治疗皮肤病应严格掌握药物的剂型、作用、用法、注意事项和治疗原则。皮肤科常用的外用剂型有水溶液、粉剂、水粉剂、酊剂（包括搽剂）、糊剂、软膏、乳剂脂霜、凝膏、油剂、硬膏、涂膜等。常用的有：①清洁剂：如生理盐水、硼酸溶液、利凡诺溶液等主要用来清除皮损上的浆液、脓液、结痂或外用药物留下的粉末或药膏等，并具有消炎杀菌作用。②温和保护剂：如炉甘石、氧化锌、滑石粉、淀粉、石膏等，一般都是中性和无刺激植物性或矿物性药物，具有减少摩擦、保护皮肤的作用。③止痒剂：有樟脑、薄荷、碳酸、达可洛宁、煤焦油溶液等。④抗菌剂：常用的有酚及其衍生物、碘、氧化剂、醇类、醛类、硫磺及鱼石脂等。⑤抗真菌剂：有硫磺、苯甲酸、硫化硒、咪唑类衍生物等主要用于真菌感染性皮肤病。⑥抗病毒剂：常用 5 - 氟尿嘧啶、碘苷、阿糖胞苷、甲醛、冰醋酸等。⑦杀虫剂：常用苯甲苄脂、硫磺、硫代硫酸钠等主要用于动物所致皮肤病。⑧收敛剂：能使蛋白质凝固、沉淀以减少渗出。常用醋酸铝、次碳酸铋、鞣酸、明矾、枯矾等。

使用外用药物时要注意：外用药物浓度应由低到高使用。一般来说，女性、小儿、老年患者选用低浓度药物；药物久用后可能产生耐药性，因此，用药应经常变更；用药过程中如有刺激或过敏反应宜立即停用。

物理疗法包括激光疗法、紫外线疗法、红外线疗法、液氮冷冻疗法、X 线疗法、放射性核素 ^{32} 磷和 ^{90} 锶敷贴疗法、电解疗法、电烙疗法、音频电疗法等。临床上还采用外科疗法治疗头部寻常疣和丝状疣，采用磨石治疗雀斑、色素性损害、疤痕及文身等，继之开展了酒渣鼻切割术，近年来又开展刮削术治疗银屑病、角棘皮瘤等都取得了满意疗效。对多种以往用药物难以治疗的某些皮肤病，采用匙刮术、皮肤磨削术、酒渣鼻和鼻赘切割疗法、腋臭手术疗法、修治疗法、化学剥脱术、脱发术、植毛术等治疗方法都取得了满意疗效。对于皮肤良性肿瘤如脂肪瘤、纤维瘤、皮脂囊肿、多种良性痣等采取切除术，对皮肤恶性肿瘤如原位癌、基底细胞癌、鳞状细胞癌、湿疹样癌等采取手术切除、皮肤移植、皮肤扩张器的应用等方法治疗。

二、中西医结合皮肤病学的内容和范畴

我国医务科研人员在中西医结合的方针指导下，近几年在治疗皮肤病方面做出了卓越的成绩，有170余种疾病得到很好的治疗，取得了可喜的成果。中西医结合在皮肤病方面的优势主要体现在治疗手段的多样化，比如中药方剂、外用的中药散剂等剂型、刺络、火罐、中药汽疗、穴位封闭、中药面膜等等，并且价格低廉。通过组织专家网络、学术会议、对外交流等，有力地促进了我国中西医结合治疗皮肤病的进一步发展，扩大了中西医结合治疗皮肤病的影响力。将中西医结合疗法运用于临床，对中医药进行现代分子生物学等现代科学进行研究，对某些中药及中药单体进行研究均取得了可喜的成绩。

在临床治疗方面，中西医结合疗法在皮肤病的优势首先体现在对银屑病、系统性红斑狼疮、硬皮病、天疱疮等疑难病的治疗上。单纯的西医疗法对这些疾病起效较快，但容易复发。

（1）银屑病：中西医结合治疗银屑病是目前国内热门的研究课题。其发病率高，顽固难治，且易复发。中医辨证将其分为血热、血燥、血瘀、湿热、毒热、冲任不调等型，治疗多用清热凉

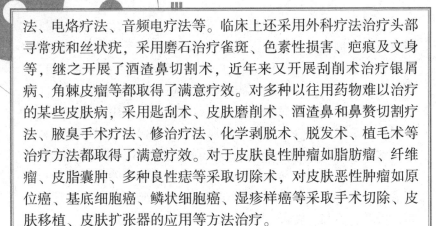

血、养血润燥、活血化瘀、除湿解毒、调和冲任等法则。以往对采用中医药治疗银屑病虽有报道，但一般多属于临床疗效总结。目前对银屑病的治疗一般多主张采用温和的疗法，中医药正好符合这方面的要求，全国不少医院均有根据自己经验总结的配方成药，既方便了给药，也提高了疗效。不少医院及科研机构应用现代医学技术对中药治疗银屑病的效果进行了研究，如黄芩甙可有效治疗银屑病，而银屑病患者多核白细胞（PMN）对低浓度的三烯 B_4（LTB_4）的趋化反应显著增强，它们之间可能存在某种关系。针对中药黄芩甙对银屑病 PMN 与 LTB_4 趋化反应的影响进行了实验研究，结果发现黄芩甙可以减少银屑病患者 PMN 及 LTB_4 的趋化反应，促进了人们对黄芩甙治疗银屑病机理的了解。

近年来，不少研究人员对中医药治疗银屑病的机制进行了探讨，如有学者用电镜观察中药克银方治疗银屑病前后的皮肤变化，用药前显示表皮棘细胞核及核仁增大，出现核仁细丝、染色质小团块，治疗后核及核仁缩小，核仁细丝及染色质团块消失。说明该药可通过抑制细胞的 DNA 合成而起到治疗目的。庄国康等发现克银丸治疗银屑病总有效率可达 90%以上，通过对皮损的超微结构研究，发现治疗后角质细胞表面微绒毛数量减少，微绒毛的分布从密集变为稀少，并且形态发生了显著改变，由原来的蘑菇状变为短小的棒状。林熙然等将中药提取物喜树碱配制成外用酊剂，通过动物模型研究发现喜树碱能抑制表皮细胞分裂，促进颗粒层形成，从而使银屑病表皮的增生过度与角化不全得到不同程度的纠正，起到治疗银屑病的目的。秦万章采用活血化瘀法治疗银屑病，并通过观察微循环、血液流变学等指标与皮疹的关系，发现甲皱皮肤毛细血管变化明显好转或恢复正常，其他指标也有不同程度的变化。通过对超氧化物歧化酶（SOD）的研究，张书元等发现土茯苓汤可通过促进 SOD 形成，起到治疗银屑病的作用。另外，全国不少医院陆续报道了中药对银屑病的治疗，

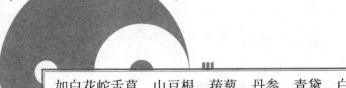

如白花蛇舌草、山豆根、菝葜、丹参、青黛、白芷等，都取得了很好的疗效。

(2) 系统性红斑狼疮：西医采用糖皮质激素治疗该病的疗效是肯定的，但长期应用糖皮质激素的副作用较多，并且减药后发生"反跳"的可能性大。而中医认为系统性红斑狼疮属中医虚证，治疗多采用扶正固本，活血解毒的法则。实践证明急性发作期，采用糖皮质激素可快速控制病情，为防止糖皮质激素减量的"反跳"等副作用，而辅以中药清热养阴、凉血解毒，然后逐渐或停用激素，以健脾益肾、养阴益气、活血通络等中药长期调理，可以明显降低死亡率，延长存活时间，使患者较长期的缓解稳定。

在实验研究方面，用青蒿素治疗盘状红斑狼疮取得满意效果，研究发现治疗后皮损内皮细胞等超微结构均有明显的改善。采用雷公藤、昆明山海棠、复方金荞片等治疗也取得了很好疗效，通过对其主要成分的研究，发现雷公藤总甙具有明显的免疫抑制及抗炎作用。关于中药治疗系统性红斑狼疮的临床实验报道也很多，如采用中西医结合、单纯中药及单纯西药观察治疗系统性红斑狼疮，发现采用中西医结合治疗的疗效明显优于单纯中药及单纯西药治疗的疗效，并且糖皮质激素维持用药的剂量明显低于后两者，这说明中西医结合治疗不仅可提高疗效，而且可减少治疗的副作用。类似的报道还很多。总之，中西医结合治疗红斑狼疮具有广阔前景，对提高疗效，降低死亡率，延长生存时间，改善预后均有重大意义。

(3) 天疱疮：对天疱疮的治疗也存在与系统性红斑狼疮类似的问题。中医治疗多采用健脾除湿解毒、养阴益气等方法。采用中药配合激素治疗可以大大降低激素用量，缩短激素使用时间，而减少由于使用激素而引起的副作用和并发症，并可延缓复发。对中西医结合治疗天疱疮做了类似于中西医结合治疗系统性红斑狼疮的研究，结果发现中西医结合治疗的有效率可达90%，并且糖皮质激素用量明显低于单纯西药治疗。

（4）硬皮病：对硬皮病的治疗，西医多采用低分子右旋醣酐、烟酸、维生素甚至糖皮质激素治疗，其疗效普遍不理想。而在中医药方面多采用益气活血化瘀、温经通络的治疗法则。中西医结合疗法的采用开辟了治疗硬皮病的新途径，实验研究证明中医药治疗可以改善硬皮病的局部微循环和结缔组织代谢，并且对植物神经和内分泌可能具有调节作用。用积雪草（落得打）提取积雪甙治疗系统性硬皮病和局限性硬皮病，有效率达80%左右，经实验证实积雪甙能改善免疫功能，抑制成纤维细胞增殖，对上皮细胞有复活作用。有报道采用益气活血温阳等方法，再配合低分子右旋醣酐、大量维生素、小剂量激素等治疗硬皮病，取得了较单纯中、西药物治疗更好的效果。近年来不少医疗单位对中药丹参、当归、毛冬青、薄盖灵芝治疗硬皮病进行了实验研究，并取得了很大进展。

（5）皮炎湿疹类皮肤病：中西医结合在某些急性皮肤病的治疗方面也取得了可喜的成绩，如皮炎湿疹的治疗等。以往多数学者认为中药治疗疾病疗程较长，起效较慢，其对慢性疾病可能疗效更好。而近年来许多报道及临床实践表明，中医药治疗急性湿疹、皮炎类疾患疗效很好。例如，有实验研究发现苦参总碱、氧化苦参碱均能抑制环核苷酸二酯酶活性，有抗变态反应作用；动物实验发现，采用苦参素治疗的实验动物的红斑发生率明显比对照组低。因而用苦参注射液治疗湿疹皮炎有较好的疗效。大部分医院皮肤病均有自己根据中医理论配制的中药，如中药酸甘止痒合剂在治疗急性过敏性皮肤病方面取得了较好的疗效，实验研究发现该药有明显的抗组胺和降低毛细血管通透性的作用。又如石蓝草煎剂，治疗急性湿疹皮炎类疾患，治愈率高达90.1%，而且实验研究发现该药有显著的抗炎、抗过敏作用，可对抗由组织

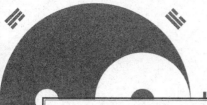

胺、5-羟色胺和前列腺素引起的炎性渗出，可明显降低炎性组织中前列腺素的含量。并证明该药有抑制Ⅰ型和Ⅳ型变态反应、调节免疫功能、改善巨噬细胞吞噬功能及减轻炎性毛细血管通透性增强的作用。中医药对急性皮炎等急性皮肤病的治疗方法还包括针灸、穴位贴敷、穴位注射等。

从一定程度上来说，中医是从宏观角度看问题，而西医则更着重从微观角度看问题，因此，这两者可取长补短，各自发挥自己的特长，互相配合。中西医结合兼顾了中医和西医的优点，因此，中西医结合是我国医学向前发展的必然趋势，或者说是我国医学发展的必由之路。

在临床工作中，我们应努力通过中西医结合的方法来提高临床治疗效果；在基础理论研究方面，则应通过应用现代科学方法，从宏观（中医）和微观（西医）相结合的研究方法阐明生命活动的机理。中西医结合目前仍是一个发展中的学科，中西医结合皮肤病的工作虽然取得了很大的进展和成绩，但和国外先进科学技术比较，在某些方面差距还很大，有待我们进一步发展，为人类医学作更大贡献。当然，中西医结合科研难度大、周期长，在前进中还会遇到许多问题，但是相信在广大医务人员及科研人员的共同努力下，中西医结合事业必将取得更快的发展。

杂 病 论 治

一、麦芽的临床应用

麦芽是临床常用之品，甘，平。归脾、胃经。其功能主治为行气消食，健脾开胃，乳消退胀。在临床治疗中以治疗脾胃方面的疾患为主，用于食积不消，脘腹胀痛，脾虚食少，乳汁郁积，乳房胀痛，妇女断乳，生麦芽健脾和胃通乳。用于脾虚食少，乳汁郁积。炒麦芽行气消食回乳。用于食积不消，妇女断乳。焦麦芽消食化滞。用于食积不消，脘腹胀痛。我们在临床应用方面发现麦芽不但在治疗脾胃方面的疾患有所专长，在治疗其他疾病方面也有非常好的疗效，兹介绍如下。

1.大剂量生麦芽治疗心脏疾病

临床以胸闷、心悸、心慌、气短为主要症状表现，年龄偏大，病程较长者。我们临床应用以生麦芽为主，生麦芽可用到60g以上，再配合其他药物进行治疗。

【案例】 王某某，男，72岁，初诊时间：2002年9月8日。

主诉：胸闷、心悸、气短，反复发作5年，加重3月。

现病史：患者5年以来，常感胸闷、心悸，自己服用丹参滴丸后缓解，3年前在某西医医院心脏彩超检查提示为冠状动脉供血不足，心脏动脉分支堵塞严重。诊断"冠心病"。建议行"心内支架术"，患者因恐惧而拒绝。近3月来，胸闷、心悸症状加重，伴气短，行走后症状加重，双下肢轻度水肿，饮食减少，咳嗽。查：患者口唇发紫，行走气短，心率108次/min，双肺呼吸音清，双下肢轻度水肿，舌质紫暗，脉涩无力。

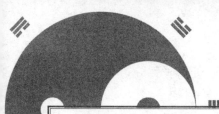

西医诊断：肺心病。

中医诊断：心悸证（心肺气虚，胸阳不振）。

治则：补益心肺之气，温经通脉。

方药：生麦芽60g，桂枝15g，黄芪30g，当归20g，川芎20g，枳壳20g，丹参20g，白术20g，红花10g，白芍10g，炙甘草20g，生地20g。7剂，水煎服。

二诊（2002年9月16日）：服药后，胸闷、心悸、气短症状有所缓解，行走时气短有所减轻，食欲改善，治疗有效，原方继续服用，10剂。

三诊（2002年10月10日）：服药10剂后，以上诸症明显好转，嘱继续服用治疗。半年后复诊，自述又服用原方一月左右，现在正常行走时没有明显心悸、气短症状，病情获得有效控制。

2.治疗小儿顽固性腹泻

【案例】 苏某，男，3岁。初诊时间：2003年4月10日。

主诉：间歇性腹泻半年。

现病史：其母代述，患儿在半年前开始出现腹泻症，每天腹泻4~5次，大便呈稀水样，无腹痛，食少，不欲食。先后在省级各大医院诊断为"消化不良"、"肠炎"，给予西药和中药治疗，无效。期间病情反反复复，短则缓解2d、长则十天半月后又继续出现腹泻症状。查：患儿形体消瘦，面色少华，双目神少，舌质淡，苔少，舌中央无苔，脉浮。风、气、命三关指纹淡紫瘀滞。

西医诊断：消化不良。

中医诊断：泄泻（脾气虚型）。

方药：焦麦芽30g，党参10g，白术15g，山药20g，炮姜6g，陈皮5g，益智仁8g，黄连3g，甘草3g。7剂。

二诊（2003年4月18日）：服后患儿腹泻次数明显减少，

每天排便 1～2 次，大便稍成形，已有食欲。查：精神转好，舌质淡，中央苔已有。原方加大补脾胃之药，白术 30g、山药 30g。7 剂。

三诊（2003 年 4 月 27 日）：上方服用后患儿精神状态明显好转，大便已转正常。

按：《本草经疏》云："麦芽，功用与米芽相同，而此消化之力更紧，其发生之气，又能助胃气上升，行阳道而资健运，故主开胃补脾，消化水谷及一切结积冷气胀满。"《本草述》："谷、麦二芽俱能开发胃气，宣五谷味。第（麦芽）微咸能行上焦滞血，使营和而卫益畅，更能腐化水谷，且脾主湿，血和而湿行，湿行而脾运，尤非谷芽所可几也。"《本草求原》："凡麦、谷、大豆浸之发芽，皆得生升之气，达肝以制化脾土，故能消导。凡怫郁致成膨膈等症，（麦芽）用之甚妙，人知其消谷而不知其疏肝也。"

从麦芽的功用来讲，主要是用于食积不消，脘腹胀痛，脾虚食少，乳汁郁积，乳房胀痛，妇女断乳。其中：生麦芽健脾和胃，疏肝行气。用于脾虚食少，乳汁郁积。炒麦芽：行气消食回乳。用于食积不消，妇女断乳，消食回乳。焦麦芽：消食化滞。用于食积不消，脘腹胀痛。生麦芽能入脾胃，具有建立脾胃之气的作用，脾胃气血健旺，则心之气也充溢。

我们用大剂量生麦芽治疗心脏疾病，是因为心气虚是发生心脏疾病的主要原因。小儿腹泻主要原因也是脾胃之气虚弱，而焦麦芽能行气消食，健脾开胃，帮助脾胃运化功能，因此在治疗小儿腹泻病方面也是有作用的。

二、咳嗽治验

我们在收集唐士诚老师治疗咳嗽病案中，挑选了一些临床比较典型的病例，分析讨论唐士诚老师治疗咳嗽治疗咳嗽的经验与

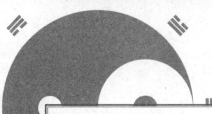

方法，供大家参考。

【案例1】　王某某，男，19岁，初诊时间：2003年3月2日。

主诉：恶寒发热3d。

现病史：自述于3d前外出受凉后出现恶寒，昨日起开始发热，伴恶寒、咳嗽、胸闷、气喘，咯痰稀白，无汗。查：体温38.8℃，心肺正常，肌肤扪之发热，苔薄白，脉浮紧。

中医诊断：伤寒（风寒束表）。

治则：疏风散寒，宣肺止咳。

方药：麻黄汤加杏苏散。麻黄10g，杏仁10g，桂枝10g，紫苏叶10g，枳壳10g，生姜3片，陈皮10g，甘草5g，生石膏30g，黄芩10g。4剂，水煎服。

二诊（2003年3月7日）：服用疏风散寒之药后，恶寒发热症状缓解，测体温36.4℃，咳嗽、胸闷、气喘症减轻，仍有咯痰，用药对症，原方麻黄减5g，去桂枝，加半夏10g以燥湿化痰，再服4剂。

三诊（2003年3月12日）：服上方后，病情好转，诸症消失。

【案例2】　李某，男，30岁，初诊时间：2002年5月7日。

主诉：发热，咳嗽2d。伴微恶风寒，咳嗽不爽，气喘，痰黄，口渴，咽痛喉痒，查：体温37.6℃，舌尖红，苔薄黄，脉浮。

中医诊断：咳嗽（风热袭肺）。

治则：疏风散热，宣肺化痰。

方药：桑菊饮加减。桑叶5g，菊花10g，杏仁10g，连翘10g，黄芩10g，薄荷5g，前胡10g，射干10g，山豆根10g，甘草5g。4剂，水煎服。

二诊（2002年5月12日）：服上方后咳嗽症状减轻，发热、咽痛喉痒症状消失，仍有咳嗽、气喘、口渴症。外感风热稍减，有风热伤肺阴之证，于原方加紫苑 10g、麦冬 10g 滋阴润肺止咳，服 4 剂。

三诊（2002 年 5 月 17 日）：咳嗽、气喘、口渴诸症平复。

【案例3】 李某，女，30 岁，初诊时间：2005 年 3 月 17 日。

主诉：咳嗽半月。伴咯痰不爽，微恶风寒，头痛，胸闷，查：一般情况可以，舌淡红，苔白腻，脉滑数。

中医诊断：咳嗽（风痰恋肺证）。

治则：疏风化痰、宣肺止咳。

方药：止嗽散加减。桔梗 10g，荆芥 10g，紫苑 10g，百部 10g，白前 10g，陈皮 10g，枳壳 10g，制半夏 10g，杏仁 10g，黄芩 10g，甘草 5g。5 剂。

二诊（2005 年 3 月 22 日）：服药后，表邪以解，咳嗽症状仍在，原方去荆芥，加茯苓 10g，5 剂。

三诊（2005 年 3 月 28 日）：咳嗽、咯痰、胸闷症状缓解。于原方继续服用 5 剂。

四诊（2005 年 46 日）：咳嗽基本恢复。

【案例4】 李某，女，38 岁，初诊时间：2002 年 5 月 24 日。

主诉：干咳一月。伴喉痒，咽喉干痛，唇鼻干燥，无痰，不易咯出，痰中带血，口干。查：舌尖红，苔薄黄干而少津，脉浮涩。

中医诊断：咳嗽（燥邪犯肺）。

治则：润燥止咳。

主方：桑杏汤加减。桑叶 5g，杏仁 10g，沙参 10g，浙贝母 10g，梨皮 10g，香豉 10g，麦冬 10g，玉竹 10g，生地 10g，白茅根 10g，甘草 3g。6 剂。

二诊（2002 年 6 月 2 日）：服药后，痰中以不带血，干咳，

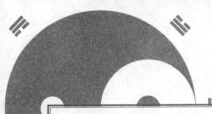

咽喉干痛，唇鼻干燥症状稍缓解，又感风寒，故停上方，以杏苏散加减治疗。

三诊（2002年6月6日）：风寒症状消退，原症状依旧，于第一方加大滋阴之力。加麦冬20g、生地20g、沙参10g，5剂。

四诊（2002年6月13日）：服药后，以上诸症明显缓解，原方继续服用。

【案例5】 张某，男，64岁，初诊时间：2002年7月4日。

主诉：咳嗽、气喘7d。

现病史：自述有咳嗽病史12年，平素喜食油腻食品，又喜饮酒，近7d来，出现咳嗽症状且伴气息粗促，痰多而黄稠，咯吐不爽，痰气腥臭，吐脓血痰，胸闷胸胀，口干欲饮，大便干。查：面赤，发热，体温37.8℃，舌质红，苔黄腻，脉滑数。

中医诊断：咳喘（痰热壅肺）。

治则：清热化痰、宣肺止咳。

方药：清气化痰丸加减。瓜蒌20g，陈皮10g，黄芩10g，枳实10g，杏仁10g，胆南星10g，半夏10g，鱼腥草20g，蒲公英20g，大黄10g，甘草3g。5剂。

二诊（2002年7月9日）：服药3剂后，大便已通畅；5剂后，咳嗽，气喘症状缓解，咳痰减少，已不发热，体温正常。去大黄，继续服用5剂。

三诊（2002年7月16日）：咳嗽、气喘、胸闷胸胀症状明显缓解，已无脓血痰，近日有轻微口渴症状出现，原方加麦冬10g，服7剂。

四诊（2002年7月24日）：以上诸症明显好转，气已不喘，偶有咳嗽，舌质红，苔黄稍腻，脉数。于原方去鱼腥草、枳实，加党参10g、白术20g以健脾益气。

【案例6】 苏某，男，44岁，初诊时间：2002年6月7日。

主诉：咳嗽、多痰多半月。

现病史：半月以来，咳嗽反复发作，痰多难咯、质黏稠、色白或灰，晨起或食后咳甚痰多，伴胸闷脘痞，呕恶食少，体倦嗜卧，大便溏。查：形体肥胖，舌苔白腻，脉滑。

中医诊断：咳喘（痰湿蕴肺）。

治则：燥湿化痰、宣肺止咳。

方药：二陈汤合三子养亲汤。陈皮10g，茯苓10g，半夏10g，苏子10g，莱菔子10g，白芥子10g，党参10g，砂仁10g，藿香10g，佩兰10g，生姜3片，甘草5g。7剂。

二诊（2002年6月16日）：胸闷脘痞症状好转，呕恶消。食少，咳嗽，痰多，体倦嗜卧，大便溏症同前。原方党参加至30g，加白豆蔻10g、草果10g，7剂。

三诊（2002年6月24日）：以上诸症明显好转，咯痰减少，食纳有味，原方继续服用，10剂。

四诊（2002年7月5日）：咳嗽、多痰症状完全消失，以四君子汤加减治疗。

【案例7】 朱某，男，74岁，初诊时间：2002年12月23日。

主诉：咳嗽5d。

现病史：自述5d前因受凉致咳嗽，夜间加重，咳痰，痰稀白，伴恶寒，头身痛。查：舌淡，苔白，脉滑。

中医诊断：咳喘（寒饮停肺）。

治则：温肺散寒、化饮止咳。

方药：小青龙汤加减。麻黄10g，桂枝10g，白芍10g，细辛5g，五味子5g，半夏10g，枳壳10g，陈皮10g；苏叶10g，防风10g。5剂。

二诊（2002年12月30日）：服方5剂后，恶寒、头身痛症状消退，仍有微咳，继续服用原方5剂。

三诊（2003年1月6日）：咳嗽症状消失。

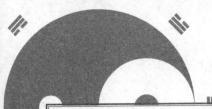

【案例8】 谢某某，男，54岁，初诊时间：2002年11月9日。

主诉：咳嗽、气急2d。

现病史：自述2d发生咳嗽、气急，咳时面赤，咯痰难出、量少色黄质黏，胸胁胀痛，咳时掣痛，口干苦，急躁易怒，舌边红，苔薄黄，脉弦滑。

中医诊断：咳喘（肝火犯肺）。

治则：清肝泻肺。

主方：黛蛤散合泻白散。桑白皮20g，地骨皮20g，青黛10g，黄芩20g，丹皮20g，栀子10g，郁金10g，浙贝母10g，杏仁10g，白芍10g，前胡10g，桔便10g，甘草5g。5剂。

二诊（2002年11月14日）：服药5剂，诸症缓解，效如浮鼓。唯有口干苦症状在，于原方加麦冬10g、天冬10g，5剂。

三诊（2002年11月19日）：口干苦消失。临床治愈。

【案例9】 孙某某，男，64岁。初诊时间：2002年10月24日。

主诉：咳嗽8年。

现病史：自述8年以来，长期间歇性咳嗽，伴少气喘息，痰多稀薄，神疲乏力，食纳欠佳。查：面色无华，语音低微，恶风自汗，舌淡，脉弱。

治则：补气益肺止咳。

方药：补肺汤加减。黄芪30g，白术30g，党参10g，防风10g，附子10g（开水先煎），陈皮10g，山药10g，茯苓10g，前胡10g，杏仁10g，细辛5g，甘草5g。10剂。

二诊（2002年11月6日）：服药后，精神好转，食纳有味，咳嗽、喘息症状缓解，原方有效，继续服用15剂。

三诊（2002年11月26日）：经过半月多的治疗，患者已不咳嗽，但偶有疲倦感，故以四君子汤加减调理。随访半年没有复发。

【案例10】 汪某某，男，24岁。初诊时间：2003年9月4日。

主诉：干咳2月。

现病史：自述2月以来，出现干咳症状，咳声短促，痰少而黏难咯，痰中夹血丝，声音嘶哑，口干咽燥，午后潮热，手足心热，盗汗。查：形体消瘦，颧红，舌红，少苔，脉细数。

治则：养阴润肺止咳。

方药：沙参麦冬汤加减。沙参20g，麦冬20g，元参10g，五味子10g，银柴胡10g，地骨皮20g，桑叶10g，丹皮10g，山药20g，芦根10g，白术20g，知母10g，旱莲草20g，黄芩炭10g，藕节10g，甘草5g。7剂。

二诊（2003年9月11日）：午后潮热，手足心热及盗汗症状明显好转；但干咳，痰中挟血丝，声音嘶哑，口干咽燥症状没有明显缓解。原方加仙鹤草30g，10剂。

三诊（2003年9月11日）：干咳症状明显缓解，仅在夜间偶尔出现，痰中血丝，声音嘶哑，口干咽燥症状明显改善，治疗有效，继续服用。15剂。

四诊（2003年12月22日）：患者服用连续中药2月，以上诸症全部消失。

按：咳嗽与外邪袭肺及脏腑功能失调有关，一般有外感与内伤之分，病机均为肺失宣肃，肺气上逆。外感咳嗽病位多在肺，多属邪实；内伤咳嗽则不仅因于肺，且与肝、脾、肾有关，多为虚实夹杂。六淫外邪从口鼻或皮毛而入，或有害气体吸入肺内，使肺失肃降，肺气壅遏，气道不畅而为咳嗽。情志刺激，肝失条达，气郁化火，上逆犯肺；饮食不节，嗜食烟酒、辛辣助火之品，熏灼肺胃；脾失健运，痰湿内生，停聚于肺，皆可导致咳嗽。咳嗽日久，必然耗伤气阴，病延及肾，肾失摄纳之权，则成

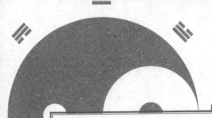

肺肾气虚之证；咳久咯痰，或气不化津，阴液亏损，虚火偏旺，则为肺肾阴虚之证。

　　咳嗽一症，需分新久，新病咳嗽多指在 8 周以内的咳嗽；久病咳嗽多指在 8 周以上的咳嗽，也称慢性咳嗽，属中医学"久咳"、"久嗽"、"顽固性咳嗽"范畴，因病程较长，病机复杂而容易被误诊、误治。新病咳嗽多属外感风热、风寒、风湿所致，多伤在肺；久病咳嗽，多为虚实夹杂，多脏腑功能失调所致，咳嗽日久，伤气伤阴，故在治疗方面应该根据临床辨证进行治疗，同时兼顾脾胃的功能。

唐士诚学术及临床经验集

五苓散加味治疗
输尿管结石1例报告

1.病历摘要

彭某某，男，24岁，汉族，干部，于1996年7月8日就诊。

主诉：右下腹部发作性疼痛一周，伴有尿痛。

病史：1996年7月2日凌晨，应右下腹部疼痛而醒，局部胀痛，须臾痛向右侧腰背部放射，尿后尿道疼痛，未见尿血，曾恶心呕吐一次，未进不洁食物，亦无饮食不洁史，全身无明显其他不适。即在某院就诊，检查肾图发现异常，7月5日做静脉肾盂造影，报告诊断为：右侧输尿管下端结石伴输尿管部分梗阻及右肾积水。医生嘱做手术取石，但因患者对手术十分恐惧，前来就诊，要求服中药治疗。

检查：心、肺正常，腹软，肝脾未触及，右下腹部有轻度压痛，但麦氏点反跳痛阴性，脉弦细，苔白舌尖红。

治疗：综上所述，患者一周来曾有右下腹部发作性疼痛，时轻时重，向右侧腰部放射，伴有尿后尿道疼痛，脉弦细，苔白舌尖红。造影明确诊断为：右侧输尿管下端结石伴输尿管部分梗阻及右肾积水。辨证认为：此属五淋之砂淋，治宜清热利尿，排石止痛。拟用《太平惠民合剂局方·五淋散》加味治之。

当归15g，赤芍10g，茯苓15g，海金沙15g，滑石12g，元胡10g，牡蛎15g，金钱草15g，栀子6g，灯芯3g，竹叶6g，琥珀（冲）3g。

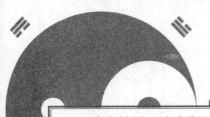

治疗结果：患者服要 6 剂后，小便时觉茎中不舒，解完小便后尿道疼痛，继续服药，服至第 10 剂后小便时，便器中发出响声，仔细观看是一枚棱形 0.2cm×0.15cm 结石，此后诸症若失，再无痛苦。

2.讨论

（1）关于输尿管结石

输尿管结石是泌尿系结石的一种，后者是指在泌尿系统（包括肾、输尿管、膀胱、尿道）中产生由晶体成分和有机质组成的石状物。石在输尿管者名叫输尿管结石，青年中多发，男多于女，是常见病、多发病。诊断常依典型的输尿管绞痛，伴有尿痛或见尿血，X 线检查（平片及造影）或 B 超检查，诊断并不困难。但症状不典型者需与急性阑尾炎、胆囊炎、胆石症、梗阻、肾结石、肾肿瘤等疾病相鉴别。从临床表现看，与中医之五淋中的石淋、血淋相似，历代医家，多有详尽论述。

（1）关于五淋

泌尿系统结石与中医讲的石淋、血淋等相似属五淋范畴，但五淋是指哪五淋，众说不一。《外台秘要》引"集验"说：石淋、气淋、膏淋、劳淋、热淋。《三因极——病症方论》说：冷淋、热淋、膏淋、血淋、石淋。《证治要诀·大小腑门》说：血淋、石淋、气淋、膏淋、劳淋。综观以上各家之说，大同小异，对五淋的认识不尽一致，皆因当时出现的症状而异，或是病情发展的不同阶段出现的变症，因此无法评价或断定哪家所说的五淋正确。

（3）关于五淋散

五淋散是《太平惠民合剂局方》之方，但笔者在不同的书中看到，其组成分量不尽相同。《简明中医辞典》引其二方，治疗肾气不足，膀胱有热，小便淋沥不通。

一方是：赤茯苓六两、当归五两、甘草五两、赤芍药二两、栀子二两，为粗末，每服二钱。

二方是：木通六两、滑石六两、炙甘草六两，栀子十四两、赤苓八两、赤芍药八两、竹叶四两、茵陈三两为粗末，每服二钱。

此方与一方比较，少了一味当归，但多了木通、茵陈、滑石、竹叶四味，且分量比例悬殊。

方剂学（1983年版）载：赤茯苓六两（18g）、当归五两（15g）、生甘草五两（15g）、赤芍药24两（60g）、山栀（60g）为细末，每服两钱（6g），清热凉血，利水通淋。

此方药组成与一方相同，但赤芍、山栀用量比其大12倍，不知何故。这样就出现一个问题，各种药的配伍比例发生变化，同样是服两钱，但两钱中，各种药的含量就出现差异。鉴于以上三方在组成、用药量上存在显著差异，对五淋散应进一步考证。

（4）关于加味五苓散方

加味五苓散是笔者自拟的常用方，笔者对本例患者的处方就是加味五淋散，是在五淋散（归、芍、苓、栀、草）的基础上加入金钱草、海金砂、琥珀、滑石、竹叶、灯芯6味药而组成。其中金钱草、海金砂能清利湿热，通淋排石，广泛用于各部位的结石治疗，特别用于肝胆及泌尿系统结石的有较好的临床疗效，元胡理气止痛，琥珀、滑石、竹叶、灯芯清热利尿助五淋散之力，全方配伍得当，分量适中，故取效甚捷，服10副即排除结石。

3.小结

本例为24岁男性患者，自出现右下腹部发作疼痛伴有尿后疼痛已一周，诊断为右侧输尿管结石，因惧怕手术，要求中药治疗，笔者根据诊断，自拟加味五淋散嘱服10剂，服至10剂时即排除结石。讨论中对"五淋"的含义、"五淋散"的组成、笔者自拟的加味五淋散的组成及方义进行了讨论。

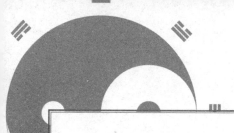

眼科疑难病个案报道

——复发性球后视神经炎、不除外多发性硬化症 1 例

笔者在临床接诊一名 15 岁男孩，以突然视物不清、视力下降直至失明、且反复发作为主症的眼科疑难病，由于病情经过复杂、来势凶猛、病情重笃，6 个月内发作 3 次，给患儿及家长带来极大地痛苦，曾先后在兰州的几家大医院及北京的同仁医院、协和医院就诊，进行了较为全面的检查，多数医院均提出复发性球后视神经炎的诊断，同时不排除多发性硬化症的考虑诊断。经治疗最后一次发作后已有 3 个多月再未复发。现将病历摘要如下，请专家们予以指导，错误之处，敬请斧正。

1.简要病史

患者任××，男，15 岁，××中学初中学生。

第一次发病：1993 年 9 月 13 日在考试过程中突然视物不清，模糊，两三分钟后出现黑蒙失明，什么都看不清楚。经治疗 3d 势力开始恢复，双侧视力 0.1，8d 后视力基本恢复到正常，双侧视力 1.5。

第二次发病：1993 年 10 月 28 日，当时有点感冒，患儿带病参加期中考试，在答卷过程中复有出现视物不清，自觉双侧眼球疼痛。经治疗视力开始恢复正常。右眼比左眼恢复快，半月后视力恢复正常。

第三次发病：1994 年 3 月 8 日，起初亦有感冒症状，继则出现前两次发作的症状，经治疗，逐渐恢复正常。愈后至今已有

3个月，再未复发，但为了防止复发，现仍在治疗之中。

2.名医院病历摘要

（1）中国人民解放军总院

1994年3月14日，双眼视野明显缩小。右 V·d=3.9，左 V·s=3.6。

1993年3月16日CT报告：眶部CT扫描未见明显异常；右侧上颌窦炎。

1993年3月28日：角膜正常，前房较深，晶体（−）、玻璃体（−）、双眼视乳头色红，边界清，A/V=2∶1，右眼黄斑中心凹反光弥散，有陈旧渗出，左眼黄斑中心凹反光正常。

1994年3月29日：MRI报告：双侧眼眶眼球、视神经、垂体结构均无明显异常。眼科电生理检查报告：右眼FVEP继发期峰值时后延；左眼初发期峰值时后延，双眼ERG各值正常范围，ERG-OPS右眼振幅降低左眼正常范围。

1994年3月31日：CT示右侧上颌窦炎，建议治疗，去除感染灶。

1994年4月5日：视力右：1.5；左1.5。

（2）北京同仁医院

1994年4月1日：双角膜清，双晶体清，双眼底视盘边界可、血管走行正常，黄斑光反射正常。

曾行CT、核磁检查排除占位性病变。

诊断：双眼球后视神经炎，不排除多发性硬化症。

1994年4月8日：双眼无充血，角膜请，瞳孔3mm×2mm，直间接反应灵敏，双乳头正常，黄斑中心光反射好。

诊断：双眼球后视神经炎。

（3）北京协和医院

1994年4月8日：双眼视力1.5，其他颅神经（−），双侧眼底视乳头中央有浅黄色盘，右侧较白。肌电图诱发电位报告：双

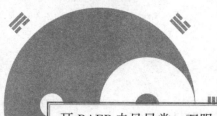

耳 BAEP 未见异常，双眼 VEP 未见异常，左上肢正中 NSOP 未见异常。

诊断：复发性球后视神经炎。

3.讨论

本例患者男性，15 岁，半年内突然视物不清、视力下降、直至失明为主症的三次发作就诊，先后经省内外几家大医院诊治，进行了较为全面的系统检查，诊断为：复发性球后视神经炎，不排除多发性硬化症。

（1）关于视神经炎：视神经炎在临床上通常分为视神经炎（及球内段视神经炎）、球后视神经炎及交叉视神经炎等几种类型。球后视神经炎是视神经炎最常见的一种类型，其损害以乳头黄斑束为主，在眼底上一般没有表现，主要诊断是依据病史及视野视力的检查。

①视力减退是视神经炎最主要的症状。一般视力减退的速度都比较快。减退较甚者几天内仅剩光感，或连光感都消失，有少数患者诉右眼球运动时疼痛。本例视力的改变及眼球疼痛均符合此种情况。

②视野改变：依据发病部位分为轴性、周围性和横断性。周围性和横断性较为少见，轴性后视神经炎病变主要在视神经乳头黄斑束纤维，以呈现中心暗点或旁中心暗点为特征，常系双侧性，病人主诉：眼或两眼视力迅速减退，可能完全失明，病野检查发现一个巨大的中心暗点。本例视野变化符合轴性球后视神经炎的变化。

（2）关于多发性硬化症：这种疾病引起的球后视神经炎在国外是最多见的原因，在我国则是一种少见的疾病，视神经炎常是多发性硬化症首先表现的症状，以后方出现其他中枢神经系统症状，有的在 6～7 年后开始出现。本病引起的典型球后视神经炎为周性球后视神经炎，有一致密的中心暗点出现，发作后恢复，但可以反复发作而留下严重的视力障碍。

多发性硬化症有播散性硬化、弥散性硬化之分。播散性硬化发病多急促，可于数小时或 1 ~ 2d 内出现局限性病变症状，多数病例早期出现运动乏力，开始常为下肢易疲劳或沉重感，以后发展为痉挛性截瘫；弥散性硬化又称斯路德氏病，系一组进行性疾病，发病或急或慢，病程长短不异，短者可以数月至数年，长者偶至十数年，早期视力障碍、视野缺损者居多，精神颓废、耳聋、失语、癫痫样发作、四肢力弱及共济失调等也先后出现。

4.结论

本例患者的突出症状是迅速出现的视力障碍，检查所见主要是呈现中心暗点，眼野缩小，右眼黄斑中心凹反光弥散，有陈旧渗出，双侧眼底视乳头中央有浅黄色盘，右侧较白，此种特征完全符合双眼球后视神经炎（复发性）的诊断，但多发性硬化症早期亦有这些损害，多发性硬化症早期亦有这些损害，多发性硬化症的中枢神经症状，有的数年或在 6 ~ 7 年后才出现，甚至更长的时间，本例患者目前尚未见到多发性硬化症的其他有关症状，但也无法完全排除多发性硬化症存在的可能性，故笔者的意见是：本例最后诊断同意前述几家医院的诊断，即复发性双眼球后是神经炎、不除外多发性硬化症，或多发性硬化症待排除（需相当长的时间观察排除）。

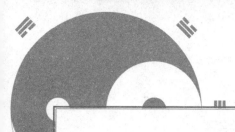

中药治疗原因不明
周期性发热1例

1.病例报告

患者肖某，男性，40岁，干部，汉族。患者自1995年以来，每隔一段时间即出现突然发热，且发热间隔时间逐渐缩短。1999年5月12日中午，患者因劳累后，突然发冷发热，全身不适，四肢关节及腰部酸困疼痛，无咽痛咳嗽症状。当时在某医院检查：T38.3℃，WBC11.7×10⁹/L，尿RTGLU（+++）NTT9（+）；查血RT、肝、肾功均正常。经给予"克感敏"2片，每日3次口服，5%葡萄糖溶液500ml加青霉素800万单位静滴，加入地塞米松5mg。T38.5℃以上时给予物理降温。次日体温渐恢复正常，热退后身体无任何不适，T37℃。继续以上方法治疗5d后，未见任何异常。

此后患者于同年5月23日、6月4日、6月17日、7月1日、7月21日，又相继5次出现突然发热而住院治疗，以午后发热为多、体温最高达到39.5℃，其症状与5月12日发病时基本相同。每次发病，经周抗生素、物理降温及激素等法治疗后，次日体温恢复正常。曾做多项检查，白细胞多次升高，一般在（9～16）×10⁹/L，N0.85～0.95，尿TR多次异常，查TR正常，X线检查，肺纹理略增重，骶椎裂，心电图及肾功正常，肝功检查：转氨酶升高，乙肝三系统正常，甲肝抗体（–），咽拭子培养为正常菌群，血培养无细菌生长，血中未查到疟原虫，脑血流图正常。B超报告：肝右叶增大、脾大，胆囊炎，胰肾未见异常。

胸部 CT 平扫：肺纹理增重，无实质病变；腹部 CT 平扫：脾脏大；头颅 CT 正常。上消化道钡透正常，ASO、RF、ESR 均正常，前列腺液 RT 正常，尿道分泌物培养未见病原性细菌，结核抗体（+），癌胚抗原（−），甲胎蛋白（−），骨髓穿刺示：中晚幼红细胞略增高。追问病史，患者有长期过量饮酒史，既往有口腔溃疡史，其父有"肺结核"病史。

患者于 1999 年 7 月 21 日，又突然出现发热症状，其情况与前几次基本类同，虽经多次检查，原因不明，诊断为原因不明周期性发热。遂来我院要求中医治疗。经详细询问病史，其发热以午后为多，手足心热、盗汗、舌质暗、尖红、苔少、脉弦细。中医辨证为内伤发热，证属阴虚发热兼挟营分有邪。治宜清营凉血，滋阴清热。方用犀角地黄汤合沙参麦冬饮加减。

水牛角（先煎）15g，生地 15g，白芍 10g，丹皮 10g，北沙参 15g，麦冬 15g，桑叶 6g，玉竹 10g，甘草 6g，连翘 12g，银花 12g，石斛 15g。取 3 剂，一日 1 剂，水煎两次兑匀，分两次服。服药 1 剂热退，诸症悉减，服完 3 剂后，无盗汗。上方继服 6 剂，自觉全身舒畅，诸症若失而痊愈，追踪观察 1 年，未再复发。

2.讨论

本例从中医理论分析，当属内伤发热之阴虚发热范畴，然患者长期过量饮酒，饮食起居不节，以致劳倦内伤，外邪乘虚而入，深入营分，内外相搏，阴虚而又兼外邪则时常发热。《内经》云："阴虚生内热"，其治疗当"壮水之主，以制阳光"，又因营分邪热未清，故服犀角地黄汤合沙参冬饮加减，方中水牛角代犀角，清营凉血，白芍、生地养阴清热，丹皮泻血中伏热，沙参、麦冬、玉竹、石斛生津滋阴，银花、连翘、桑叶辛凉解表，清热解毒，甘草和中，调和诸药。

综上所述，本例西医诊断不十分明确，诊断为原因不明的周

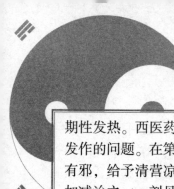

期性发热。西医药治疗每次都能取得良好效果，但未能解决反复发作的问题。在第六次发作时，中医辨证为阴虚发热，兼挟营分有邪，给予清营凉血，滋阴清热之剂，犀牛（水牛角代）地黄汤加减治之，一剂见效，十剂痊愈，追访一年再未复发。在暂时没有良好对策时，体现了中医在治疗某些疾病方面的特长。

儿童间接感染尿道口尖锐湿疣1例报告

笔者在临床遇到1例5岁儿童，在随其母旅游过程中间感染尿道口尖锐湿疣患者，经严格推算判断其潜伏期只有5d，原位反复发作，现予以报告。

1.简要病历

男童，5岁，1998年8月6日，由其母陪诊并代诉病史。1998年7月11日旅游途中，夜宿普通小旅馆，孩子自行在坐式便池上大便，晚上未穿短裤睡觉。7月15日自觉尿道口刺痒不适，尿道口内约0.5cm处有一针尖大小的红点。数日后长至粗似大头针，长约0.5cm的红色针状赘生物。经PCR检查，诊断为：人乳头瘤病毒阳性。其父母检查人乳头瘤病毒均阴性。

在外院治疗经过：①7月25日~8月16日，原发疣冷冻，但在2~3d内又在原位复发，冷冻共3次。②注射干扰素24针。③输阿昔洛韦2d。④口服病毒唑及螺旋霉素5d。

在我院治疗经过：给予消炎解毒之中药外洗，处方：苦参30g，地肤子10g，土茯苓10g，川椒10g，蛇床子10g，生百部15g，蜂房15g。煎水澄清后外洗，一日1次。经中药泡洗治疗后复发时间延长至17~30d不等。自8月6日~11月6日90d内复发冷冻4次。目前仍在治疗之中。

2.文献复习与讨论

尖锐湿疣是一种病毒性性传播疾病，是病毒感染所致的一种生殖器肛门部位的疣。主要由性接触传染，少数可通过污染衣

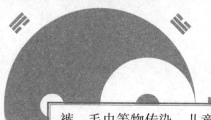

裤、毛巾等物传染。儿童泌尿生殖、肛门疣近年也有增多。任何年龄均可发生，女孩2倍于男孩，主要发生于女阴、肛周和尿道口。其病原体是人类乳头瘤病毒中的6、11、18型，属于脱氧核糖核酸病毒。其潜伏期为1~8个月，平均3个月；廖元兴氏报告，潜伏期一般2周到8个月，平均3个月。其院潜伏期7~240d，平均39.4d，性接触传染率90.11%。

皮疹特征：初发为少数微小淡红色丘疹，渐渐增大及增多。皮疹倾向融合，互相重叠，表面凹凸不平，形成针刺状、乳头状、菜花状、蕈状、条索状或鸡冠状等不同外观的疣状赘生物，大小不等，小者如针头，大者可覆盖整个外阴部皮肤。

据全国城市性病监测点1998年统计，本性病占总数的19.87%，虽然上升幅度次于其他性病，但比1989年还是增加了185.67%。由此可见，本病已成为我国主要性病之一，充分说明此病的危害性，应引起重视，积极防治。

3.小结

根据文献复习，结合本例患者进行讨论，有如下特点。

（1）传染来自不卫生的公共卫生洁具及被褥，而不是与父母接触传染，故传染是间接的。

（2）感染时间上排除了在1998年7月11日以前受传染的可能性，7月11日住旅馆后在坐式便池上大便，当晚未穿短裤，使用公共卧具睡觉，是感染的最主要途径。

（3）本例自1998年7月11日住旅馆至7月15日发病，潜伏期只有5d，比廖元兴氏报告的最短7d还少2d，可能是潜伏期最短的1例。

（4）本例在形态分型上是属针刺形，多次复发皆在尿道口原位7~8点处。

（5）本例自1998年7月25日~11月6日100d内复发冷冻7次，在未用中药泡洗前的10d复发冷冻3次，在用中药泡洗后的90d中复发时间延长至17~30d，复发冷冻4次，说明中药外洗确有一定的疗效，值得进一步深入研究。

（6）本例患者尚未根治，目前仍在继续治疗之中，需长期追踪观察其治疗结果。

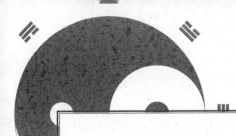

良性发作性位置性眩晕合并冠心病、胆囊炎等1例报告

眩晕是对位向（空间定位感觉）的一种运动错觉，患者睁眼时有周围景物旋转，上下晃动或左右移动的错觉，而闭眼时则有自身旋转或晃动的错觉。此外，眩晕还伴有眼球震颤、平衡失调以及恶心、呕吐、出汗、心动过缓、血压下降等植物神经功能紊乱症状。眩晕与许多疾病有关，一般诊断并不困难，但有时在其他疾病症状的掩盖下，不能明确提出眩晕的诊断，给治疗带来困难。

笔者在门诊接诊一位女性眩晕患者，病情十分复杂。患者曾在3月前发作性眩晕4次，继而在某医院住院治疗1月中，眩晕又反复发作4次，病情不断加重，苦不胜苦，故复印了全部病历，来院就诊。笔者细读病历，询问病史，经过检查，认为其眩晕主要是良性发作性、位置性眩晕。是一例疑难病症。现简要报告于下。

一、病历摘要

夏××，女，56岁，某厂退休工人。某院住院号：103345。

主诉：间歇性头晕、胸闷3年，严重眩晕2月。

现病史：3年前出现间歇性头晕、胸闷、气短，尤其在劳累、感冒、情绪激动后为著，休息后可渐缓解。2月前夜间起床时发生眩晕，初发时眩晕较轻，再发时症状严重视物旋转，不敢睁眼，闭眼则感周围物体旋转，身体晃动，恶心、汗出、肢体发凉、口干欲饮热水，持续 1h 左右则渐渐恢复，曾先后发作 4 次，症状类同。

病程中无头痛、耳鸣、眼花、一过性黑蒙、抽搐，无意识不清及二便失禁。

体格检查：T：36.6℃，P：80 次/min，R：18 次/min，BP：16/7.8kPa。发育正常、神情、自动体位、回答切题，全身皮肤黏膜无黄染及皮疹，浅表淋巴结不大，头颅五官端正，眼睑无浮肿，结膜无充血，巩膜无黄染，双侧瞳孔等大等圆，对光反射存在，外耳道无异常分泌物，乳突无压痛；鼻腔通畅，各副鼻窦无压痛，口唇稍发绀，咽充血，扁桃体不大，颈软，颈静脉无充盈，气管居中，甲状腺不大，胸廓对称无畸形，双侧呼吸运动度一致，语颤无增减，双肺叩诊呈清音，肝相对浊音界位于右锁骨中线旁五肋间，听诊双肺呼吸音清，未闻及干湿性啰音；心前区无隆起，心尖搏动不明显，未触及震颤，心界稍向左扩大，心率 80 次/min，律齐，心音有力，$S_1 > S_2$，质柔和，$A = P_2$，周围血管征阴性。腹平坦，未见肠型及蠕动波，全腹无压痛，未触及包块，肝脾肋下未触及，莫非氏征阴性，无移动性浊音，肠鸣音如常；双肾区无叩击痛；脊柱四肢无畸形，关节无红肿，双下肢无红肿，生理反射存在，病理反射未引出。

二、主要检查结果

(1) ECG：下壁及前壁 ST-T 改变（3 次报告）、偶发室早搏。

(2) 颈椎正侧位 X 光片：颈椎 3～7 椎体轻度骨质增生，颈 4～5 前突过度，致生理曲线不自然。

(3) B 超：慢性胆囊炎。肝、脾、胰、肾未见异常。

(4) 颅脑 CT 扫描报告正常。

(5) 三系统及肝功正常。

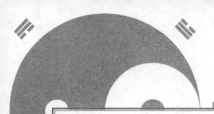

（6）血沉：21mm/h，复查时 18mm/h。

（7）血尿酸：438μmol/L。

（8）高密度脂蛋白：0.86mmol/L。

（9）总胆固醇：7.05mmol/L。

三、某医院诊断

（1）冠状动脉硬化性心脏病；稳定型劳力性心绞痛；心功能Ⅱ级。

（2）颈椎病。

（3）慢性胆囊炎。

（4）高血脂症。

四、曾经治疗使用过的药物

（1）5%GS 200ml；葛根素 300mg，静滴，一日 1 次，共 10次。

（2）5%GS 200ml；胞二磷胆碱 0.5g，静滴，一日 1 次，共 10次。

（3）5% GS 200ml；藻酸酯钠 0.1g，静滴，一日 1 次，共 9次。

（4）5%GS 300ml；前列腺素 E_1 100ml，静滴，一日 1 次，共 2次。

（5）口服药物。肠溶阿司匹林 40mg，一日 3 次；硝酸甘油 0.5mg，一日 3 次；鲁南欣康 20mg，一日 2 次；尼莫地平 30mg，一日 3 次，还用过 10 多种西药，但其治疗效果并不明显。

五、讨论

本例患者是一位接近老年期 56 岁的女性患者，有多种疾病合并存在，病情比较复杂。患者以严重的眩晕为主诉。首先应找出眩晕的根源。患者于3月前发作性眩晕4次，于夜间起床解小便时眩晕发作，继则在白天身体转动时也有眩晕发作。住某医院1月内在采取了多种药物治疗的情况下仍发作4次，说明此病缠绵难愈。笔者认为：本例患者虽有冠心病、胆囊炎、颈椎病、高脂血症等，但眩晕的根本原因是耳源性眩晕之良性发作性位置性眩晕。

1.颈源性眩晕

颈椎病引起的眩晕，称颈源性眩晕，本例患者X光片报告为：颈椎3~7椎体轻度骨质增生。一般说来，轻度颈椎骨质增生不会引起如此严重的反复多次发作的眩晕，颈椎骨质增生程度与眩晕的严重程序不平行。所以说，患者虽有颈椎骨质增生，但其眩晕主要不是颈原性眩晕。

2.冠心病

患者检查了4次心电图，均示下壁及前壁ST-T改变，其中有一次是发作时的心电图，偶发房早搏。房早搏是在窦房节冲动之前，心房内异位起搏点提前发出冲动，这个冲动使心房的除极过程与正常时不完全一样。严重的冠心病可以引起头晕不适，而本例患者仅是偶发的房早搏，更不可能引起如此严重的眩晕。

3.慢性胆囊炎

慢性胆量囊炎急性发作时可能出现一点头晕感觉，也不会引起如此严重的眩晕。

4.高脂血症

除非伴有高血压病的高脂血症，一般不出现眩晕。

5.良性发作性位置性眩晕

眩晕一般分为六类：①耳源性眩晕；②眼源性眩晕；③躯体疾病所致的眩晕；④颅内疾病所致的眩晕；⑤中毒所致眩晕；⑥神经官能症。

耳源性眩晕又分为：①前庭器疾患。②第八颅神经疾患（如听

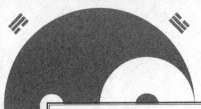

神经瘤、前庭神经元炎)。③前庭神经核区(脑干)疾患。本例患者的病史及颅脑 CT 检查已排除②③疾患。其眩晕发作的特点是，往往在体位变动时，由卧位起立进，或突然转动体位时，故属于前庭器疾患中的良性发作位置性眩晕。

六、小结

本报告是 1 例近老龄的 56 岁女性患者，近 3 个月来反复发作 8 次的重症眩晕，有多种疾病同时存在，病情极为复杂。其特点是常因体位变动而发作的眩晕，症状甚重，引起患者及家属的高度紧张和恐惧。笔者接诊后综合分析，进行了讨论。患者虽患有冠心病、胆囊炎、颈椎病、高脂血症等疾病，但其反复发作的严重的眩晕不能用上述疾病解释。认为患者的眩晕主要是耳源性眩晕之良性发作性位置性眩晕。目前仍在治疗之中。

真人养脏（汤）散治验

真人养脏汤是《太平惠民和剂局方》中治疗泻痢无度，滑脱不禁，甚则脱肛坠下，脐腹疼痛之方。笔者在临床实践中屡用真人养脏散（因服用时变汤为散，故称，下同）加减治疗慢性腹泻每获良效，兹将典型病例及临床体会录下，供广大读者同飨，并请斧正。

案例：唐×，男，21岁，甘肃省兰州市人。初诊：2002年4月14日。

主诉：大便稀溏，便次增多5年。患者缘于5年前与同学聚会饱餐一顿后，出现急性腹痛、腹泻，为稀水样便，送往医院治疗一周（具体治疗不详），腹痛症状消失，腹泻减轻。次后每当进食油腻之食物便会出现腹痛不适，大便溏稀，便次增多，一日两三次，以凌晨较著，但腹痛较轻。平素喜吐痰，其痰量较多。体查：心肺腹（-），小便正常。舌淡苔白，脉迟细无力。

辨证：脾肾两虚，湿滞泄泻。

治则：健脾渗湿，涩肠止泻。

处方：真人养脏散加减。

用药：党参150g，白术100g，茯苓100g，肉桂30g，诃子30g，山药100g，山楂60g，谷芽60g，木香30g，补骨脂60g，肉豆蔻60g，鸡内金100g，生甘草60g。

用法：取上药，共研细末，水冲服，每服3g，每日3次，嘱每隔一段时间前来复诊，以了解病情变化。

二诊（5月3日）：服药半月后患者前来就诊，自诉吐痰明显减少，腹泻亦减，性状较前变稠，一日1次。体重增加2kg。

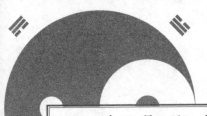

　　三诊（6月5日）：服药50d，所配之前药已服完，大便已完全正常，每日1次，无腹痛，亦很少吐痰，进食油腻之物亦不腹泻，精神好转，体重增加3kg多。

　　讨论：

　　（1）病情分析。

　　该患者平素恣食肥甘，致湿邪内蕴，因湿性缠绵，故难以速去。脾为湿土，同类相召，留恋中焦，运化失职，不能泌别清浊，混杂而下，终成泻泄。正如《景岳全书·泻泄》所说："若饮食失节，起居不时，以致脾胃受伤，则水反为湿，谷反为滞，精华之气不能输化，来致合污下降而泻痢作矣。"且脾为生痰之源，肺为贮痰之器，中气本虚，故痰量多，色白为虚寒之象。脾病日久，久病及肾，损伤肾阳，火不生土，脾失温煦，运化功能下降，泻泄更难治愈。且肾司二便，肾气不足，闭藏失职，使封闭下令不行，故在寅卯之时显得更重。舌淡苔白，脉沉细无力，均为脾肾虚寒之象。

　　（2）关于方药。

　　真人养脏汤出自《太平惠民和剂局方》，该方主治泻痢无崖。滑脱不禁，甚则脱肛坠下，脐腹疼痛者。原方重用罂粟壳涩肠止泻，但在临床上，可以不用该药，其因有四：①罂粟壳含有吗啡、可待因、罂粟碱等成分，易成瘾，不宜长用；②其药物来源较缺，一般配方较为困难；③腹泻的同时也是将部分病原体排出体外的过程，过用收敛，使毒邪不能排出体外，常有关门留寇之虑；④原方除罂粟壳具有收敛之性外，肉豆蔻、诃子亦有涩肠之功，可加大此二药之量以代替罂粟壳。因此，对慢性腹泻应首重调理而不急于收涩，诚为缓病缓图之意。用党参、白术、茯苓及甘草益气健脾，兼以利湿。再加山药平补三阴，且性兼涩，正如《本草经疏》所说："山药能健脾补肾，兹精固肾……第其气轻性缓，非堪专任，固补脾肺必主参、术。"诚为补气阴之佳品。用补骨脂配肉豆蔻即是《普济本事方》中的二神丸，主治"脾胃虚弱，全不进食"，同调理脾胃之药合用，使命门火盛，能温养脾土，脾胃有运化之机。用肉桂温补脾肾，木香行气，使诸药补而不滞，行而不停，以达病所。诸药合用，补后天之本，使已伤之脏器得以充养，故有"养脏"之名。

（3）关于变汤为散。

中医在治病时有"急则治其标，缓则治其本"之说，慢病缓图以治其本是中医临证的一大优势，根据病情需要变汤为散，其原因有：①此病治疗时间长，中药汤剂用法上较费时费力，每天煎煮，较为困难；②散剂携带方便，服法简单，温开水每日冲服即可；③散剂相对价格实惠，药物浪费较少；④痼疾缓图，以合中医辨证之旨。但在服用散剂时应注意：①散剂多为自己配置，药物多选道地药材；②注意在药量上的控制，一般每次约3g，一日3次；③散剂口感较差，若患者服药后有不适之感，而出现恶心、呕吐等症状时，可改用汤剂或装胶囊服用。

（4）临床应用。

①主治范围：在使用本方时，对各种原因引起的慢性腹泻，时间较长（一般应大于一月以上），包括西医之慢性非特异性溃疡性结肠炎、慢性菌痢、肠结核等引起者，只要中医辨证属脾肾两虚者，均可化裁使用。该方对脱肛也有一定疗效，清·吴谦在《医宗金鉴》中称："久痢寒热乌梅治，虚寒滑痢养脏汤。"具对泻泄日久，中气升举无力，肾失固纳所引起的，效果更为明显。

②加减用药：如以晨起脐腹疼痛，肠鸣则泻，泻后即安者，可加四神丸；若其寒较甚，腰膝酸软，形寒肢冷者可加附子、炮姜温补脾肾；若胃纳较差，身体羸瘦，消化不良者，可加鸡内金、山楂、谷芽等健胃消食；若急性发作，黏液较多，呈脓血样便者，可加黄连、黄芩、葛根以清热止泻；若腹痛明显者，可加厚朴、枳壳以行气消胀；泻必兼湿，《景岳全书·泻泄》称：

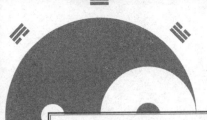

"每兼淡渗为妙。"故可加茯苓、猪苓、车前子等淡渗利湿之品，对脱肛患者可加黄芪、升麻以升举中气。

③愈后调理：药补不如食补，因而在用药时可加服。玉米粥、山药粥以健脾益肾，但不可多补；平时注意饮食调节，精神调养，以防病情反复。

总之，运用真人养脏散（汤）及加减之方，应准确辨证。对慢性腹泻和脱肛者，中医辨证属脾肾虚寒者，若能灵活运用，临床均可取得良好疗效。

重度上热下寒证治验1例

"医者意也"，中医治病，有着严谨的思维和严密的推理，即望、闻、问、切四诊合参辨证论治。笔者在临床接诊一例重度上热下寒的患者，自觉上半身热似一团火，下半身寒如一块冰，经辨证施治一月，基本治愈，现简要报告如下：

初诊：2002 年 6 月 5 日。郭某某，女，56 岁，甘肃省景泰县人，教师。主诉身体上热下寒 10 余年。10 年前感冒后治疗过程中逐渐出现身体腰以上部分发热汗出，腰以下发凉怕风，四处求治，愈治愈重，不甚痛苦，自觉上半身灼热，以背部为甚，坐立而卧。而腰以下始终冰凉，似有冰浸之感，白天套几条线裤，至晚上睡觉时要将双下肢放入自制的驼毛囊中保暖，伴有心悸不安，上半身时时汗出，面色无华，神情倦怠，疲乏无力，肢体萎软，关节不利，大便干燥，苔淡黄，舌根乳头发红疼痛，脉弦细。体查：心、肺、腹正常，B 超肝、胆、脾、肾、胰正常，心电图正常。病人在此十年之间多处求治而未效，痛苦之情难以言表。

辨证：上热下寒证。

治则：滋阴温阳，交通上下。

方药：金匮肾气丸加味。熟地 15g，生地 15g，山药 10g，茯苓 10g，泽泻 6g，丹皮 10g，肉桂 6g，附片 6g，肉苁蓉 15g，浮小麦 20g，麻黄根 15g，银柴胡 10g，胡黄连 6g，山萸肉 15g，莲子心 20g。

上药取 6 剂，每日 1 剂，水煎分 2 次服。同时配服脑心舒，一次 1 支，一日 3 次；ATP（三磷酸腺苷），一次 2 片，一日 3

唐士诚学术及临床经验集

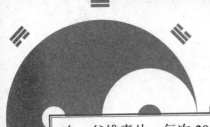

次；谷维素片，每次 20mg，一日 3 次；复合维生素 B 片，每次 20mg，一日 3 次。并嘱患者服药期间尽量不要去卧湿地，药尽复诊。

二诊（6 月 15 日）：自诉服药后诸症明显减轻，上身虽热但不想再卧湿地，双下肢已有温热之感，放入鸵毛囊中的时间减少，汗出减少，但仍有心悸，脉舌同前。原方加木瓜 15g，莲子心加至 6g，服 10 剂。同时加服自拟鹿参胶囊（鹿茸 10g，红参粉 20g，鸡内金 20g。共研细末，装入 0.5g 胶囊），每服 2.5g，一日 2 次，辅助西药继服。

三诊（7 月 4 日）：自诉诸症继续好转，见效明显，晚上睡觉上身仍有发热之感，但无欲卧湿之想法，双下肢用鸵毛囊包裹的时间大大减少，汗出减少，心悸减轻，大便一日一次，脉舌如前，病已去十之七八，继用前方加牛膝 6g、桑寄生 15g，嘱再服 10 剂，水煎服。鹿茸胶囊及西药继服，用法同前。

1.讨论

（1）辨证论治

本例病人表现出的上热下寒证候，是因肾之阴阳两虚，阴阳失调，导致阳浮于上，阴行于下所致。

中医阴阳学说将运动的、向外的、上升的、温热的等都归属于阳；而将静止的、下降的、寒冷的等都归属于阴。"腰者，肾之府。"由于肾藏有"先天之精"，为脏腑阳之本，生命之源，故称肾为"先天之本"。肾阴和肾阳，二者之间相互制约、相互依存、相互为用，维护着脏腑阴阳相对平衡。如果由于某些原因，这种相对平衡遭到破坏而又不能自行恢复时，即能形成肾阴虚或肾阳虚。所谓"阴平阳秘"，也是阴阳在对立制约和消长中所取得的动态平衡。如果这种动态平衡遭到破坏，即是疾病的形成缘故。故此例患者上热下寒的症状就是阴阳动态失衡的结果。阳盛则热，表现出腰以上灼热难耐，状如火炽，口舌生疮，大便干燥的症状。热气熏蒸，则时时汗出，汗为心液，热伤心阴则心悸不安，患者引凉自救，故卧冰湿也以缓解其热势，寒极于下则下肢冰凉而喜温暖。即用鸵毛包裹以保温取暖。治当阴阳并调，交通上下。若单用温阳或滋阴，只会使阴阳离决，此消彼长，对病无益，故方选仲景金匮肾气丸化裁加味。

(2) 方药分析

金匮肾气丸原方之用量，是将桂、附纳于滋阴之十倍之一，是微微生火之意，即《景岳全书·新方八阵》所说："善补阳者，必于阴中求阳，则阳得阴助而生化无穷。"可知该方重在温补肾阳，但本病虽有肾阳不足，然亦有肾阴亏损之象，其病机重点在阴阳失调，因此用该方但不用其量，减熟地之量，加重桂、附之量，以求阴阳同治。加生地清热凉血；肉苁蓉平补肾阳，《本草汇言》称该药为"养命门，滋肾气，补精血……温而不热，补而不峻，暖而不燥，滑而不泄"，诚为平补肾阳之佳品；银柴胡、胡黄连清虚热，二药退热而不苦泄，理阴而不升腾，同入血分以助丹皮清热之力；再加浮小麦、麻黄根以敛汗，《施今墨对药》认为麻黄根入肺经，"肺合皮毛"，故可实表止汗。浮小麦入心经，"汗为心液"，故能除热敛汗，二药伍用，固表止汗益彰，以治其时时汗出。

(3) 痼疾缓图

患者二诊时虽诸症减轻，但仍不能取掉鸵毛包囊而卧，说明十年沉痼顽疾，伤及肾阳太过，方中桂、附及肉苁蓉补阳之力不足，难以奏效，故配服鹿参胶囊。鹿茸为血肉有情之品，《本经逢原》称："鹿茸功用，专主伤中劳绝，腰痛羸瘦，取其补火助阳，生精益髓，强筋健骨，固精摄便。"现代研究其含鹿茸精——系雄激素和少量女性卵泡激素，又含胶质、蛋白质、磷酸钙等，具有广泛的药理作用，如促进生长发育，提高机体工作能力，减轻疲劳，改善睡眠等。红参为人参之佳品，能益肺固脱，

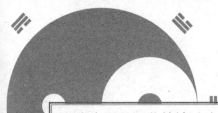

具有广泛的调节精神活动，兴奋肾上腺皮质系统，提高机体应激能力，抗休克、抗过敏、抗疲劳及抗癌等多种作用。鸡内金消食健胃，又可保护胃气，助消化以帮助药物吸收。三药一肺一胃一肾，相互协调，三焦同治，使阴阳归于肾位，不得上下分行，诚为治病佳品。莲子心交通心肾，交融上下，促进阴阳相合，调剂肾中乾坤。此患者上半身喜卧冰凉湿地，故加木瓜舒筋活络、除湿通痹，为治久风顽痹，筋脉拘急之要药。三诊时阴阳已渐趋调和，继用前方，加牛膝、桑寄生以滋补肝肾，继取10剂调理。

2.体会

笔者治疗罹患十年之疑难杂症，一月收到显著效果，其关键有三，现分述如下：

(1) 辨证欲准，首分阴阳

中医在辨证的过程中，有八纲辨证、病因辨证、脏腑辨证、三焦及卫气营血辨证等不同。在八纲辨证中，以阴阳为总纲，故《景岳全书·传忠录·阴阳篇》称："凡诊病施治，必先审阴阳，乃为医之纲领，阴阳无谬，治焉有差。医道虽繁，而可以一言蔽之者，曰阴阳而已。"足见其对阴阳辨证的重视，也说明阴阳在辨证中的重要地位，其将阴阳结合表、里、寒、热、虚、实六变，统称为"两纲六变"，八纲辨证由此而来。生理情况下，阴阳二气相互交感，相互转化，对互制约，互根互用，消长平衡，其相对的平衡和永恒的运动构成了人体的统一体。只有阴阳的相对失衡和运动不相协调，才会产生病变。此例患者阴阳失衡严重，阴阳界限明显，所以该病十年不愈，而今治疗一月而有效者，就是因为在辨证中抓住了阴阳两大总纲辨证施治之故。

(2) 抓住主症，注重变化

以运动变化的观点看待事物，是中医的一大特色。中医将气的运动称为气机，常归纳为升、降、出、入四种形式，诚如《素问·六微旨大论》所说："气之升降，天地之更用也。"该患者初诊时阴阳失衡严重，故用金匮肾气丸加味治之，是抓住了疾病的主要矛盾。但该方偏补肾阳，而该病机要求阴阳交融，所以在剂量方面加以调整，此用量之变。二诊时患者不欲再卧湿地，但下肢寒冷减轻不太明显，说明前方病重药轻，故用鹿参胶囊调之，此用药之变。临床辨证施治，宜因人、因病、因时而异，切忌持古方以治今病而不变，机体在随时变化着，只有顺应机体的变化灵活用药才能有桴鼓之效。此例治疗过程中，临床上紧紧抓住主症，而对兼证及疾病的变化细心观察，加入麻黄根、莲子心、木瓜等，随证而变，不失为辨证之旨。

（3）选方遣药，切中病机

中医在治病中，要求治病必求其本，不识病机的胡乱用药无异于盲人骑瞎马，误打误撞。此次诊治，二诊所用鹿参胶囊，应用之时应该细细推敲，患者就医正值夏季酷热之时，鹿、参二药均为性温之品，且原方已有桂、附等辛温之品，患者又有上热表现在于阴阳失调，阳气不足显著，所以大胆使用二药，"益火之源，以消阴翳"，使患者机体阴阳逐渐达到相对的平衡。另外，临床用药，对药或几味功效相近之药同用，往往也能起到相辅相成的作用，收到良好效果，如银柴胡配胡黄连、麻黄根配浮小麦，鹿参胶囊的组成，也是为该病的病机所设。

总之，我们体会到：抓住病机，辨明阴阳，照顾兼证，灵活用药，遵古而不泥古，辨证立法，以法立方，以方遣药，加减化裁用药。做到辨证必须精细入微，处方要严谨缜密，用药须精当灵活，分量随病情而增减变化。真正做到因时、因地、因人制宜，如此，临证才能得心应手，疗疾方能效如桴鼓。

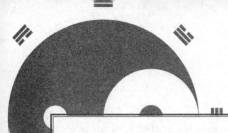

系统性红斑狼疮治疗验案二

【案例1】 李某某，女，30岁。初诊日期：2002年6月8日。

主诉：反复发热，全身关节、肌肉酸痛一月。

现病史：自述一月以来，出现反复发热，全身关节、肌肉酸痛，面部有对称蝶形红斑，头发易脱落，日晒后病情加重，月经不调。

体格检查：体温38℃，患者神清，精神欠佳。慢性痛苦病容，神疲倦怠。形体偏瘦，发育正常，行走困难。诊查合作，语言清晰。面部对称性蝶形红斑，红斑上有毛细血管扩张，手足浮肿，指不能屈伸。牙龈充血，口腔溃烂。舌质红，苔薄黄且腻，脉细数。血常规：WBC3000/mm、N42%，L52%。尿常规：蛋白（++），潜血（+），血小板7万，血沉40mm/h，ANA抗体（+），1：640，抗ds-DNA（+）；抗SM抗体（+）。

中医诊断：红蝴蝶疮。

西医诊断：系统性红斑狼疮。

辨证：风湿阻络，郁而化热。

治则：祛风除湿，清热解毒。

方药：豨莶草10g，秦艽10g，威灵仙10g，海风藤10g，白茅根20g，茵陈10g，白术10g，土茯苓30g，佩兰10g，忍冬藤10g，连翘20g，薏米20g，白花蛇舌草20g，银花20g。10剂。

西药治疗：雷公藤多甙片，2片，3次/d；复方甘草酸苷，2片，3次/d。

二诊（2002年6月19日）：服药后发热及关节疼痛症状缓解，余症同前。于原方加黄芪20g继续服用，15剂。

三诊（2002 年 7 月 6 日）：患者精神明显好转，牙龈充血，口腔溃烂面积缩小，疼痛减轻，手指已能屈伸，脱发减少。尿常规：蛋白（+），潜血（+），NA 抗体（+），1∶80。原方白术加大至 30g，加山药 20g，15 剂。

四诊（2002 年 7 月 22 日）：牙龈充血，口腔溃烂已基本恢复，已能正常饮食；体温正常；全身关节、肌肉酸痛明显减轻，仍有脱发，伴腰困，舌质红，苔薄黄，脉细数。于原方去茵陈、银花、土茯苓，加菟丝子 15g、何首乌 15g、仙鹤草 20g 调补肝肾，15 剂。

五诊（2002 年 8 月 10 日）：原有症状基本消失，病情明显好转。尿常规：蛋白（-），潜血（-），血沉 12mm/h。以六味地黄丸合补中益气丸嘱其服用 3 月。半年后复诊，患者没有明显不适，精神尚好、面有光泽。查：ANA（-），抗 ds-DNA（-）。

【案例2】 某女，27 岁。初诊日期：2005 年 3 月 6 日。

主诉：发热、咽痛、面部皮疹 10d。自述于 2 月前因家人发生车祸而致情绪不佳，抑郁不乐。一月前出现疲乏，食欲不佳，前额部位脱发症，10d 前面部起红斑，伴发热、咽痛，遂来就诊。

检查：体温 37.8℃，心率 98 次/min，咽部发红，面部可见对称性红斑，边界清楚，红斑略高于正常皮肤，心肺功能正常，双下肢轻度水肿。有雷诺现象。舌体胖大，边有齿痕，苔薄白，脉玄。尿常规：蛋白（-），潜血（++），血常规：HB9.6g，ANA（+），抗 ds-DNA（+）。

中医诊断：红蝴蝶疮（肝气郁结，郁而化热）。

西医诊断：系统性红斑狼疮。

治则：疏肝理气，滋养肝肾，健脾化湿。

方药：黄芪 20g，白术 20g，山药 20g，茯苓 10g，柴胡 10g，丹皮 10g，陈皮 10g，首乌 10g，熟地 10g，玄参 10g，菟丝子

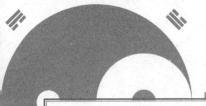

10g，地骨皮 20g，佩兰 10g，薏米 10g。10 剂。

二诊（2005 年 3 月 18 日）：发热、咽痛缓解，情绪略有好转，食欲欠佳，双下肢仍水肿，原方继续服用 10 剂。

三诊（2005 年 3 月 29 日）：已不发热，咽痛症消失，但近日出现畏寒怕冷现象，此病久损伤阳气所致，于原方加附片（开水先煎）10g、加党参 20g。10 剂。

四诊（2005 年 4 月 10 日）：原有症状明显缓解，双下肢水肿基本消失，精神、情绪、食欲转佳，效不更方，继服 20 剂。

五诊（2005 年 5 月 3 日）：尿常规：蛋白（-），潜血（+），血常规：HB11g，ANA（+），抗 ds-DNA（+）。患者没有明显症状，于原方加仙鹤草 30g，继服 30 剂。

随诊（2005 年 7 月 28 日）：患者连续服用中药 2 月余，复查：尿常规：蛋白（-），潜血（-），ANA（-），抗 ds-DNA（-）。患者没有任何不适，临床痊愈。

系统性红斑狼疮在我国风湿病协会采用标准包括以下 13 项：13 项中符合 4 项可确诊。①蝶形红斑或盘型红斑；②光敏感；③口腔溃疡；④非畸形性关节炎或关节痛；⑤浆膜炎；⑥肾炎（蛋白尿、血尿、管型尿）；⑦神经系统损伤（抽搐、精神障碍）；⑧血常规异常（白细胞 $<4.0 \times 10^9/L$ 或血小板 $<80 \times 10^9/L$）或溶血性贫血；⑨狼疮细胞或抗双链 DNA 抗体阳性；⑩抗 SM 抗体阳性；⑪抗核抗体阳性；⑫狼疮带试验阳性；⑬血清补体低于正常。符合以上 4 项或 4 项以上可确诊为系统性红斑狼疮。

系统性红斑狼的临床表现：①红斑皮疹：呈多样型。颧面部蝴蝶状红斑和甲周、指端水肿性红斑为 SLE 特征表现。形状有盘状红斑、环形红斑、水肿性红斑、多形红斑等。有红色丘疹、斑丘疹，一般不痒或轻微瘙痒，在身体多个部位都能发生。光敏感，约有 1/3 病人一遇阳光即出现面部发红或出现阳光过敏性皮疹。②发热：高热、中等热、低热等均可出现，高热者稽留热为多；长期发热者，呈不规则热，或高热低热交替出现。③黏膜溃疡和脱发：黏膜损害，累及口唇、舌、颊等，出现无痛性黏膜溃疡；头发失去光泽、干燥、易断、稀疏，称为"狼疮发"。④雷诺现象：两手足对称地按发白、紫绀、潮红顺序相继出现，由寒冷诱发，多在冬天出现。⑤关节炎：常为关节痛及肌肉疼痛，呈游走性、对称性。关节痛可于发病前数年出现，关节周围软组织肿胀，触痛和积液，受累部位多见的有近端指关节、掌指关节、腕、肘、膝、趾节等。⑥血管炎：双手双足可出现大片瘀点。指端、趾尖凹陷、溃疡、坏死。极少数能引起足背动脉闭塞性脉管炎，伴剧痛。双腿可出现网状青斑和片状青紫斑等。⑦心脏损害：患者可伴有心包炎、心肌炎、心内膜炎，偶有心衰。可有胸闷、胸痛、气短、心悸等。⑧肺损害：咳嗽、气急，一般无痰，可能发热，肺损害严重者甚至出现呼吸衰竭。肺损害病人容易反复继发感染而加重病情，合并阻塞性肺气肿、支气管肺炎、呼吸衰竭、肺性脑病和肺心病心衰，也有合并肺空洞、大咯血者。⑨肾脏损害：为较早而常见，是最重要的内脏损害，也是系统性红斑狼疮致死的主因。临床可见有各种肾炎的表现。早期尿中可发现蛋白、红细胞、白细胞，少数病人有管型。初起的轻度肾小球肾炎常以轻微血尿为主。部分急性狼疮性肾小球肾炎则尿中蛋白、白细胞、红细胞较多，并伴有水肿、高血压、氮质血症等。后期肾功能损害可出现肾病综合征，表现为尿中大量蛋白、浮肿、低蛋白血症或出现尿毒症，严重者可出现肾功能衰竭而致死亡。⑩脑损害：可引起各种精神障碍，如烦躁、失眠、幻觉、猜疑、妄想、强迫观念等；头痛和偏头痛是较早出现的症状，狼疮性脑炎、狼疮性脑膜炎患者可有头痛、恶心、呕吐、癫痫样抽搐、昏迷、惊厥，可引起偏瘫、截瘫等。⑪眼部病变：视觉障碍。

　　系统性红斑狼疮是一种多因素参与的多脏器、多系统损害的

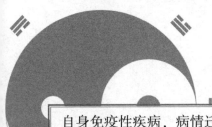

自身免疫性疾病，病情迁延，预后较差。由于其病情的复杂性，对于 SLE 的研究仍未有突破性进展，尤其是发病机理方面。在治疗方面，据辨证结果而论治，使用多味中药有机组合而成的复方中药在治疗 SLE 方面有独特的优势，不但毒副作用少，而且价格相对低廉，患者乐于接受，尤其现代基础医学研究成果，为中医药治疗 SLE 的可行性研究提供了科学依据。但如何使辨证准确，论治得当，提高中医药的疗效成为目前研究的难点也是热点。

　　系统性红斑狼疮的中医治疗疗效已经得到了患者的认可，我们认为对于重症患者，应该在选择免疫抑制剂的同时用中医辨证论治配合治疗，以减少某些西药如免疫抑制剂强烈的副作用，中药有替代和拮抗激素副作用的功能。

　　许多中药有类似激素的功能，在临床应用中可以替代或部分替代激素，这样就减少了激素的副作用。但是中药发挥作用和出现疗效的时间较慢，治疗急性期患者时显得有些力不从心。中药特别是水剂，剂量和药效很难稳定，因此，在急性期患者必要时应考虑首选激素，待急性症状缓解后再用中药代替激素。用这种方法治疗红斑狼疮等自身免疫病，无论从治疗过程中显效时间和治疗结果两方面考察，都优于单独使用中药或西药的激素治疗，特别是在疾病的稳定期，中药在维持治疗、防止复发方面所起到的作用更是西药无可替代的，具有明显的优势。

　　中药治疗灵活性大，可以根据患者病情变化按需要随时调节用药品种和剂量。对于有些患者，完全可以使用中药进行治疗，也能获得满意的疗效，而且没有使用免疫抑制剂的许多副作用，中药能最大限度地适应个体化、全方位治疗的需要，中药是一人一方，个体化针对性较强，自身免疫病归根结底是免疫系统弱化、不健全所造成的免疫功能紊乱，以前对中药的大量研究证实，有很多中药能有选择性的对细胞免疫和体液免疫有调节作用

（免疫抑制和免疫刺激），可以通过标本兼治调节机体免疫平衡，这是中药的强项，具有目前西药尚不具备的优势。中药的毒副作用小，远期疗效好，可以长期服用。患红斑狼疮等自身免疫病的患者，大多数都需要长期用药控制病情，其中不乏需要终身服药者。而西药中的激素、环磷酰胺、甲氨蝶呤、氯喹等免疫抑制药的副作用大，不适合长期服用。相对而言，中药的毒性作用小，可以长期服用。

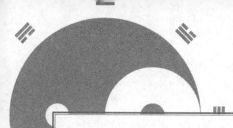

男科临床验案

一、辨证论治男性病探讨

【案1】 崔某某，男，28岁。初诊时间：2008年5月15日，自述婚后2年未孕，妻子妇科全面检查未发现异常，于2005年5月15日在总院做精液检查，结果显示：精子密度233.36×10⁶/ml，精子活率，45.62%，精子活力，a:5.45%，b:18.35%，a+b:23.8%，液化正常。此患者除精子密度正常外，精子活力与精子活率均低于正常水平。患者素有喜饮酒、嗜肥甘史，现伴症见：食纳欠佳，口干烦渴。查：舌苔黄腻，脉滑数。

中医辨证：湿热下注，热扰精室。拟龙胆泻肝汤化裁：龙胆草6g，黄芩8g，苡米仁15g，当归12g，苍术12g，黄柏10g，红藤20g，柴胡6g，栀子6g，公英20g，知母6，佩兰10g，泽兰10g。6剂，水煎服。

二诊：服上方后，口干症状明显好转，黄腻苔渐渐转成薄腻，病症当属邪热减退，湿邪仍在。拟三仁汤加减：苡米仁15g，草蔻仁10g，黄柏6g，苍术12g，滑石（另包）10g，半夏10g，厚朴10g，陈皮6g，佩兰10g，泽兰10g，红藤20g，焦三仙各10g。

三诊：上方加减治疗一月余，诸症消失。于2008年7月30日在兰州军区总院复查精液常规，精液数量、质量均恢复正常。

【案2】 薛华，男，20岁，初诊时间：2008年9月15日。

主诉：婚后 2 年未育，妻子妇科检查无明显异常。于 2008 年 9 月 13 日在兰州军区总院精液常规示：精子密度，8.42×10^6/ml，精子活力，a:10.53%，b:5.26%，a+b:15.79%，精子活率，13%。症见食纳欠佳，疲乏倦怠，腰膝酸软，性欲低下，于性生活后身体极感疲惫。查：精神欠佳，舌淡苔薄白，脉沉细无力。

中医辨证：脾肾两虚，气不化精。治宜温补脾肾，益气化精。方如下：炙黄芪 30g，党参 20g，茯苓 10g，白术 20g，菟丝子 10g，仙灵脾 15g，杜仲 10g，川断 10g，当归 10g，覆盆子 10g，柴胡 6g，陈皮 6g。此方加减治疗一月余，诸症消失。于 2008 年 10 月 27 日复查精液，各项指标均恢复正常。

讨论：男性不育症在男科疾病中属于比较难治性疾病，从西医角度而言，精子的数量与质量的异常，是导致男性不育症发生的两个主要方面。从中医角度来看，男性不育症患者无论其病因如何，其结果必然最终导致肾的生精功能发生障碍。中医认为，肾为先天之本，水火之宅，居于密室，深藏于内。内藏精气，为人身生命之根本，其中，肾藏精是肾的主要功能之一，如《内经》中言："肾者主水，受五脏六腑之精而藏之……"其所藏之精可分为二，一者，藏生殖之精，主管人的生育繁殖。一者，藏五脏六腑之精，主管人的生长发育，二者同出一源，互为其用，即五脏六腑之精可以在肾的气化作用下转化为生殖之精。

由上可知，由于五脏六腑之疾所致肾中气化功能障碍，或由于肾脏本病所致肾中藏精功能障碍，均可导致男性不育症的发生。因此辨证治疗男性不育症，仍然是治疗本病的关键。案 1 辨证为湿热下注，热扰精室，使精子的质量出现严重的障碍，导致不育。案 2 辨证为脾肾阳虚，气不化精。其精子的数量和质量均发生障碍。经过辨证施治，均获满意的治疗效果。这说明中医在整体论治方面有一定的优势。

283

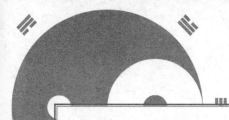

二、阳痿临床验案

【案1】 刘某某，男，28岁，初诊时间：2000年4月20日。自诉已婚3年，婚后不久即出现早泄，因心理负担过重，渐至阴茎疲软，勃起困难，近3月来已无法行房，严重影响了夫妻感情。现症见精神抑郁，疲乏，睡眠欠佳，有梦遗，胃纳欠佳。查：舌淡，苔白微腻，脉弦。

嘱其消除顾虑，解除思想压力，并予以疏肝解郁、温阳健脾法调之。逍遥散加减治疗：柴胡16g，白芍16g，白术20g，党参12g，陈皮10g，仙茅15g，巴戟天15g，菖蒲10g，生龙牡（先煎）各30g，芡实10g，地龙6g，蜈蚣1条，生姜6g。水煎分服，一日1剂。

二诊：服上方6剂后，诸症好转，已无梦遗，阴茎于晨起时有勃起现象，但未行房事。上方继服6剂。

三诊：服药后近半日后阴茎勃起有力，精神好转，可行房5min左右，临床治愈，上药改为丸药以善其后。

【案2】 王某某，男，29岁，初诊时间：2009年5月20日。自述近半年来，阴茎勃起困难，晨起勃起现象消失，伴腰膝酸软，头昏耳鸣，精神欠佳，心烦口苦，胸胁胀满不舒，失眠易怒，形寒肢冷，大便溏稀，小便黄赤。患者辗转求医，屡投补肾壮阳之剂，疗效欠佳。追问病史，自述曾在一次行房过程中夫妻失和而致阳痿，查：舌淡，苔薄白，脉玄细。

中医辨证：肝郁气滞，足厥阴之痿也。宜疏肝理气为主，佐以健脾之剂。柴胡16g，当归12g，白芍12g，香附10g，白术16g，茯苓10g，党参12g，小茴香6g，枳壳10g，菟丝子16g，路路通10g，仙灵脾10g，川楝子6g，王不留行10g。6剂，水煎分服。

二诊：服上方6剂后，诸症好转，阴茎于晨间能勃起，于原方中加桃仁 10g，继服。

三诊：服方 20 余剂，阴茎勃起正常，诸症消失。

按:足厥阴肝经在阳痿的发生过程中起着非常重要的作用。《灵枢·任脉》篇记载"足厥阴肝经之脉……循阴股，入毛中，过阴器，抵小腹……"《灵枢·经筋》篇记载："足厥阴之筋……上循阴股，传于阴器，络诸经。"虽然，阴器是足之三阴、足阳明等经传聚及有足三阴、阳明、少阳及冲、任、督、跷九种经脉会合之处，但唯厥阴属肝，而肝主筋，故肝总络诸经，以阴器健壮之有用。万全的《广嗣纪要·协期篇》说："男女未交合之时，男有三至……男有三至者，谓阳道奋昂而振者，肝气至也，壮大而热者，心气至也，坚劲而久者，肾气至也。"

综上所言，概括起来分析，肝为春生之藏，行少阳之令，就肝肾而言，同居于下焦，肝为阳，主疏泄，为开。肾为阴，主封藏，为合。阴茎乃泄精之窍，非肾强不能有所作为，肝主开，为枢机，如果肝气郁结，枢机不利，少阳之令不行，以致阴茎疲软不用，终成阳痿一症。

以上两例病案，均属肝气郁结，案 1 先有早泄，精关不固，附加焦虑，故用逍遥散疏肝解郁，兼调补心肾。案 2 为夫妻失和，初肝气郁结，渐郁久化火，克伐脾土，损伤元气，又屡投补肾壮阳之剂，使内火瘀而不冲散，形成肝火旺而脾肾衰的临床表现。故以柴胡疏肝散郁火，并助补益脾肾之剂益真元之气，则厥阴之正令得行而阳痿病愈。

三、前列腺炎临床验案

【案 1】　患者刘某，男，35 岁，2001 年 9 月 16 日初诊。

主要症状：尿频、尿急、尿无力、阴囊潮湿、有时尿痛、性功能减退、阳痿、早泄、腰膝酸软、疲乏无力。舌质淡，苔薄白，脉沉无力。前列腺液检查，白细胞 3 个，卵磷脂小体 ++，

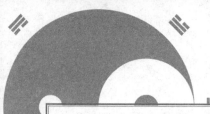

细菌培养未见致病菌。舌苔白腻，脉沉无力。

西医诊断：慢性前列腺炎。

中医诊断：淋证（脾肾气虚，湿邪瘀滞型）。

治则：补益脾肾，化瘀利湿。方药：附子10g，党参10g，白术20g，茯苓10g，陈皮10g，草薢10g，薏米10g，草薢10g，黄芪20g，白花蛇舌草20g，柴胡10g，甘草3g。7剂。

经过治疗尿道刺激症状明显缓解，腰膝酸软、疲乏无力症状改善，但性功能依然同前，于原方再加仙茅10g、续断10g、杜仲10g，7剂。7d后复诊，临床症状基本恢复，男性功能明显改善，改服补中益气丸加金匮肾气丸口服以善其后。

【案2】　程某，男，34岁，2009年6月19日初诊。两年前患了非淋菌性尿道炎，由于没有及时治疗，逐渐演变成慢性前列腺炎，患者经左氧氟沙星、环丙沙星、阿莫西林之类的药物治疗，现症状有尿频、尿急、尿无力、小腹睾丸下坠隐痛周身不适、肛门下坠、性功能减退等。前列腺液白细胞+++，卵磷脂小体+，前列腺肛门指诊中央沟消失，体积增大，硬度如前额。有压痛感。

西医诊断：①慢性前列腺炎。②前列腺Ⅱ度增生。

中医诊断：淋证（气滞血瘀型）。

治则：疏肝行气，活血化瘀。方药：柴胡10g，白芍10g，当归10g，枳壳10g，白花蛇舌草20g，莪术10g，陈皮10g，草红花10g，紫丹参10g，炮山甲10g，桃仁10g。连续服药20余剂，所有症状全部消失，继续巩固治疗10余天，至今未见复发。

按：古人没有前列腺炎这个名称，古人看病是从整体出发、根据临床表现辨证论治。虽然没有前列腺炎这个名称，但是不代表中医对急慢性前列腺炎这种疾病没有认识，在许多中医古籍中，就记载了许多关于前列腺炎的临床症状的记载，如："淋浊"、"白淫"。《素问·痿论篇》："思想无穷，所愿不得，意淫于外，入房太甚，宗筋弛纵，发为筋痿，为白淫。"白淫即乳白色分泌物。王冰注曰："白物淫衍，如精之状，因溲而下。"可见白淫非精，且在排尿终末时滴出。清·吴谦《医宗金鉴·杂病》叙述更明白："浊在精窍溺自清，秽物如脓阴内疼，赤热精竭不及化，白寒湿热败精成。"古代中医学早已清楚认识到溺窍、溺道与精窍、精道之不同，提出浊在精窍、精道。明·王肯堂《证治准绳·杂病·赤白浊门》曰："溺与精，所出之道不同。淋病在溺道，故《医学纲目》列之肝胆部；浊病在精道，故《医学纲目》列之肾膀胱部。"清·林佩琴《类证治裁·淋浊》明确指出：肾有两窍，一溺窍，一精窍，淋在溺窍，病在肝脾；浊在精窍，病在心肾。"可见，淋与浊不同，淋之病变部位在溺窍、溺道；浊之病变部位在精窍、精道。这样的分类法对于我们治疗前列腺炎是有一些帮助的。

在急性前列腺炎早期阶段、除了前列腺（浊）本身出现的症状外，还有急性尿道炎（淋）症状出现。在治疗方面急性前列腺炎就以治疗肝、脾为主，而慢性前列腺炎以治疗心、肾为主。

现代医学将前列腺炎分为细菌性前列腺炎和无菌性前列腺炎，细菌性前列腺炎的诊断要多方面相结合，首先要做前列腺液常规化验，前列腺液中的白细胞数量超过 10 个，卵磷脂小体少于 ++++ 或者低于 75%，可以初步诊断为前列腺炎，主要症状是：尿热、尿痛、尿道口红肿、尿道口有脓性分泌物流出，体温持续低烧等。尿路刺激症状，睾丸及腹股沟、腰骶、会阴疼痛酸胀不适，前列腺指诊提示：前列腺腺体有压痛，沿前列腺腺管方向挤压前列腺腺体有前列腺液从尿道口溢出。无菌性前列腺炎前列腺液中的白细胞数量不超过 5 个，卵磷脂小体 ++++ 或者高于 75%，同时伴有尿路刺激症状，睾丸及腹股沟、腰骶、会阴疼痛酸胀不适。前列腺指诊提示：前列腺多有轻度增大，表面软硬不均，有轻压痛。有的患者前列腺表面可触及硬节样凸起，但并不

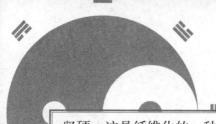

坚硬，这是纤维化的一种表现，中央沟存在。细菌性前列腺炎大都有急性发病阶段，无菌性前列腺炎大多数临床表现为慢性发病状态。

对于急性细菌性前列腺炎的治疗，首先要先做细菌培养，然后做药敏实验，根据结果选择针对性的消炎药进行治疗，这个很好治疗。慢性细菌性或无菌性前列腺炎的治疗比较麻烦，不能千人一方，要根据不同的病人、不同的症状、不同的类型，采用不同的药物、不同的治疗方法，做到辨证施治，对症治疗。急性前列腺炎的治疗根据药敏实验选择相应的比较敏感的抗生素进行治疗即可。

在中医治疗方面重点在以清热解毒，利湿通淋为主。选八正散、萆薢渗湿汤加减治疗。慢性细菌性或无菌性前列腺炎的治疗比较复杂，我们一般分为五个类型：气滞血瘀型、湿热下注型、脾肾气虚型、脾虚阳虚型、寒凝肝脉型。

气滞血瘀型前列腺炎的症状主要表现在小腹部、会阴部、睾丸部坠胀疼痛，有时腰部、臀部和腹股沟也会出现疼痛，排尿时会出现尿无力、尿线细、尿等待、尿不净、尿分叉、尿滴沥、排尿困难、夜尿次数多、尿浑浊等症状。

湿热下注型前列腺炎的主要症状有尿黄、尿热、尿痛、尿频、尿急、尿滴白、尿道发痒、口干舌燥、阴囊潮湿、大便干、食欲减退、前胸后背手心脚心容易出汗、舌苔发黄等现象。

脾肾气虚型前列腺炎的主要症状有腰膝酸软无力、头晕眼花、失眠多梦、心情烦躁、记忆力减退、尿黄、遗精、滑精、大便时尿道口有白色分泌物滴出等等。

脾虚阳虚型前列腺炎的症状有头昏目眩、精神不振、情绪低落、腰膝酸冷、尿频、尿急、小便清长、阳痿、早泄、性欲下降等症状。

寒凝肝脉型临床表现为面色发青，尿频、尿急、小便清长、小腹冷痛，四肢厥逆。

虽然理论上是这样分类的，但在临床工作中我们仍然以辨证论治为主。案例1有脾虚症状、又有湿盛的症状，所以在治疗上通过补益脾肾，化瘀利湿的中药治疗而获效。案例2属于气滞血瘀型，在治疗方面我们以疏肝理气，活血化瘀中药治疗而获效。通过临床观察，不同中医症型的前列腺炎，应该采用不同的治疗方法，因人、因时、因地进行辨证论治，只有这样，才能做到对症下药，治愈疾病。慢性前列腺炎病情反复难愈，病机多虚实夹杂，瘀血阻滞为病理基础，脾肾亏虚为病之本，肝郁气滞在前列腺炎的发病与转归方面起着非常重要的作用，我们在临床治疗中也将疏肝理气贯穿前列腺炎的治疗，对于前列腺炎的治疗很有效，但是对于阴虚血虚的患者要慎用。

四、前列腺增生

前列腺增生的症状可以分为两类，一类是因增生前列腺阻塞尿路产生的梗阻性症状；另一类是因尿路梗阻引起的并发症。

1.梗阻症状

主要是由于前列腺增生阻塞尿路、压迫膀胱颈所引起，同时也包括了膀胱本身为克服梗阻产生的反应。

①尿频是前列腺增生的早期信号，尤其夜尿次数增多更有临床意义。一般来说，夜尿次数的多少往往与前列腺增生的程度平行。原来不起夜的老人出现夜间 1~2 次的排尿，常常反映早期梗阻的来临，而从每夜 2 次发展至每夜 4~5 次甚至更多，说明了病变的发展和加重。②排尿无力、尿线变细和尿滴沥。由于增生前列腺的阻塞，患者排尿要使用更大的力量克服阻力，以至排尿费力；增生前列腺将尿道压瘪致尿线变细；随着病情的发展，还可能出现排尿中断，排尿后滴沥不尽等症状。③血尿。④尿潴留。前列腺增生较重的晚期患者，梗阻严重时可因受凉、饮酒、

唐士诚学术及临床经验集

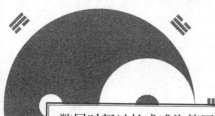

憋尿时间过长或感染等原因，导致尿液无法排出而发生急性尿潴留。

2.梗阻的并发症

主要有感染、肾盂积水、尿毒症等。①感染：正如不通畅的河流容易污染，膀胱颈部受阻的尿路非常容易合并发生急性尿路感染，表现出夜尿次数骤增、尿急、尿痛、血尿以及发热等。②肾盂积水：前列腺增生较重、时间较长后，由于膀胱和上尿路代偿功能不全，可导致输尿管和肾盂积水，积水严重时可以在腹部摸到"肿块"——胀大的肾脏；膀胱充盈时也可在下腹部摸到"肿块"——胀大的膀胱。③尿毒症：发展致肾盂积水的前列腺增生患者，由于肾脏实质受压，可引起肾功能不全——尿毒症。表现出食欲减退、恶心、呕吐、贫血等。由于此类症状起初相对隐蔽，缺乏特异性，容易被忽视或误诊为消化道疾病而延搁，甚至直到出现头痛、迟钝、嗜睡甚至昏迷才被发现，值得警惕。④其他：一些前列腺增生患者可出现性欲变化，有的性欲亢进，有的性欲低下，少数患者可有血精。另外，由于前列腺增生致患者排尿困难，腹压增高，也可引起或加重痔疮、疝气等疾病。

前列腺增生病人因年龄较大，经常合并有其他慢性疾患，故还做一些必要的实验室检查。①尿液分析：前列腺增生病人的尿常规检查有时可以正常，现尿路感染时可见红细胞、白细胞、蛋白尿、脓尿和碱性尿。通过检查还可判断有无血尿、尿糖、胆红素。尿涂片镜检并做细菌培养。在收集尿液时，必须在直肠指检前进行，以免前列腺影响检查结果。②血液：血常规及生化检查，对因梗阻引起的感染、尿毒症者十分重要，尿毒症的程度在血红蛋白的降低程度上有所反映。尿路感染时，血白细胞计数及分类对诊断及治疗亦有参考价值。③肾功能测定：前列腺增生病人可根据各自的具体情况选择下列项目进行检查：血液尿素氮、肌酐测定；酚红排泄试验；靛胭脂排泄试验；尿浓缩、稀释试验；普通或大剂量静脉尿路造影。④血清前列腺特异性抗原（PSA）的测定：以排除前列腺癌的可能。这里要提醒的是在某些情况下 PSA 会出现假阳性，即在下列情况下可引起 PSA 的水平的增高，如最近射精，前列腺的炎症、缺血或梗死；良性前列腺增生和恶性的前列腺癌等。目前已有测定游离和结合 PSA 的新方法，它可以提高区分前列腺增生症和前列腺癌的准确性。⑤尿流率检查：从尿流率的变化能间接测知下尿路的功能，对判断病变很有帮助。故在初诊、治疗中和治疗后都可测定尿流率来判断疗效。基于该检查的无损伤性和临床价值，在有条件的地方，于治疗前、中、后都应测定。⑥残余尿测定：正常人剩余尿不大于 10ml，而前列腺增生患者可出现残余尿量的增多，故测定残余尿是重要的诊断步骤之一。建议在初诊评估病人和治疗后判定疗效时应测定排尿后的剩余尿。简单无创伤的方法是通过经腹部 B 超来检测。由于一个人的剩余尿量有较大的波动，因此初步检查如有较多的剩余尿，为准确起见，应重复检查 1 次。⑦锌测定：前列腺增生时，血浆锌含量明显增高。可作为诊断前列腺增生的指标之一。

　　严格讲老年人发生的是前列腺增生而不是肥大。病变表现为细胞增多即增生，不是细胞肥大。但因名称沿用多年，临床上多通用。国内外尸检都表明，60 岁以上男性半数以上可以发现前列腺组织学增生，但 1/4 为肉眼可见的增大前列腺，其中一半可能需要治疗。前列腺增生发生的机制尚不完全清楚。临床表现主要为排尿异常。症状可分为梗阻和刺激两类：梗阻症状为排尿踌躇、间断、终末滴沥、尿线细而无力、排尿不尽等。刺激症状为尿频、夜尿多、尿急、尿痛。症状可因寒冷、饮酒及应用抗胆碱药、精神病药物等加重。长期梗阻可导致乏力、嗜睡、恶心呕吐等尿毒症症状。直肠指诊可发现前列腺增大，中间沟消失或隆起，应注意有无坚硬结节，是否存在前列腺癌。B 超可检查前列

腺大小、结构是否异常及膀胱有无残余尿等。CT及MRI有助于鉴别前列腺癌。尿流率检查可了解排尿梗阻程度。还应与尿道狭窄、神经性膀胱功能障碍鉴别，神经病变在直肠指诊时肛门括约肌松弛，并有其他神经病变症状。

3.前列腺增生的中医治疗

我们认为前列腺增生属于中医"癃闭"、"淋症"等范畴，病机主要是虚、瘀、火。虚是肾气虚，瘀是指湿邪、瘀血，火是指局部的病理表现。临床可以分为肾气不足、气滞血瘀、热毒郁结三个证型。

(1)肾气不足型。其证为：夜尿增多，小便短少而清，频次增多，或小便不畅，便后仍感膀胱紧迫，舌质淡红，苔薄白，脉沉缓。治宜温补肾气。治疗以补益肾气为主，金匮肾气丸加减，同时给予外治法治疗，组成：艾叶60g，石菖蒲30g，细辛10g。用法：上药置锅中炒热，温度达60℃~70℃，用布包起，敷于脐部，时间以自己能忍受为度，然后取下停2~3min，再次敷上，直至药物冷却。每天1次，10d为1疗程。

(2)气滞血瘀型。其证为：小便不畅，伴有刺痛，偶见会阴及小腹有坠胀感，舌质淡红有紫气，可见瘀点，苔薄白，脉细涩。治宜理气化瘀。内治以活血化瘀为主，桃红四物汤加减治疗，同时外用乌盐方治疗，组成：食盐250g，乌药20g。用法：食盐250g、乌药20g置锅中炒热至60℃~70℃，用布包裹，熨敷于小腹部，直至食盐冷却为止。

(3)热毒郁结型。其证为：小便淋沥不尽，尿色黄赤，尿后尿道口灼热，口干多饮，舌质红，苔黄，脉数。治宜清热解毒。银黄散，组成：银花20g，蒲黄20g，盐少许。用法：上药放在一起研末，用菊花水调糊，摊在纸上，贴脐部。每天1次，10d为1疗程。

用针灸治疗前列腺增生。①取穴：关元、合谷、三阴交。方法：小便不通急刺上述三穴，强泻法。留针 20min，每日 1 次，10 次为 1 疗程。适应证：用于湿热型前列腺增生。②取穴：三阴交、中极、阴陵泉。方法：泻法。留针 30min，每日 1 次，10 次为 1 疗程。适应证：用于肝气郁滞型前列腺增生。③取穴：足三里、三阴交、关元、照海。方法：平补平泻法。留针 30min，每日 1 次，10 次为 1 疗程。适应证：用于下焦瘀阻型前列腺增生。④取穴：中极、阴陵泉、照海。方法：平补平泻法。留针 30min，每日 1 次，10 次为 1 疗程。适应证：用于肾阴亏损型前列腺增生。⑤取穴：中极、气海、照海。方法：施补法。留针 30min，每日 1 次，10 次为 1 疗程。适应证：用于肾阳不足型前列腺增生。⑥取穴：关元、阴陵泉、太溪、足三里。方法：施补法。留针 30min，每日 1 次，10 次为 1 疗程。灸法可用艾灸上述穴位，每穴灸 3～4min。每日或隔日 1 次，可与针法交替应用。适应证：用于脾肾阳虚型前列腺增生。⑦取穴：足三里、隐白、三阴交、气海。方法：施补法。留针 30min，每日 1 次，10 次为 1 疗程。灸法可用艾灸上述穴位，每穴灸 3～4min，可与针法交替应用。适应证：用于脾气下陷型前列腺增生。⑧取穴：足三里、中极、三阴交、阴陵泉、膀胱俞。方法：反复捻转提插，强刺激。体虚者可灸关元、气海，并可采用少腹膀胱区按摩，隔日 1 次，10 次为 1 疗程。适应证：用于前列腺增生。⑨取穴：关元、气海、中极、归来、三阴交、膀胱俞、水道。方法：施泻法，气海穴灸法。每日或隔日 1 次，10 次为 1 疗程。适应证：用于前列腺增生所致的急性尿潴留（实证）。⑩取穴：三阴交、中极、阴陵泉、关元；配穴：水道、膀胱俞、三焦俞、小肠俞。方法：泻法。留针 20～30min，每日 2 次，10 次为 1 疗程。适应证：用于前列腺增生所致的急性尿潴留（实证）。⑪取穴：命门、肾俞、中极、三阴交、气海、复溜、关元、阴谷、委中。方法：平补平泻法。每次选用 2～3 穴，交替使用，并用艾条灸之。每日 1 次，10 次为 1 疗程。适应证：用于前列腺增生所致的急性尿潴留（虚证）。⑫取穴：三焦俞、小肠俞、中极、中封、太冲。方法：艾条灸 10~30min，每日 1 次，10 次为 1 疗程。适应证：用于前列腺增生所致的急性尿潴留（虚证）。

4.前列腺增生的西医治疗

（1）α－受体阻滞剂。该病的临床症状主要与膀胱出口梗阻有关，研究发现，在前列腺腺体、包膜及膀胱颈部有丰富的 α－受体。交感神经兴奋时使上述部位的平滑肌收缩，使膀胱出口阻力及尿道闭合压升高，尿流梗阻症状加重。应用 α－受体阻滞剂可使前列腺平滑肌松弛，梗阻症状缓解，尿流通畅。这一类药物目前常用的有 α－受体选择性阻滞剂，如哌唑嗪、特拉唑嗪、阿夫唑嗪等，其中特拉唑嗪副作用小而且长效。

（2）抗雄激素药物。现已明确，良性前列腺增生的发生与雄激素水平直接相关。下丘脑分泌促性腺素释放激素（GnRH），作用于垂体前叶细胞，使其产生黄体生成素（LH）及卵泡生成素（FSH）。黄体生成素刺激睾丸间质细胞分泌雄性激素。前列腺细胞内，睾酮在 5α－还原酶作用下，转变为双氢睾酮（DHT），5α－还原酶抑制剂可以抑制睾酮转变为 DHT，从而减少前列腺内的 DNA 合成，使细胞增殖受到抑制。具有代表性的此类药有保列治、爱普列特等，此类药物作用持久，起效慢，长期应用，特别是再并用温肾通关丸，可以从根本上抑制增生，使前列腺缩小。

（3）植物及花粉提取物。舍尼通、通尿灵、前列康等药属于此类药，副作用小。舍尼通是瑞典裸麦花粉提取物，作用机理是阻断二氢睾酮与受体结合，从而阻止了前列腺增生。通尿灵是非洲臀果木提取物，能抑制膀胱壁的继发性成纤维细胞生长因子分泌，从而抑制其代偿性增厚，并且具有抗炎作用，用药后可以改善临床症状。此类药均需长期用才见效。

5.前列腺增生的调护

（1）注意饮食，禁饮烈酒，少食甜、酸、辛辣食品，多食蔬菜、大豆制品及粗粮，适量食用鸡蛋、牛肉、种子类食物如核桃、南瓜子、葵花子等。多饮水排尿，防止引起泌尿系统感染。

（2）多放松。生活压力会让前列腺有增生的机会。

（3）不宜憋尿。一旦有尿意，应该立即小便，憋尿对膀胱和前列腺都是不利。

（4）性生活要控制。预防前列腺增生症，需要从青壮年起开始注意，关键是性生活要适度，不纵欲也不要禁欲。性生活频繁使前列腺长期处于充血状态，以至引起前列腺增生症。当然，过分禁欲会引起胀满不适感，同样对前列腺也不利。

唐士诚学术及临床经验集